Berliner Gefäßchirurgische Reihe   Band 11

Herausgegeben von W. Hepp

R. I. Rückert, W. Hepp, B. Luther (Hrsg.)

Chirurgie der abdominalen und thorakalen Aorta

Ralph I. Rückert
Wolfgang Hepp
Bernd Luther (Hrsg.)

Chirurgie der abdominalen und thorakalen Aorta

Mit 146 Abbildungen und 42 Tabellen

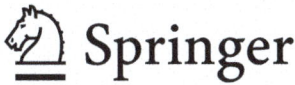

Priv. Doz. Dr. med. Ralph I. Rückert
ChA der Chirurgischen Klinik / Gefäßmedizin,
Franziskus-Krankenhaus, Akademisches Lehrkrankenhaus der Charité
Universitätsmedizin Berlin
Budapester Straße 15-19, 10787 Berlin

Professor Dr. med. Wolfgang Hepp
Haaner Str. 114, 42719 Solingen

Professor Dr. med. Dr. phil. Bernd Luther
HELIOS Klinikum Krefeld, Klinik für Gefäßchirurgie
Lutherplatz 40, 47805 Krefeld

ISBN-13   978-3-642-11718-3   Springer-Verlag Berlin Heidelberg New York

Bibliografische Information der Deutschen Nationalbibliothek
Die Deutsche Nationalbibliothek verzeichnet diese Publikation in der Deutschen Nationalbibliografie;
detaillierte bibliografische Daten sind im Internet über http://dnb.d-nb.de abrufbar.

Dieses Werk ist urheberrechtlich geschützt. Die dadurch begründeten Rechte, insbesondere die der Übersetzung, des Nachdrucks, des Vortrags, der Entnahme von Abbildungen und Tabellen, der Funksendung, der Mikroverfilmung oder der Vervielfältigung auf anderen Wegen und der Speicherung in Datenverarbeitungsanlagen, bleiben, auch bei nur auszugsweiser Verwertung, vorbehalten. Eine Vervielfältigung dieses Werkes oder von Teilen dieses Werkes ist auch im Einzelfall nur in den Grenzen der gesetzlichen Bestimmungen des Urheberrechtsgesetzes der Bundesrepublik Deutschland vom 9. September 1965 in der jeweils geltenden Fassung zulässig. Sie ist grundsätzlich vergütungspflichtig. Zuwiderhandlungen unterliegen den Strafbestimmungen des Urheberrechtsgesetzes.

Springer Medizin
Springer-Verlag GmbH
ein Unternehmen von Springer Science+Business Media

springer.de
© Springer-Verlag Berlin Heidelberg 2011

Die Wiedergabe von Gebrauchsnamen, Warenbezeichnungen usw. in diesem Werk berechtigt auch ohne besondere Kennzeichnung nicht zu der Annahme, dass solche Namen im Sinne der Warenzeichen- und Markenschutzgesetzgebung als frei zu betrachten wären und daher von jedermann benutzt werden dürften.

Produkthaftung: Für Angaben über Dosierungsanweisungen und Applikationsformen kann vom Verlag keine Gewähr übernommen werden. Derartige Angaben müssen vom jeweiligen Anwender im Einzelfall anhand anderer Literaturstellen auf ihre Richtigkeit überprüft werden.

Planung: Renate Scheddin, Heidelberg
Projektmanagement: Ulrike Dächert, Heidelberg
Lektorat: Heidrun Schöler, Bad Nauheim
Umschlaggestaltung: Erich Kirchner, Heidelberg
Satz: TypoStudio Tobias Schaedla, Heidelberg

SPIN: 12984824

Gedruckt auf säurefreiem Papier   5141 – 5 4 3 2 1 0

Vorwort

Die Chirurgie der Aorta hat von jeher zentrale Bedeutung für die Gefäßchirurgie. Kaum ein Teilgebiet der Gefäßchirurgie ist in der jüngsten Vergangenheit so intensiv unter wissenschaftlichem und klinischem Aspekt untersucht worden wie die Aortenchirurgie, und diese Entwicklung hält an. Ganz sicher trägt dazu wesentlich die Konkurrenz zweier Therapiemethoden des Aortenaneurysmas bei. Seit bald zwanzig Jahren existiert die endovaskuläre neben der konventionellen offenen gefäßchirurgischen Therapie des Aortenaneurysmas und hat sich inzwischen zu einer fest etablierten Alternative entwickelt. In allen Regionen der Aorta sind rasante Fortschritte für immer neue endovaskuläre Therapieoptionen zu verzeichnen, von denen auch die konventionelle Aortenchirurgie profitiert. Auf höchstem Evidenzniveau sind Therapieentscheidungen für das Aortenaneurysma bereits gesichert. In diesem Zusammenhang wächst unsere Kenntnis über die Epidemiologie, Ätiologie und Pathogenese von Aortenerkrankungen, allen voran des Aneurysmas. Bereits heute, in der Zukunft jedoch noch viel stärker, werden daraus detaillierte und hochinteressante klinische Konsequenzen erwachsen, die das Management von Aortenerkrankungen und im Kern dessen eben die Chirurgie der abdominalen und thorakalen Aorta bestimmen werden.

Von alledem handelt das vorliegende Buch, mit dem eine in erster Linie praktisch relevante Darstellung aktueller Ergebnisse der Chirurgie der abdominalen und thorakalen Aorta beabsichtigt ist.

In 12 Kapiteln zur abdominalen Aorta reicht das Spektrum der Themen von Sinn und Notwendigkeit des Aneurysmascreenings über biomechanische Untersuchungen der normalen Aorten- im Vergleich zur Aneurysmawand und operative Zugangswege bis zu Komplikationen nach endovaskulärer Aneurysmaausschaltung und deren Management. Die Möglichkeiten der laparoskopischen Aortenchirurgie und die Besonderheiten des Vorgehens bei Korallenriffsklerose der Aorta werden ebenso dargestellt wie die Ergebnisse der endovaskulären Therapie des Aortenaneurysmas. Es wird der Frage nachgegangen, welche Rolle die Infektion bei der Entstehung des Aortenaneurysmas spielen könnte, und es wird gezeigt, dass die nichtoperative Therapie des abdominalen Aortenaneurysmas bereits heute keine Illusion mehr darstellt.

Weitere 17 Kapitel sind der thorakalen Aorta gewidmet. Auch hier werden umfassend die operativen Zugangswege dargestellt, bevor eine der großen Serien der offenen thorakoabdominellen Aneurysmaausschaltung bei Marfan-Syndrom präsentiert wird. Nachfolgend wird das gesamte Spektrum der endovaskulären Therapie von Erkrankungen der thorakalen Aorta von arteriosklerotischen Aneurysmata über die akute und chronische Dissektion, das Aortenwandulkus und den traumatischen Aortenabriss bis zur aortoösophagealen Fistel behandelt. Der Einsatz von gebranchten Stentprothesen zur Therapie von thorakoabdominellen Aneurysmen stellt derzeit bereits eine Realität dar. Ausführlich werden technische Entwicklungen und Strategien des »Debranching« und ein kombiniert offen-endovaskuläres Verfahren zur Therapie von Aortenbogenpathologien geschildert. Breiter Raum wird Komplikationen und deren Management eingeräumt, das bis zur Konversion reicht. Schließlich wird auch eine vergleichende Kostenanalyse vorgenommen.

Für die Gestaltung der einzelnen Kapitel konnten namhafte Autoren gewonnen werden, die mit entsprechenden Vorträgen zum Gelingen des Berliner Gefäßchirurgischen Symposiums beigetragen haben und deren Beiträge zur Chirurgie der abdominalen und thorakalen Aorta nun zusammengefasst erscheinen. Allen Autoren gilt unser Dank für ihre Mühe.

Desweiteren danken wir den Mitarbeitern und Mitarbeiterinnen des Springer-Verlages, insbesondere Frau Dächert, der Lektorin Frau Schöler, sowie auch Frau Denskus und Frau Dr. Gasser vom Steinkopff-Verlag, die mit Engagement und Kompetenz unsere Arbeit betreut haben.

Möge die Lektüre dieses Buches seinen Leserinnen und Lesern erlauben, interessante Erkenntnisse zu rekapitulieren, zu ergänzen oder auch neu zu erwerben. In jedem Falle wünschen wir uns, dass unsere Patienten davon profitieren.

Im September 2010

Ralph Ingo Rückert
Wolfgang Hepp
Bernd Luther

Inhaltsverzeichnis

Teil I Operationen an der abdominalen Aorta

1 Ultraschallscreening des abdominellen Aortenaneurysmas – sinnvoll und notwendig 3
Screening for abdominal aortic aneurysms makes sense
D. Böckler, A. Hyhlik-Dürr, S. Debus, H.-H. Eckstein

2 Biomechanical definition of mechanical properties of the normal abdominal aortic walls and abdominal aortic aneurysm walls 15
Biomechanische Bestimmung der mechanischen Eigenschaften der normalen abdominalen Aortenwand und der Wand abdominaler Aortenaneurysmen
J. Gnus, W. Witkiewicz, W. Hauzer, M. Kobielarz, M. Pfanhauser, R. Będziński, S. Bałasz

3 Operative Zugangswege zur Rekonstruktion der Aorta 23
Operative Approach for Repair of Aortic Aneurysm
H. Wenk

4 Laparoskopische Aortenchirurgie 31
Laparoscopic Aortic Surgery
I. Flessenkämper

5 Die Korallenriffsklerose der abdominellen und viszeralen Aorta 39
Coral reef sclerosis of the abdominal and visceral aorta
J. Meuter, H. Beckmann, A. Soliman, R. Martinez, A. Pühler, H. W. Kniemeyer

6 Chlamydophila pneumoniae (Chlamydia pneumoniae) infection in patients with abdominal aortic aneurysm 45
Chlamydophila-pneumoniae-(Chlamydia-pneumoniae-)Infektion bei abdominalem Aortenaneurysma
W. Witkiewicz, J. Gnus, W. Hauzer, I. Choroszy-Król, J. Skała, D. Teryks-Wołyniec, M. Pfanhauser

7 Das Bauchaortenaneurysma bei älteren Patienten: Domäne der endovaskulären Therapie? 53
Abdominal Aortic Aneurysms in the elderly: Domain of endovascular therapy?
S. Botsios, A. Schmidt, H. Hölzer, D. Scheinert

8 Komplikationen nach endovaskulärer Aneurysmabehandlung (EVAR) 59
Complications of Endovascular Aneurysm Repair (EVAR)
T. Kölbel, S. Debus

9 Evaluation of Endovascular Abdominal Aortic Aneurysm Repair in the Years 2003–2008 69
Ergebnisse der endovaskulären Aneurysmatherapie der abdominalen Aorta in den Jahren 2003–2008
J. Gnus, W. Witkiewicz

10 Aneurysmaruptur durch Typ-II-Endoleak nach endovaskulärer Aneurysmareparatur 77
Aneurysm rupture after EVAR caused by type II endoleak
R. I. Rückert, M. Ismail, P. Rogalla, N. Tsilimparis

11 Nichtoperative Therapie des abdominalen Aortenaneurysmas: eine Illusion? 85
Non-operative therapy of abdominal aortic aneurysm – just an illusion?
R. I. Rückert, A. Laipple, S. Yousefi, N. Tsilimparis

12 Gefäßverletzungen 95
Vascular Injuries
H. Wenk

Teil II Operationen an der thorakalen Aorta

13 Zugangswege zur thorakalen und thorakoabdominalen Aorta 103
Surgical approach to thoracic and thoracoabdominal aorta
M. Gawenda, J. Brunkwall

14 Offene thorakoabdominale Aneurysmaausschaltung bei Marfan-Syndrom 111
Thoracoabdominal aortic aneurysm repair in patients with Marfan syndrome
G. Mommertz, F. Sigala, S. Langer, T. A. Koeppel, W. H. Mess, G. W. H. Schurink, M. J. Jacobs

15 Debranching the aorta to facilitate TEVAR: Evolving techniques and strategies 121
»Debranching« der Aorta zur Vereinfachung der (T)EVAR: Technische Entwicklungen und Strategien
F. J. Criado

16 Ergebnisse nach endovaskulärer Stentgraftimplantation bei arteriosklerotischen Aorta-descendens-Aneurysmen 135
Endovascular Stent-Graft Placement in Atherosclerotic Aneurysms Involving the Descending Aorta – Long-Term Results
M. Dorfmeister, R. Gottardi, A. Juraszek, T. Dziodzio, D. Zimpfer, J. Dumfarth, M. Schoder, M. Funovics, J. Lammer, M. Czerny, M. Grimm

17 Komplikationen nach thorakaler und thorakoabdomineller Stentgraftversorgung 141
Complications in thoracic and thoracoabdominal stentgraft procedures
R. Jakob, F. Oertel, G. Leissner, K. Wölfle

18 Two year single center experience of thoracic endovascular aortic repair using the EndoFit Thoracic Stent Graft 151
Erfahrungen mit der thorakalen EndoFit®-Stentprothese: Zwei-Jahres-Ergebnisse eines Zentrums
L. Qu, D. Raithel

19 Der Einsatz gebranchter Stentgraftprothesen bei thorakoabdominellen Aneurysmen 163
Treatment of thoracoabdominal aneurysms with branched endografts
J. Teßarek

20 Thorakale Konversion – Strategien nach erfolgloser endovaskulärer Therapie 173
Open surgical correction after failed TEVAR
S. Langer, G. Mommertz, F. Sigala, T. A. Koeppel, G. W. Schurink, M. Jacobs

21 A combined vascular and endovascular approach for treating aortic arch pathology 183
Ein kombiniertes vaskulär-endovaskuläres Verfahren zur Behandlung von Aortenbogenpathologien
M. Czerny, M. Grimm

22 Management von Komplikationen bei thorakaler endovaskulärer Aortenstentgraftimplantation (TEVAR) 191
Management of Complications in Thoracic Endovascular Aortic Repair (TEVAR)
T. Umscheid, E. Cording, T. Dill

23 Spätparaplegie nach Versorgung eines Endoleaks einer langstreckigen aortalen Stentgraftprothese 197
Delayed-onset paraplegia after the supply of an endoleak after long segment aortic stentgrafting
O. Tsiosta, B. Luther, T. Nowak

24 Spätergebnisse nach Stentgraftimplantation bei penetrierendem Aortenulkus der thorakalen Aorta 203
Mid-Term Results after Endovascular Stent-graft Placement due to Perforating Atherosclerotic Ulcers of the Thoracic Aorta
M. Dorfmeister, R. Gottardi, J. Holfeld, J. Dumfarth, D. Zimpfer, M. Funovics, M. Schoder, J. Lammer, E. Wolner, M. Czerny, M. Grimm

25 Die endovaskuläre Therapie des traumatischen Aortenabrisses 209
Endovascular aortic repair in traumatic aortic rupture
S. Ockert, H.-H. Eckstein

26 Endovaskuläre Therapie der akuten und chronischen Stanford-Typ-B-Dissektion 219
Endovascular Therapy of Acute and Chronic Stanford Type B Dissection
U. Burger, A. Hyhlik-Dürr, P. Geisbüsch, D. Böckler

27 Erfolgreiche endovaskuläre Therapie bei Aortendissektion und dissezierter Nierenarterie 231
Successful endovascular therapy of aortic dissection with renal malperfusion
T. Nowak, B. Luther, U. Kempf, H. Krasniqi

28 Kostenanalyse der konventionellen chirurgischen Therapie vs. endovaskulärer Stentgraftimplantation bei Aneurysmen der Aorta descendens 237
Cost analysis of conventional open repair of descending thoracic aortic aneurysms versus endovascular stent-graft placement
M. Dorfmeister, R Gottardi, M. Funovics, M. Schoder, J. Holfeld, D. Zimpfer, J. Lammer, M. Grimm,

29 Akute aortoösophageale Fistel – endovaskuläre Notfalltherapie 243
Acute aortoesophageal fistula – emergency endovascular treatment
W. Hanna, A. Lutterer, P. Reimer, M. Storck

Autorenverzeichnis

Böckler, Dittmar, Prof. Dr. med.
Klinik für Gefäßchirurgie
Vaskuläre und Endovaskuläre Chirurgie
Ruprecht-Karls-Universität Heidelberg
Im Neuenheimer Feld 110
69120 Heidelberg

Botsios, Spiridon, Dr. med.
Klinik für Gefäßchirurgie
Park-Krankenhaus Leipzig
Strümpellstrasse 41
04289 Leipzig

Burger, Ulrike, Dr. med.
Klinik für Gefäßchirurgie
Chirurgische Universitätsklinik Heidelberg
Im Neuenheimer Feld 110
69120 Heidelberg

Criado, Frank J., MD, FACS, FSVM
Vascular Surgery and Endovascular Intervention
Union Memorial Hospital-MedStar Health
Baltimore, Maryland 21218
USA

Czerny, Martin, Prof. Dr. med.
Klinik für Chirurgie, Medizinische Universität
Währinger Gürtel 18-20
1090 Wien

Dorfmeister, Marion, Dr. med.
Klinik für Chirurgie, Medizinische Universität
Währinger Gürtel 18-20
1090 Wien

Flessenkämper, Ingo, Dr.
Klinik für Gefäßmedizin
HELIOS Klinikum Emil von Behring
Walterhöferstr. 11
14165 Berlin

Gawenda, Michael, Prof. Dr. med.
Klinik und Poliklinik für Gefäßchirurgie
Uniklinik Köln
Kerpener Straße 62
50937 Köln

Gnus, Jan, Dr. med.
Wards of General and Vascular Surgery
Regional Specialistic Hospital
ul. Kamienskiego 73a
PL-51-124 Wroclaw

Hanna, Wadih, Dr. med.
Städtisches Klinikum Karlsruhe
Moltkestraße 90
76133 Karlsruhe

Jakob, Rudolf, Dr.
Klinikum Augsburg
Stenglinstr. 2
86156 Augsburg

Kölbel, Tilo, Dr. med.
Gefäßmedizin, Herzzentrum Hamburg
Universitäts-Krankenhaus Eppendorf
Martinistr. 52
20246 Hamburg

Langer, Stephan, Dr. med.
Universitätsklinikum Aachen
Klinik für Gefäßchirurgie
Pauwelsstrasse 30
52074 Aachen

Meuter, Jana, Dr. med.
Klinik für Gefäßchirurgie und Phlebologie
Elisabeth Krankenhaus
Klara-Kopp-Weg 1
45138 Essen

Mommertz, Gottfried, Dr. med.
Ltd. Arzt Klinik für Gefäßchirurgie
Helios-Klinikum Siegburg
Ringstr. 49
53721 Siegburg

Nowak, Thomas, Dr. med.
Klinik für Gefäßchirurgie
Vaskuläre und endovaskuläre Chirurgie
HELIOS Klinikum Krefeld
Lutherplatz 40
47805 Krefeld

Ockert, Stefan, Priv.-Doz. Dr. med.
Klinik für Gefäßchirurgie
Klinikum rechts der Isar
Technische Universität München
Ismaningerstr. 22
81675 München

Qu, Lefeng , M.D., Ph.D
Department of Vascular Surgery
Changhai Hospital
Second Military Medical University
Shanghai, 200433

Rückert, Ralph I., Priv.-Doz. Dr. med.
Chirurgische Klinik, Berliner Gefäßzentrum
Franziskus-Krankenhaus
Budapester Straße 15-19
10787 Berlin

Teßarek, Jörg, Dr. med.
Gefäßchirurgische Klinik
St. Bonifatius Hospital Lingen
Wilhelmstrasse 15
49808 Lingen

Tsiosta, Ourania, MD
Klinik für Gefäßchirurgie
Vaskuläre und endovaskuläre Chirurgie
HELIOS Klinikum Krefeld
Lutherplatz 40
47805 Krefeld

Umscheid, Thomas, Dr. med.
HELIOS William Harvey Klinik
Benekestrasse 2-8
61321 Bad Nauheim

Wenk, Heiner, Prof. Dr. med.
Gefäßzentrum, Klinikum Nord
Hammersbecker Straße 228
28755 Bremen

Witkiewicz, Wojciech, Prof. Dr. med.
Wards of General and Vascular Surgery
Regional Specialistic Hospital
ul. Kamienskiego 73a
PL-51-124 Wroclaw

Teil I Operationen an der abdominalen Aorta

1	Ultraschallscreening des abdominellen Aortenaneurysmas – sinnvoll und notwendig – 3 *D. Böckler, A. Hyhlik-Dürr, S. Debus, H.-H. Eckstein*	
2	Biomechanical definition of mechanical properties of the normal abdominal aortic walls and abdominal aortic aneurysm walls – 15 *J. Gnus, W. Witkiewicz, W. Hauzer, M. Kobielarz, M. Pfanhauser, R. Będziński, S. Bałasz*	
3	Operative Zugangswege zur Rekonstruktion der Aorta – 23 *H. Wenk*	
4	Laparoskopische Aortenchirurgie – 31 *I. Flessenkämper*	
5	Die Korallenriffsklerose der abdominellen und viszeralen Aorta – 39 *J. Meuter, H. Beckmann, A. Soliman, R. Martinez, A. Pühler, H. W. Kniemeyer*	
6	Chlamydophila pneumoniae (Chlamydia pneumoniae) infection in patients with abdominal aortic aneurysm – 45 *W. Witkiewicz, J. Gnus, W. Hauzer, I. Choroszy-Król, J. Skała, D. Teryks-Wołyniec, M. Pfanhauser*	
7	Das Bauchaortenaneurysma bei älteren Patienten: Domäne der endovaskulären Therapie? – 53 *S. Botsios, A. Schmidt, H. Hölzer, D. Scheinert*	

8	**Komplikationen nach endovaskulärer Aneurysmabehandlung (EVAR)** – 59	
	T. Kölbel, S. Debus	
9	**Evaluation of Endovascular Abdominal Aortic Aneurysm Repair in the Years 2003–2008** – 69	
	J. Gnus, W. Witkiewicz	
10	**Aneurysmaruptur durch Typ-II-Endoleak nach endovaskulärer Aneurysmareparatur** – 77	
	R. I. Rückert, M. Ismail, P. Rogalla, N. Tsilimparis	
11	**Nichtoperative Therapie des abdominalen Aortenaneurysmas: eine Illusion?** – 85	
	R. I. Rückert, A. Laipple, S. Yousefi, N. Tsilimparis	
12	**Gefäßverletzungen** – 95	
	H. Wenk	

Ultraschallscreening des abdominellen Aortenaneurysmas – sinnvoll und notwendig

D. Böckler, A. Hyhlik-Dürr, S. Debus, H.-H. Eckstein

Screening for abdominal aortic aneurysms makes sense

Zusammenfassung

Die mittel- und langfristigen Effekte des Screenings vor allem älterer Männer hinsichtlich abdominaler Aortenaneurysmen (AAA) sollen hier anhand von vier populationsbasierten randomisierten kontrollierten Studien dargestellt werden: der Chichester-Studie (UK/England), der Multicentre Aneurysm Screening Study »MASS« (UK, England), der westaustralische Aneurysma-Screening-Studie (AUS) und der Viborg-Studie (Dänemark). Die mittelfristige Analyse ergab, dass durch das Screening die Wahrscheinlichkeit einer AAA-Ruptur um 47 % signifikant sank, die AAA-bedingte Letalität (nach Ausschluss der Männer über 80 Jahre) um 49 % zurückging und auch die Gesamtletalität reduziert werden konnte (Odds Ratio 0,93; 95-%-CI: 0,90–0,96). Die Zahl der geplanten Operationen stieg um das Dreifache (p<0,05), und die Wahrscheinlichkeit von Notoperationen reduzierte sich um 45 % (p<0,05). Die langfristigen gepoolten Ergebnisse zeigten eine signifikante Reduktion der Wahrscheinlichkeit sowohl der AAA-Ruptur als auch der AAA-bedingten Letalität um jeweils 47 % sowie einen signifikante Rückgang der Gesamtletalität (Odds Ratio 1,77; 95-%-CI: 0,92–0,97). Insgesamt wurden bei den einbestellten Männern nach 7–15 Jahren 1,7-mal mehr Operationen durchgeführt als bei den Kontrollpersonen (Odds Ratio 1,77; 95-%-CI: 1,5–1,99). Das AAA-Screening senkt die Wahrscheinlichkeit von Rupturen und AAA-bedingten Todesfällen jeweils um etwa 50 % und die Gesamtmortalität um etwa 6–7 %, wobei Unterschiede vorhanden sind, die das lokale Kosten-Nutzen-Verhältnis des Screenings beeinflussen können.

Summary

Four randomised controlled studies on screening for abdominal aortic aneurysms (AAA) has been performed and published: the Chichester Study (UK/England), the Multicentre Aneurysm Screening Study »MASS« (UK, England), the Western Australian Aneurysm Screening Study (AUS) and the Viborg Study (Denmark). Results showed that the probability of an AAA rupture is significantly reduced by 47 %, AAA-related mortality decreased by 49 % and overall mortality was also reduced (OR 0.93; 95-%-CI: 0.90–0.96). The number of planned operations increased three-fold (p<0.05) and the probability of emergency operations decreased by 45 % (p <0.05). The long-term pooled results showed a significant reduction of 47 % in the probability of both, AAA rupture and AAA-related mortality, and a significant decrease in overall mortality (OR 1.77; 95 % CI: 0.92-0.97). Overall, 1.7 times more operations were carried out on the men invited for screening than on the controls (OR 1.77; 95-%-CI: 1.57; 1.99). AAA screening reduces the probability of rupture and AAA-related mortality, by about 50 % each, and overall mortality by about 6–7 %. Screening for AAA makes sense.

Einleitung

Trotz einer Zunahme der geplanten Operationen bei asymptomatischen abdominellen Aortenaneurysmen (AAA) steigt die geschlechts- und altersadaptierte Sterblichkeit durch AAA-Ruptur weiter an [10][28]. Die Letalität nach AAA-Ruptur liegt – im Vergleich zu einer postoperativen Mortalität nach 30 Tagen von 3,3 % nach elektiver AAA-Operation – gemäß einer dänischen Studie aus dem Jahr 2006 (www.karbase.dk) bei etwa 90 % [10]. Nationen wie Großbritannien, die USA und Schweden haben deshalb ein Screeningprogramm etabliert. Zur Durchführung eines Screenings müssen dabei bestimmte Kriterien der WHO und des Europarates erfüllt sein [5][10][29].

Die Sonographie bietet sich zum Screening des AAA an, da sie als Untersuchungsmethode bewährt, einfach durchführbar, flächendeckend verfügbar, für den Patienten nicht belastend und außerdem kostengünstig ist [12]. Die Methode ist zudem schnell und sicher, sie weist eine Sensitivität und Spezifität von 98 bzw. 99 % auf [13]. Teilnahmequoten bei diversen Screeningprogrammen von 53–79 % konnten wiederholt erzielt werden. Etwa 95 % der Patienten mit kleinen AAA nehmen an einem Beobachtungsprogramm teil [10][28]. Dies spiegelt die hohe Akzeptanz der Methode bei Patienten wider.

Weiterhin ist die Indikationsstellung zur Behandlung des asymptomatischen AAA evidenzbasiert belegt. Der Durchmesser des Aneurysmas ist der in der Praxis am besten zu erfassende Risikofaktor für eine Ruptur. Randomisierte kontrollierte Studien haben gezeigt, dass ein Eingriff bei einem Durchmesser ≥55 mm angezeigt ist [8] [24]. Weitere unabhängige Risikofaktoren für eine Ruptur wie Geschlecht, Nikotinabusus, mittlerer arterieller Blutdruck und FEV1 sind ebenfalls bekannt (Tab. 1.1).

Wenn eine Screeningmethode von der Bevölkerung akzeptiert werden soll, müssen auch die Behandlung und die potenziell damit verbundenen Risiken für den Betroffenen akzeptabel sein: Es ist hinreichend bekannt, dass Patienten nach einer elektiven offenen AAA-Operation die gleiche Lebensqualität besitzen wie die entsprechende Allgemeinbevölkerung. Nur 2–5 % der Patienten lehnen die Operation ab. Auf der anderen Seite bestehen bei mindestens 15 % Kontraindikationen gegen eine Operation. Bei 85–90 % der durch Screening entdeckten Fälle sind die Aneurysmen kleiner als 55 mm und werden deshalb weiterhin beobachtet. Dies wiederum beinträchtigt die Lebensqualität einiger Patienten, die dann Angst vor einer Ruptur haben [9][14][23].

In den letzten 2 Jahrzehnten sind 4 randomisierte kontrollierte Studien durchgeführt worden mit dem Ziel, die Vorteile des AAA-Screenings bei älteren Männern zu untersuchen. Dabei hat man sich auf die AAA-bedingte Mortalität konzentriert. Über die Auswirkungen des Screenings auf die Rupturinzidenz des AAA gab es vorher kaum Daten.

Tab. 1.1 Rupturrate und deren Einflussfaktoren mit Hazard Ratio *(HR)* in der UK-Small-Aneurysm-Studie [29]

Variable	Rupturrate pro 100 Personen/Jahr	HR (95-%-CI)	p
Alter:			
59–66	2,2	1,03 pro Jahr	0,23
67–71	1,9		
72–77	2,5		
Geschlecht:			< 0,01
Mann	2,0	1,0	
Frau	4,6	3,0	
Initialer Durchmesser:		2,94 pro cm	< 0,01
3,0–3,9	0,9		
4,0–5,5	2,7		
5,6–9,7	27,8		
Nikotinabusus:			0,01
Aktiv	3,3	1,0	
Ex	2,0	0,59	
Nie	2,4	0,95	
Mittlerer Blutdruck:	2,0		0,01
57–102	2,4	1,02 pro mmHg	
103–116	3,1		
117–193			
BMI:		0,99 pro kg/m²	0,67
15–23	3,1		
24–26	2,1		
27–42	1,9		
FEV:	3,8		0,004
0,1–1,7	2,0	0,62 pro l	
5,7–2,4	1,2		
2,5–4,0			

Die mittel- und langfristigen Effekte des Screenings vor allem älterer Männer hinsichtlich AAA-Rupturen, AAA-Operationen, AAA-spezifischer Mortalität und Gesamtmortalität sollen in diesem Kapitel anhand der vier populationsbasierten randomisierten kontrollierten Studien dargestellt werden (Tab. 1.2):

- der Chichester Study (UK) mit Zwischenergebnissen nach 5 Jahren [20] und Langzeitergebnissen nach 10 und 15 Jahren Nachbeobachtung [2],
- der Multicentre Aneurysm Screening Study (MASS) aus England mit Zwischenergebnissen nach 4 Jahren [1] und Langzeitergebnissen nach 7 Jahren [7],
- der West Australian Screening Study (AUS) [18] mit Ergebnissen nach 3,5 Jahren und
- der Viborg-Studie (DK) mit Zwischenberichten nach 5 Jahren [15] und Langzeitergebnissen zu Rupturen und AAA-spezifischer Mortalität nach 7 Jahren [16] und zu Operationen und Gesamtmortalität nach 10 Jahren [16].

Für die westaustralische Studie gibt es noch keine Langzeitergebnisse; hier liegen nur Daten zur Gesamtmortalität nach 11-jähriger Nachbeobachtungszeit vor.

Chichester Trial

Diese erste Studie lief 1989 in Chichester (UK) an und schloss 65- bis 80-jährige Männer und Frauen ein [20][21][27]. Männern mit einem AAA-Durchmesser über 55 mm, einem Wachstum des Aneurysmas von mehr als 1 cm pro Jahr oder einem symptomatischen AAA wurde eine Operation angeboten. Bei Todesfällen wurde die Ursache anhand des örtlichen und später auch des nationalen Sterberegisters erhoben. AAA-bedingte Todesfälle wurden von einem Kliniker überprüft. Ob dieser Kliniker über die Zugehörigkeit des Verstorbenen zur Interventionsgruppe Bescheid wusste, ist unbekannt.

Viborg Trial

1994 begann eine randomisierte Screeningstudie mit allen 65- bis 73-jährigen Männern aus dem Kreis Viborg in Dänemark. Die Teilnehmer wurden anhand des digitalisierten Gesundheitsregisters aller Bewohner des Kreises identifiziert. Die Rekrutierung endete 1998. Es wurden blockweise jeweils 1000 Männer 1:1 randomisiert, um einen zu großen zeitlichen Abstand zwischen Randomisierung und Einbestellung zu vermeiden. Nach 3–5 Jahren wurden Männer mit einer ektatischen abdominellen Aorta erneut untersucht; diejenigen mit einem AAA von 3,0–4,9 cm wurden jährlich sonographiert. Bei Männern mit einem AAA über 5 cm wurde geprüft, ob eine geplante Operation in Frage kam. Die Nachbeobachtung basierte auf den Eintragungen in einem nationalen Register über Operationen, Todesfälle und Todesursachen. Die Todesfälle wurden von zwei unabhängigen Gefäßchirurgen evaluiert, die über den Screeningstatus der Verstorbenen nicht informiert wurden.

Tab. 1.2 Charakteristika der vier randomisierten Screeningstudien zum abdominellen Aortenaneurysma (AAA)

	Viborg Study	Westaustralian Screening Study	MASS Study	Chichester Study (Männer)	Gesamt
Alter (Jahre)	64–73	65–83	65–74	65–80	–
Teilnehmer (n)	12.639	38.704	67.800	6.040	125.576
Max. Follow-up (Jahre)	9,6	3,6 (11)[a]	7	15	–
Teilnahmequote (%)	77	63[b]	80	73	74
AAA-Prävalenz (%)	4,0	7,2	4,9	7,7	5,5

[a] 11 Jahre Nachbeobachtungsdaten zu Gesamttodesfällen verfügbar.
[b] Bei Einbeziehung der unheilbar Kranken und der Männer mit falscher Adresse.

West Australian Screening Study

In der westaustralischen Studie wurden im Jahre 1996 41.000 Männer zwischen 65 und 83 Jahren aus dem Wahlregister ausgewählt und randomisiert [18]. Die Randomisierung fand unmittelbar nach der Auswahl der Männer statt, während die Untersuchungen erst 32 Monate später abgeschlossen waren. Die Aufnahme in die Studie begann mit der Zustellung des Angebots zur Untersuchung; bei der Kontrollgruppe, die im selben Postbezirk wohnte, wurde das mittlere Aufnahmedatum zugrunde gelegt. Für die Operationsempfehlung gab es keine strikten Kriterien. Die Sterbeakten wurden von einer unabhängigen Person analysiert, der der Screeningstatus des Verstorbenen nicht mitgeteilt wurde.

Multicentre Aneurysm Screening Study (MASS)

Auf der Grundlage der Chichester-Studie wurde 1997 eine großangelegte multizentrische Studie (MASS) initiiert, für die 67.800 Männer im Alter von 65–74 Jahren in Portsmouth, Southampton, Winchester und Oxford randomisiert wurden. Die Rekrutierung endete im Jahr 1999. Bei einem AAA über 55 mm, einem Aneurysmawachstum von mehr als 1 cm pro Jahr oder einem symptomatischen Aneurysma wurde eine Operation in Erwägung gezogen. Angaben über die Todesursache stammten vom National Office of Statistics, dabei wurden Aortenrupturen ohne Angabe der Lokalisation aus der vorliegenden Analyse ausgeschlossen.

Ergebnisse der einzelnen Studien

In der *Chichester-Studie* wurden ursprünglich 6433 Probanden rekrutiert, von denen aber 373 wegen Krankheit nachträglich ausgeschlossen werden mussten. Die Teilnahmequote betrug somit 94 %. Von diesen hatten 7,6 % ein AAA. Nach fünf Jahren konnte eine statistisch nicht signifikante Senkung der AAA-Rupturen um 40 % und der AAA-spezifischen Mortalität um 41 % festgestellt werden [20] (◘ Abb. 1.1, ◘ Abb. 1.2). Nach 10 Jahren war die Mortalität in der Screeninggruppe um 21 % niedriger als in der Kontrollgruppe.

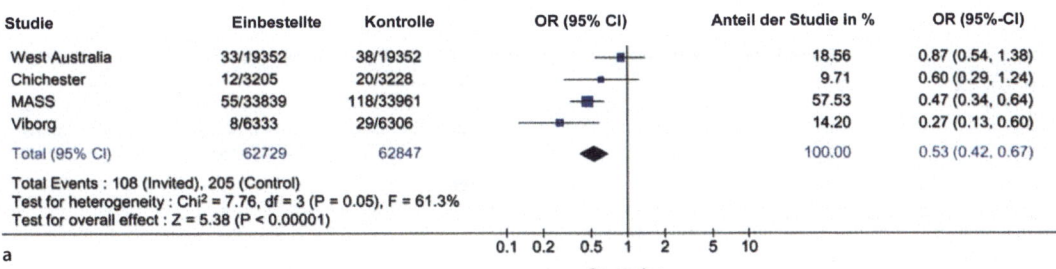

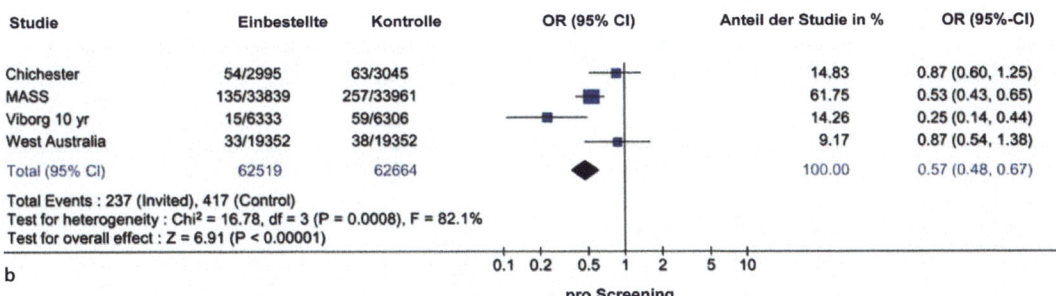

◘ **Abb. 1.1** Einfluss des AAA-Screenings auf AAA-Rupturen (**a**) mittelfristig und (**b**) langfristig (Metaanalyse der mittel- und langfristigen Auswirkungen bei 64- bis 83-jährigen Männern)

Nach 4 Jahren erreichte der positive Effekt mit einem Unterschied der Mortalitätsrate von 48 % sein Maximum. Danach war die Mortalität in beiden Gruppen fast gleich [27]. Nach 15 Jahren war der Vorteil bei Rupturen auf 14 % und bei AAA-bedingter Mortalität auf 11 % geschrumpft [2].

In der *Viborg-Studie* wurden 12.639 Männer randomisiert. 76,6 % kamen zur Untersuchung. 4 % der Untersuchten hatten ein AAA. Nach 5 Jahren waren bei der einbestellten Gruppe 72 % weniger AAA-Rupturen (p <0,005), 75 % weniger Notoperationen (p <0,05), 67 % weniger AAA-bedingte Todesfälle (p <0,05) und 7,9 % weniger Todesfälle (p >0,05) aufgetreten. Nach 7 Jahren gab es bei der untersuchten Gruppe 75 % weniger Rupturen (p <0,05) und 77 % weniger AAA-bedingte Todesfälle. Nach 10 Jahren waren in der untersuchten Gruppe 68 % weniger Notoperationen durchgeführt worden (p <0,05) als in der Kontrollgruppe, dafür aber 2,6-mal mehr elektive Operationen (p <0,05), und 3 % weniger Teilnehmer waren gestorben (p >0,05).

In der *westaustralischen Studie* wurden 19.352 Männer zur Ultraschalluntersuchung eingeladen, zum Screening erschienen 63 %. Von den Untersuchten hatten 7,2 % ein AAA. Ein vollständiges Follow-up liegt bis zum Jahr 2001 vor. Im Vergleich zur Kontrollgruppe traten in der unter-

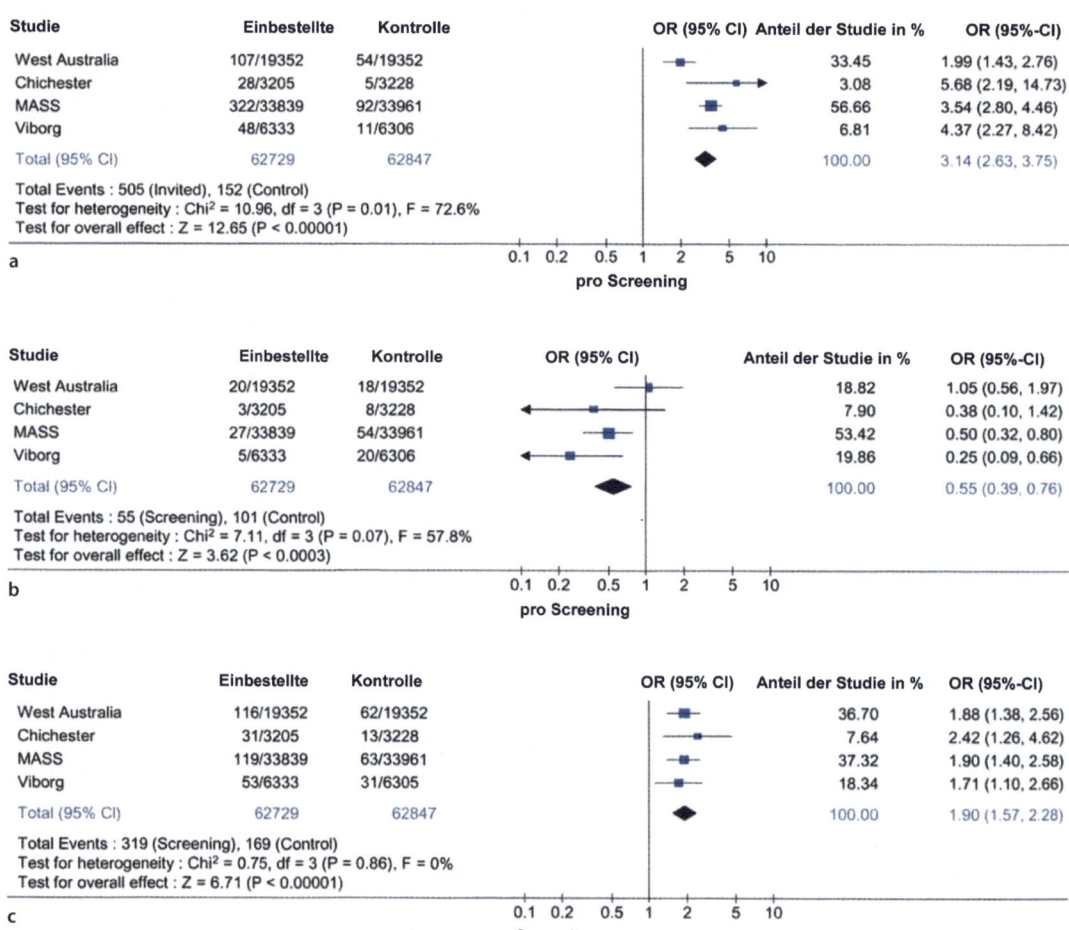

Abb. 1.2 Mittelfristiger Einfluss des AAA-Screenings auf AAA-Operationen (**a**) elektiv, (**b**) Notfall-OPs, (**c**) Gesamtanzahl (Männer 64–83 Jahre)

suchten Gruppe 13 % weniger Rupturen (p >0,05), 9,5 % weniger Notfalloperationen (p >0,05), 28 % weniger AAA-bedingte Todesfälle (p >0,05) und 13 % weniger Todesfälle insgesamt (p <0,05) auf. Darüber hinaus ermöglichten die verfügbaren Daten auch eine Analyse der wichtigsten Untergruppe, nämlich derjenigen Männer, die am Tag der ersten Untersuchung zwischen 65 und 74 Jahre alt gewesen waren und später aufgrund eines AAA verstarben. Bei diesen Männern war es zu 80 % weniger AAA-bedingten Todesfällen gekommen (p <0,05). Nach 11 Jahren Nachbeobachtung waren 5,7 % weniger Männer in der untersuchten Gruppe gestorben als in der Kontrollgruppe.

In der MASS-Studie betrug die Teilnahmequote 80 %. Von den Untersuchten hatten 4,9 % ein AAA. Nach 4 Jahren gab es in der untersuchten Gruppe 53 % weniger Rupturen (p <0,05), 55 % weniger Notoperationen (p <0,05) und 48 % weniger AAA-bedingte Todesfälle (p <0,05). Die absolute Anzahl an Todesfällen lag in der Screeninggruppe um 2,7 % (p >0,05) niedriger als in der Kontrollgruppe[1].

Im Mai 2007 veröffentlichte die MASS-Studie ihre 7-Jahres-Ergebnisse. Im Vergleich zur Kontrollgruppe hatte die untersuchte Gruppe 55 % weniger Rupturen (p <0,05), 59 % weniger Notoperationen (p <0,05), 48 % weniger AAA-bedingte Todesfälle (p <0,05) und absolut 3,3 % weniger Todesfälle (p=0,05) zu verzeichnen [7].

Metaanalyse der vier Studien

In einer Arbeit von Lindholt et al. [11] wurden die Ergebnisse aller 4 Studien für Männer zwischen 64 und 80 Jahren zur Bewertung der AAA-bedingten Todesfälle herangezogen (Tab. 1.3). Die in der MASS-Studie verzeichneten Todesfälle durch Ruptur nicht näher bestimmter Aortenabschnitte wurden aus den Metaanalysen ausgeschlossen. Die gepoolten mittelfristigen Effekte wurden nach 3–5 Jahren Nachbeobachtungszeit und die gepoolten Langzeiteffekte nach 7–10 Jahren ausgewertet. Aufgrund mangelnder Langzeitergebnisse aus der australischen Studie (abgesehen von der Gesamtmortalität) wurden hier die

Tab. 1.3 Zusammenfassung der Ergebnisse der Metaanalyse bezüglich der mittel- und langfristigen Effekte des AAA-Screenings

	Mittelfristig – Fixed-Effect-Modell	Mittelfristig – Random-Effect-Modell	Langfristig – Fixed-Effect-Modell	Langfristig – Random-Effect-Modell	Korrigiert langfristig – Random-Effect-Modell[b]
AAA-Rupturen	0,53 (0,42; 0,67)	0,53 (0,35; 0,82)	0,57 (0,48; 0,67)[a]	0,58 (0,37; 0,90)	0,51 (0,30; 0,87)
AAA-spezifische Mortalität	0,56 (0,44; 0,72)	0,57 (0,44; 0,72)	0,52 (0,42; 0,64)[a]	0,52 (0,31; 0,87)	0,47 (0,25; 0,90)
AAA-spezifische Mortalität (64–80 Jahre)	0,47 (0,36; 0,63)	0,48 (0,36; 0,64)	0,55 (0,45; 0,66)[a]	0,47 (0,27; 0,81)	0,52 (0,29; 0,91)
Alle Todesfälle	0,93 (0,90; 0,96)[a]	0,94 (0,86; 1,02)	0,94 (0,91; 0,97)	0,95 (0,91; 0,99)	0,97 (0,93; 1,01)
Geplante Operationen	3,14 (2,65; 3,75)[a]	3,27 (2,14; 5,00)	2,64 (2,29; 3,05)	2,52 (2,06; 3,09)	2,81 (2,39; 3,30)
Notfalloperationen	0,55 (0,39; 0,76)	0,52 (0,29; 0,94)	0,51 (0,40; 0,65)[a]	0,58 (0,34; 1,01)	0,48 (0,28; 0,83)
Alle Operationen	1,90 (1,57; 2,28)	1,89 (1,57; 2,28)	1,77 (1,57; 1,99)	1,75 (1,53; 1,99)	1,67 (1,38; 2,02)

[a]Zeichen statistisch signifikanter Heterogenität.
[b]Langfristiges Fixed-Effekt-Modell ohne 3-Jahres-Ergebnisse aus Westaustralien.

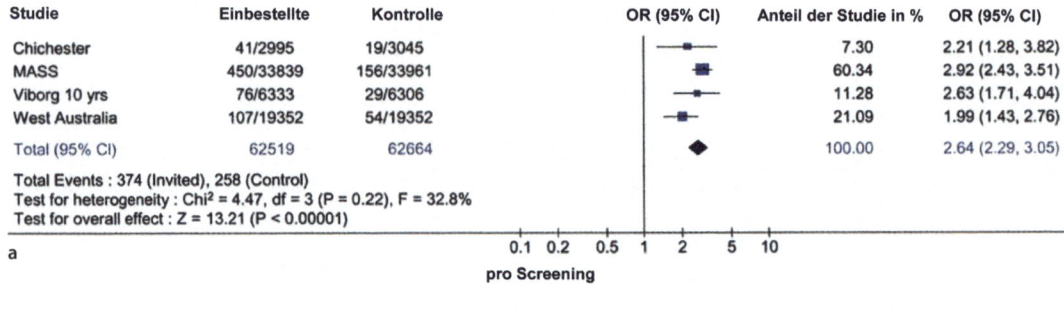

◘ Abb. 1.3 Langfristiger Einfluss des AAA-Screenings auf AAA-Operationen (a) elektiv, (b) Notfall, (c) Gesamtanzahl (Männer 64–83 Jahre)

mittelfristigen Ergebnisse für die Langzeitanalyse verwendet.

Die Gesamtzahl der Teilnehmer, die Teilnahmequote am Screening, die Altersgruppen und die Prävalenz des AAA sind in ◘ Tab. 1.2 angegeben. In den Studien wurden insgesamt 113.274 Männer zwischen 64 und 80 Jahren und 125.576 zwischen 64 und 83 Jahren erfasst. Die Teilnahmequote reichte von 63 % in Westaustralien bis 80 % in der MASS-Studie. Die AAA-Prävalenz lag zwischen 4,0 % in der Viborg-Studie und 7,7 % in der Chichester-Studie (p <0,05) [3]. Die Frauen der Chichester-Studie wurden nicht in die Analyse eingeschlossen.

Die mittelfristigen Ergebnisse zeigen, dass die Sonographie als Screeningmethode zu einer signifikanten Reduktion der Wahrscheinlichkeit einer AAA-Ruptur um 47 % führte. Dieses Ergebnis blieb auch in der Langzeitanalyse unverändert (◘ Abb. 1.1).

Mittelfristig führte das Screening zu einer Steigerung der elektiven AAA-Operationen um mehr als das Dreifache, weiterhin zu einer um 45 % geringeren Wahrscheinlichkeit einer Notoperation (◘ Abb. 1.2). Langfristig wurden diese Trends noch deutlicher: Das Screening führte zu einer 2,6fach erhöhten Anzahl an geplanten Operationen, zu 49 % weniger Notoperationen

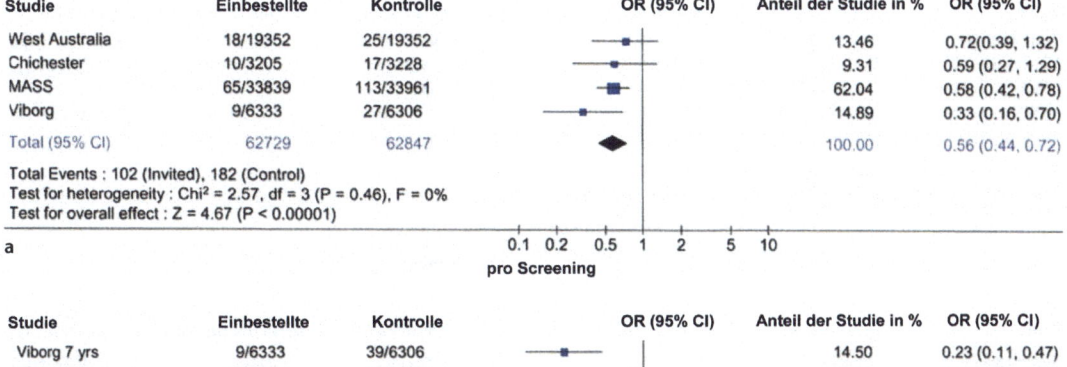

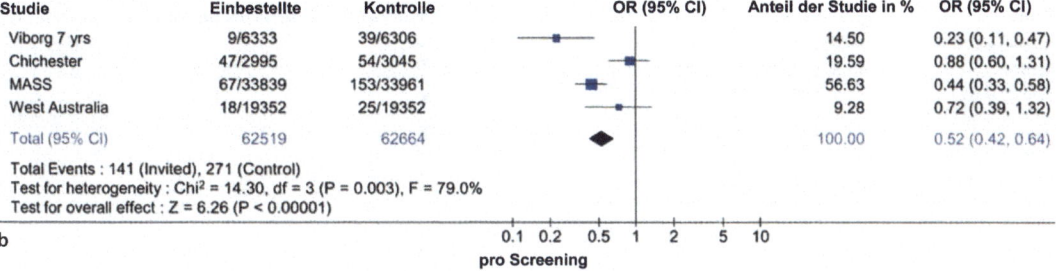

Abb. 1.4 Einfluss des AAA-Screenings auf die AAA-assoziierte Mortalität (a) mittelfristig, (b) langfristig (Männer 64–83 Jahre)

und insgesamt zu 1,8-mal mehr Operationen (Abb. 1.3).

Sowohl die mittel- als auch die langfristigen Ergebnisse zeigten ein durch Screening bedingtes, 44 % niedrigeres Risiko, an einem AAA zu sterben (Abb. 1.4).

Es bleibt zweifelhaft, ob die Aufnahme von Männern über 80 Jahren in das Screeningprogramm sinnvoll ist, denn viele Männer dieses Alters würden nicht zur Untersuchung kommen und auch keine geplante AAA-Operation angeboten bekommen. Nimmt man diese Männer aus der Metaanalyse aus, so ergibt sich, dass das Screening die AAA-bedingte Mortalität mittelfristig signifikant um 53 % und langfristig um 47 % reduziert (Abb. 1.4).

Es zeigte sich weiterhin, dass mittelfristig eine signifikante Senkung der Sterbewahrscheinlichkeit um 7 % und langfristig ebenfalls eine Senkung um 7 % erreicht wird (Abb. 1.5).

Ist Ultraschallscreening abdomineller Aortenaneurysmen sinnvoll?

Die vier vorgestellten Studien konnten unabhängig voneinander einen Vorteil des Screenings für Männer nachweisen. In der Metaanalyse ergibt sich mittelfristig eine hochsignifikante Reduktion sowohl der AAA-bedingten Letalität als auch der Gesamtletalität nach 3–5 Jahren. Durch das Screening erhöhte sich im Gegenzug der Anteil der geplanten Operationen, wohingegen der Anteil der Notoperationen wegen eines rupturierten AAA zurückging.

Die Gesamtsterblichkeit sank um 6–7 %. In der UKSAT-Studie (UK Small Aneurysm Trial) wurde eine geringere Letalität der frühzeitig operierten Patienten im Vergleich zu denjenigen festgestellt, die acht Jahre beobachtet wurden, was auf Änderungen des Lebenswandels zurückgeführt wurde [22].

Zusammenfassend lässt sich feststellen, dass
- das Screening die Häufigkeit von AAA-Rupturen und AAA-bedingten Todesfällen um etwa 50 % und im Langzeitverlauf die Gesamtletalität um 6–7 % senkt,
- die Inzidenz geplanter Operationen sich verzweifacht bzw. verdreifacht,
- die Zahl der Notoperationen um 50 % sinkt,
- durch die Unterschiede in den Gesundheitssystemen der jeweiligen Länder das lokale Kosten-Nutzen-Verhältnis eines Screeningprogrammes beeinflusst wird,

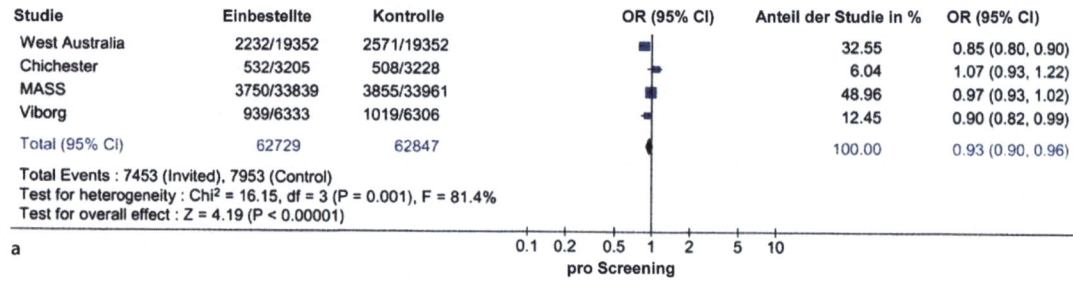
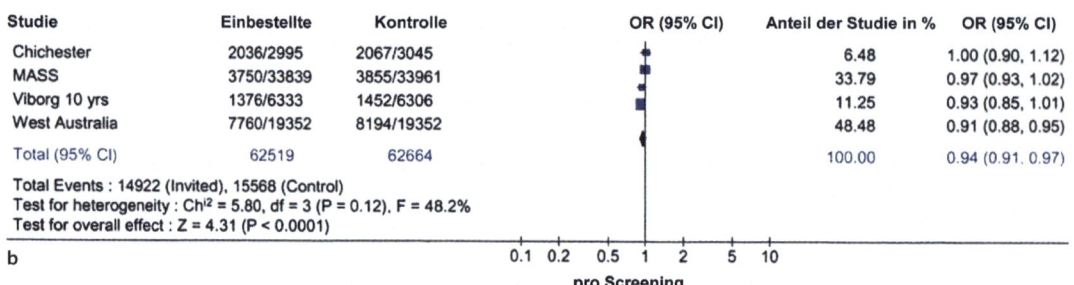

● **Abb. 1.5** Einfluss des AAA-Screenings auf die Gesamtmortalität (a) mittelfristig, (b) langfristig (Männer 64–83 Jahre)

● **Tab. 1.4** Vergleich des AAA mit verschiedenen Krankheitsbildern, für die ein Screeningprogramm in Deutschland eingeführt wurde

	Altersgipfel in Jahren	Neuerkrankungen pro Jahr	Inzidenz pro 100.000 und Jahr	Dokumentierte Todesfälle pro Jahr	Methode/ Spezifität	RCT	Screening etabliert	Akzeptanz
Prostata-Ca	60–70	79.000	100	11.000	PSA/80 %	nein	ja	16 %
Kolon-Ca	60–70	73.000	72	20.000	Koloskopie/ 86–95 %	nein	ja	4 %
Mamma-Ca	60–70	57.000	80	17.000	Mammographie/6 %	ja	ja	55 %
Melanom	50–60	15.000	10	2.000	Ganzkörperuntersuchung/ 86 %	nein	ja	k.A.
AAA	60–70	???	21	1.295	Sonographie/ >95 %	ja	nein	–

- das abdominelle Aortenaneuysma sich für eine Vorsorgeuntersuchung bestens eignet,
- ein nationales Screeningprogramm für Deutschland sinnvoll und notwendig ist (Vergleich mit anderen Krankheitsbildern, für die ein Screeningprogramm eingeführt wurde: ● Tab. 1.4).

Literatur

[1] Ashton HA, Buxton MJ, Day NE, Kim LG, Marteau TM, Scott RA, et al. (2002) The Multicentre Aneurysm Screening Study (MASS) into the effect of abdominal aortic aneurysm screening on mortality in men: a randomised controlled trial. Lancet 360 (9345): 1531–1539

[2] Ashton HA, Gao L, Kim LG, Druce PS, Thompson SG, Scott RA (2007) Fifteen-year follow-up of a randomized clinical trial of ultrasonographic screening for abdominal aortic aneurysms 1. Br J Surg 94: 696–701

[3] Chichester Aneurysm Screening Group; Viborg Aneurysm Screening Study; Western Australian Abdominal Aortic Aneurysm Program; Multicentre Aneurysm Screening Study (2001) A comparative study of the prevalence of abdominal aortic aneurysms in the United Kingdom, Denmark, and Australia. J Med Screen 8 : 46–50

[4] Eckstein HH, Böckler D, Flessenkämper I, Schmitz-Rixen T, Debus S, Lang W (2009) Ultraschall-Screening abdomineller Aortenaneurysmen (AAA) Deutsches Ärzteblatt 41: 697–664

[5] Griffiths DAT, Ruitenberg EJ (1986) Preventive screening of adults. An evaluation of methods und programmes. Council of Europe, Paris

[6] Kent KC, Zwolak RM, Jaff MR, Scott D, Hollenbeck T, Thompson RW, Schermerhorn ML, Sicard GA, Riles TS, Cronenwett JL (2004) Screening for abdominal aortic aneurysm: A consensus statement. J Vasc Surg 39: 267–269

[7] Kim LG, RAPS, Ashton HA, Thompson SG (2007) A sustained mortality benefit from screening for abdominal aortic aneurysm 2. Ann Intern Med146: 699–706

[8] Lederle FA, Wilson SE, Johnson GR, Reinke DB, Littooy FN, Acher CW, et al. (2002) Immediate repair compared with surveillance of small abdominal aortic aneurysms, N Engl J Med 346: 1437–1444

[9] Lederle FA, Johnson GR, Wilson SE, Acher CW, Ballard DJ, Littooy FN, et al. (2003) Quality of life, impotence, and activity level in a randomized trial of immediate repair versus surveillance of small abdominal aortic aneurysm. J Vasc Surg 38: 745–752

[10] Lindholt JS (1998) Considerations and experiences of screening for abdominal aortic aneurysms. Fadl's Forlag, Copenhagen

[11] Lindholt JS, Norman P (2008) Screening for abdominal aortic aneurysm reduces overall mortality in men. A meta-analysis of the mid- and long-term effects of screening for abdominal aortic aneurysms. Eur J Vasc Endovasc Surg 36:167–171

[12] Lindholt JS, Juul S, Henneberg EW, Fasting H (1998) Is screening for abdominal aortic aneurysm acceptable to the population? Selection and recruitment to hospital-based mass screening for abdominal aortic aneurysm. J Public Health Med 20: 211–217

[13] Lindholt JS, Vammen S, Juul S, Henneberg EW, Fasting H, (1999) The validity of ultrasonographic scanning as screening method for abdominal aortic aneurysm. Eur J Vasc Endovasc Surg 17: 472–475

[14] Lindholt JS, Vammen S, Fasting H, Henneberg EW (2000) Psychological consequences of screening for abdominal aortic aneurysm and conservative treatment of small abdominal aortic aneurysms. Eur J Vasc Endovasc Surg 20: 79–83

[15] Lindholt JS, Juul S, Fasting H, Henneberg EW (2005) Screening for abdominal aortic aneurysms: single centre randomised controlled trial. BMJ 330 (7494): 750

[16] Lindholt JS, Juul S, Fasting H, Henneberg EW (2006) Preliminary ten years results from a randomised single centre mass screening trial for abdominal aortic aneurysm. Eur J Vasc Endovasc Surg 32: 608–614

[17] Lindholt JS, Juul S, Henneberg EW (2007) High-risk and Low-risk Screening for Abdominal Aortic Aneurysm Both Reduce Aneurysm-related Mortality. A Stratified Analysis from a Single-centre Randomised Screening Trial. Eur J Vasc Endovasc Surg 34: 53–58

[18] Norman PE, Jamrozik K, Lawrence-Brown MM, Le MT, Spencer CA, Tuohy RJ, et al. (2004) Population based randomised controlled trial on impact of screening on mortality from abdominal aortic aneurysm. BMJ 329 (7477): 1259

[19] Powell JT (2000) Abdominal aortic aneurysm: natural history and risk of rupture. In: Branchereau A, Jacobs M (eds) Surgical and endovascular treatment od aortic aneurysms. Futura Publishing, EVC, pp 11–18

[20] Scott RA, Wilson NM, Ashton HA, Kay DN (1995) Influence of screening on the incidence of ruptured abdominal aortic aneurysm: 5-year results of a randomized controlled study. Br J Surg 82 : 1066–1070

[21] Scott RA, Bridgewater SG, Ashton HA (2002) Randomized clinical trial of screening for abdominal aortic aneurysm in women. Br J Surg 89: 283–285

[22] The United Kingdom small aneurysm trial participants (2002) Long-term outcomes of immediate repair compared with surveillance of small abdominal aortic aneurysms. N Engl J Med 346: 1445–1452

[23] UK Small Aneurysm Trial Management Committee (1998) Health service costs and quality of life for early elective surgery or ultrasonographic surveillance for small abdominal aortic aneurysms. Lancet 352: 1656–1660

[24] UK Small Aneurysm Trial Participants (1998) Mortality results for randomised controlled trial of early elective surgery or ultrasonographic surveillance for small abdominal aortic aneurysms. Lancet 352: 1649–1655

[25] U.S. Preventive Services Task Force (2005) Screening for Abdominal Aortic Aneurysm: Recommendation Statement Ann Intern Med142: 198–202

[26] U.S. Preventive Services Task Force: http://www.ahrq.gov/clinic/pocketgd.htm

[27] Vardulaki KA, Walter NM, Couto E, Day NE, Thompson SG, Ashton HA, et al. (2002) Late results concerning feasibility and compliance from a randomized trial of ultrasonographic screening for abdominal aortic aneurysm. Br J Surg 89: 861–864

[28] Wilmink AB, Quick CR (1998) Epidemiology and potential for prevention of abdominal aortic aneurysm. Br J Surg 85:155–62

[29] Wilson JMG, Jungner F (1968) Principles and practise of screening for disease. WHO Health Papers No. 34

Biomechanical definition of mechanical properties of the normal abdominal aortic walls and abdominal aortic aneurysm walls

J. Gnus, W. Witkiewicz, W. Hauzer, M. Kobielarz, M. Pfanhauser, R. Będziński, S. Bałasz

Biomechanische Bestimmung der mechanischen Eigenschaften der normalen abdominalen Aortenwand und der Wand abdominaler Aortenaneurysmen

Summary

The aorta is a typical example of soft tissue which must withstand large dynamic loads imposed by arterial blood pressure during human whole lifetime. Intensive alterations in structural composition due to different mechanisms lead to excessive dilatation of diameter of aorta, i.e. an aneurysm. The mechanical properties of the wall of the abdominal aorta follow material composition and structure (including pathological processes). Hence, the main goal of this paper is determination and assessment of mechanical properties of the wall of normal abdominal aortas in comparison with the mechanical properties of the wall of abdominal aortic aneurysms. With this end in view the uniaxial tensile tests of the specimens cut out from the walls of abdominal aortic aneurysm and normal abdominal aorta in two directions – longitudinal and circumferential – have been carried out. On the basis of these tests the stress-strain relationships have been determined for each investigated specimen and the assumed elastic modulus as well as the maximum tensile strength has been assigned. The results indicate the increase of tissue stiffness in the case of abdominal aortic aneurysm, especially in the circumferential direction.

Zusammenfassung

Die Aorta ist ein typisches Beispiel für Bindegewebe, das – verursacht durch den arteriellen Blutdruck über die gesamte Lebenszeit – große dynamische Lasten aushalten muss. Intensive Änderungen im strukturellen Aufbau aufgrund verschiedener Mechanismen führen zu exzessiver Zunahme des Durchmessers der Aorta, d. h. zu einem Aneurysma. Zusammensetzung und Struktur der abdominalen Aortenwand sind entscheidend für deren mechanische Eigenschaften (einschließlich pathologischer Prozesse). Hauptziel dieser Arbeit ist daher die Bestimmung der mechanischen Eigenschaften der normalen abdominalen Aortenwand im Vergleich zur Wand abdominaler Aortenaneurysmen. Dafür wurde der einachsige Dehnungstest mit Präparaten aus der Aortenaneurysmawand und denen aus der Wand normaler Aorten in zwei Richtungen (longitudinal und quer) durchgeführt. Auf der Basis dieser Tests wurden die Dehnungsverhältnisse für jedes untersuchte Präparat bestimmt und sowohl der vermutete elastische Modus als auch die maximale Dehnbarkeit ermittelt. Die Ergebnisse zeigten eine Zunahme der Gewebssteifheit bei abdominalen Aortenneurysmen, speziell in querer Richtung.

Introduction

The healthy aortic wall is able to withstand the pressure-induced cyclic forces acting on it. Anatomically healthy walls of aorta are well suited to their physiologic functions and are mainly determined by the matrix components of the walls [8, 10]. These are predominantly elastin, collagen, and smooth muscle cells. The smooth muscles cells are responsible for contraction and relaxation of the wall of aorta. Whereas, the elastin and collagen fibres are the main determinants of the passive mechanical properties of the aortic wall, i.e. they maintain the ability of reversible deformation of the aorta [1, 2, 4, 6, 14].

Degenerative changes of the architecture and destruction of structural proteins in the aortic wall appear to be responsible for aneurysmal dilation. It is a gradual and long-lasting process. Although aneurysms can develop in any artery, most often they are diagnosed in the abdominal aorta. It is estimated that on average an aneurysma develops in about 3-5 % of population beyond the age of 50 with a high mortality rate [9, 11, 13]. In the United States aneurysm-associated mortality occupies the 13th position among all the causes of death [5, 16, 17].

The etiologic mechanism of abdominal aortic aneurysms is probably multifactorial and both a genetic predisposition and environmental factors act together to initiate a cascade of arterial degradation. However, the development of aneurysm is always associated with a marked alteration in mechanical properties. Hence, the knowledge of the biomechanical behaviour of the walls of abdominal aortic aneurysm in comparison with the walls of a normal abdominal aorta is essential because it can provide important information on natural history of this disease i.e. onest of the disease and its progression. For this reason the main aim of this paper is to determine experimentally the mechanical properties of the walls of abdominal aortas and the walls of abdominal aortic aneurysms.

Materials and Methods

Samples of aneurysm walls were harvested from patients undergoing elective open AAA repair procedures. The walls of abdominal aortic aneurysms were collected from 42 adult patients aged 58 to 94, with an age average of 72,5 years and a standard deviation of 8,0 years. The samples of non-aneurysmal walls were taken at autopsy within 24 hours after death from 35 age-matched cadavers.

For mechanical examinations the specimens were cut out from the research material by the use of a rectangular parallelepiped punch. A typical size of measuring basis of each specimen was 30x5 mm. The specimens were cut out in two directions: longitudinal and circumferential. 42 specimens from the walls of abdominal aortic aneurysms and 35 specimens from the walls of normal abdominal aortas were cut out in both analyzed directions. The specimens prepared in such a way were then fixed to a testing machine (MTS Synergie 100) (Fig. 2.1) by the use of clamps of labyrinthine type. The construction of the clamp enables a firm fixation of a specimen and prevents both slipping out of a specimen and crushing the material in the clamp.

Before the test all geometric dimensions of each specimen were measured in several positions. The results of an average width, length and thickness were used as the initial dimensions.

The uniaxial tensile tests consisted of two phases. The first one, i.e. prestretching, was applied in order to eliminate the effect of hysteresis of the tissues during measurement and standardization of measuring conditions for each specimen. Each specimen was preconditioned by three successive loadings to 10 % strain and unloading at a constant rate of 4 mm/min. Then the second phase of the test at a constant rate of 4 mm/min was carried out. All tests were conducted in the same conditions, at room temperature and constant humidity.

As a result of the performed tests the data in the form of the force values and displacement val-

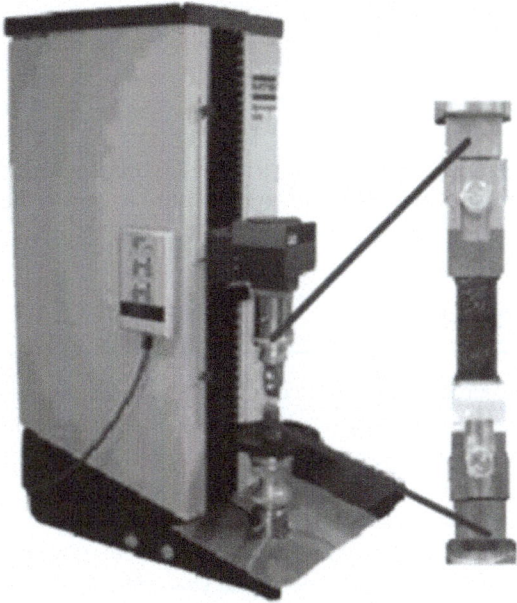

Fig. 2.1 The MTS Synergie 100 testing machine with the special clamps of labyrinthine type

ues were obtained. The measurements were transformed to engineering strain and to Cauchy stress. The engineering strain was calculated according to equation 1 (Eq. 1):

$$\varepsilon = \frac{\Delta l}{l_0} \qquad (1)$$

where l_0 [mm] – the initial length, Δl [mm] – the extension.

The Cauchy stress was defined as the ratio of the force to the current cross-sectional area of the specimen (Eq. 2):

$$\sigma = \frac{F}{A} \qquad (2)$$

where F [N] – the force, A [mm^2] – the current cross-sectional area.

The current cross-sectional area was calculated on the assumption that aortic tissues are incompressible. In this case the assumption that the specimen volume is constant with Poisson coefficient on the level 0,5 can be made [3]. Hence the cross-sectional area in each stage of mechanical test can be calculated according to equation 3 (Eq. 3):

$$A = \frac{l_0 \cdot w_0 \cdot t_0}{(l_0 + \Delta l)} \qquad (3)$$

where l_0 [mm] – the initial length, Δl [mm] – the extension, w_0 [mm] – the initial width, t_0 [mm] – the initial thickness.

Results

For each examined specimen the stress-strain relationship was determined, with the assumption of the incompressibility of the material. ◘ Fig. 2.2 presents a typical stress-strain characteristic for the wall of abdominal aortic aneurysm.

The stress-strain curve obtained in the uniaxial tensile test is a nonlinear characteristic within which four characteristic areas, corresponding to particular stages of uniaxial extension of the samples, can be distinguished (◘ Fig. 2.3). In the first phase (I) the tissues behave like a very soft rubber. The elastin fibres are responsible mainly for the initial slope of stress-strain curve, which is approximately linear. In the second phase (II) of the extension process, as the load is increased, the less wrinkled and tortuous collagen fibres are recruited to load bearing. In the third phase (III) the straightened collagen fibres resist the load strongly and the tissue becomes stiffer at higher stresses. The characteristic becomes linear again. In the last phase (IV) inelastic destruction of the tissue follows [7].

On the basis of the obtained stress-strain relationships two parameters were determined: the assumed Young's modulus and maximum tensile strength. The assumed Young's modulus was determined as the maximum slope of the stress-strain curve, while the mechanical tensile strength was defined as the peak stress obtained before destruction of the specimen. The values of the assumed Young's modulus and the tensile strength were determined for each specimen from each group. The average values and standard deviations of the determined values are shown in ◘ Fig. 2.4.

The walls of the pathologically unchanged aorta are characterized by a considerable mechanical strength in circumferential direction (principal direction of acting cyclic forces on the wall of the aorta), higher by 50 % from the mechanical strength in longitudinal direction. It has been noted that mechanical tensile strength in the case of abdominal aortic aneurysm in circumferential direction is about 50 % lower than in the case of a healthy abdominal aorta, while the value of the assumed Young's modulus for the walls of abdominal aortic aneurysm in circumferential direction are 20 % higher than for the walls of a healthy abdominal aorta. Hence, the wall of abdominal aortic

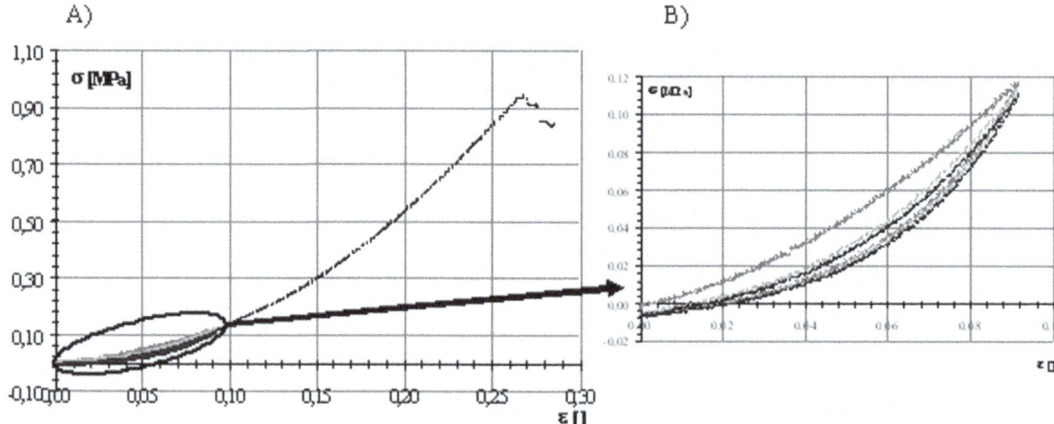

◘ **Fig. 2.2a** The typical stress-strain relationship for the wall of abdominal aortic aneurysm, **b** the enlargement of the initial part of the characteristics, the first phase of investigation, i.e. prestretching

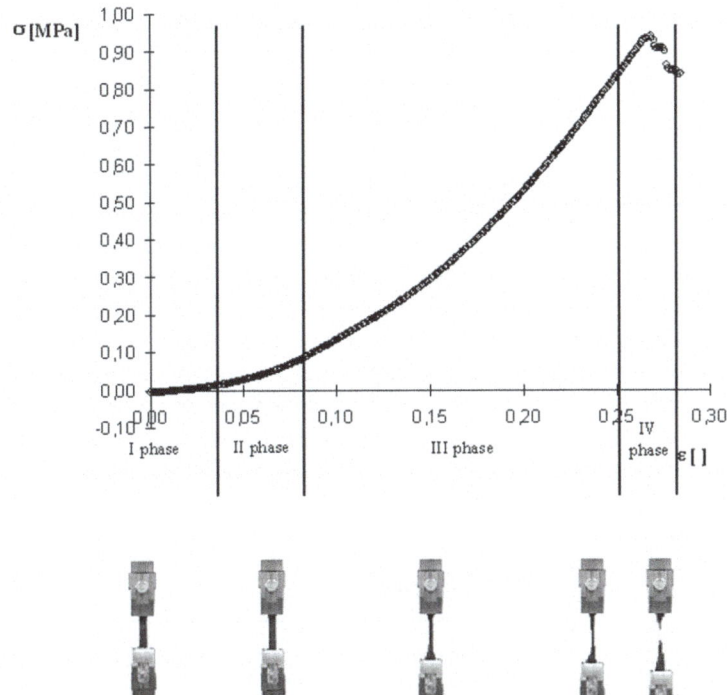

Fig. 2.3 The stress-strain relationship with the characteristic areas and phases of the uniaxial tensile test corresponding to them

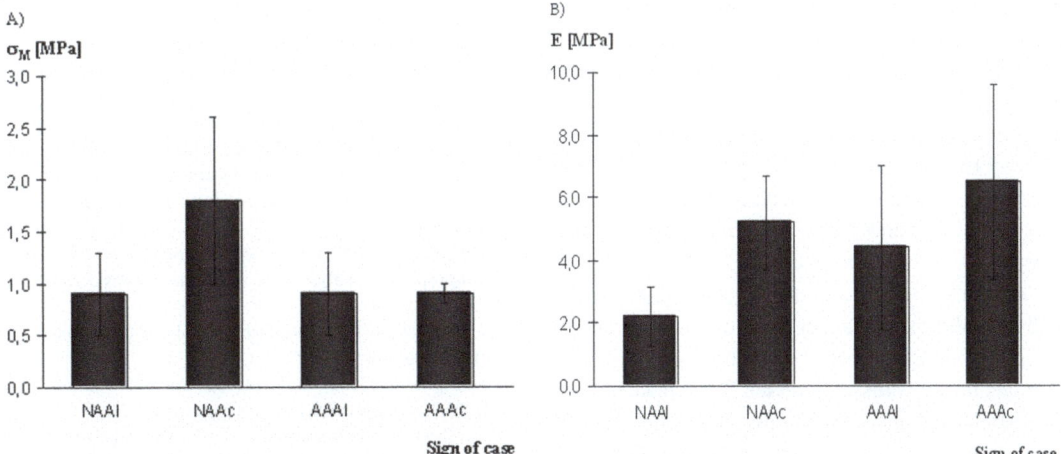

Fig. 2.4a The comparison of the maximum mechanical strength for the walls of abdominal aortic aneurysms and the walls of abdominal aortas in longitudinal and circumferential directions, **b** the comparison of the assumed Young's modulus for the walls of abdominal aortic aneurysms and the walls of abdominal aortas in longitudinal and circumferential directions. *NAAl* – normal abdominal aortic wall in longitudinal direction; *NAAc* – normal abdominal aortic wall in circumferential direction; *AAAl* – abdominal aortic aneurysm wall in longitudinal direction; *AAAc* – abdominal aortic aneurysm wall in circumferential direction

aneurysm is stiffer and exhibit lower mechanical strength in circumferential direction than the wall of normal abdominal aorta.

Discussion

On the basis of the conducted research, results describing directional mechanical properties of the walls of abdominal aortic aneurysm and the walls of abdominal aorta without pathological changes were obtained. The mechanical tensile strength and the assumed Young's modulus were determined in two directions: longitudinal and circumferential. The results indicate a significant decrease of elasticity of the walls and a decrease of mechanical strength in the case of abdominal aortic aneurysm, especially in circumferential direction. Similar results were obtained by other authors. He and Roach [6] noted that the walls of abdominal aortic aneurysm were stiffer than the walls of abdominal aorta without pathological changes. The characteristics obtained for the walls of abdominal aortic aneurysm were shifted leftwards in comparison with the curves obtained for the walls of abdominal aorta and the slope of the curves was bigger. These observations indicated indirectly the decrease of elasticity of the walls of abdominal aortic aneurysm in comparison to a healthy vessel. Thubikar et al. [15] also observed that the walls of abdominal aortic aneurysm were stiffer than the walls of normal abdominal aorta. Goodal et al. [4] showed that abdominal aortic aneurysm was the effect of systemic disease, which affects the whole vascular system and is characterized by an increase of stiffness of the walls of vessels.

A change of mechanical properties of the walls of abdominal aorta during the process of aneurysm development is the effect of structural changes of the walls of a vessel. Two most important structural elements composing the wall of abdominal aorta, i.e. elastin and collagen fibres, are responsible for its mechanical properties. It must be noted that in conditions of physiological arterial blood pressure the most important role in transferring loads is fulfilled by elastin. Elastin forms specific structures in the walls of aortas, i.e. elastic membranes. Many authors, by means of different examination techniques, have noted a loss of elastin in the wall of an abdominal aortic aneurysm in comparison with the wall of a healthy abdominal aorta [4, 6, 12, 17]. A decrease of elastin fibres content disturbs the ability of the wall of the aorta to load-bearing function.

On the basis of the obtained results, i.e. the scope of the changes of the analysed mechanical quantities of the aortic walls, it can be stated that in the process of aneurysm development elastin fibres undergo degradation, which results in a decrease of mechanical strength of a vessel and an increase of stiffness of the whole system. It leads to a decrease of the ability to reversible strain of the walls of aorta and a gradual development of aortic aneurysm.

References

1. Alexander JJ (2004) The pathobiology of aortic aneurysms. J Surg Res 117: 163–175
2. Będziński R, Kobielarz M, Szotek S, Filipiak J, Gnus J, Hauzer W (2005) Directional mechanical properties of abdominal aorta – in vitro study. In: Extended abstracts of 22nd Danubia-Adria Symposium on Experimental Methods in Solid Mechanics. Monticelli Terme/Parma, Italy, pp 82–83
3. Carew TE, Vainshnav RN, Patel DJ (1968) Compressibility of the arterial wall. Circ Res 23: 61–68
4. Goodall S, Crowrher M, Bell P, Thompson M (2002) The association between venous structural alterations and biomechanical weakness in patients with abdominal aortic aneurysm. J Vasc Surg 35: 937–942
5. Hans SS, Jareunpoon O, Balasubramaniam M, Zelenock GB (2005) Size and location of thrombus in intact and ruptured abdominal aortic aneurysms. J Vasc Surg 41: 584–588
6. He CM, Roach MR (1994) The composition and mechanical properties of abdominal aortic aneurysms. J Vasc Surg 20: 6–13
7. Holzapfel GA (2000) Biomechanics of soft tissue. Biomech Preprint Series 7
8. Humphrey JD (2002) Cardiovascular Solid Mechanics: Cells, Tissues, and Organs. Springer, New York
9. Lindholt JS, Juul S, Vammen S, Lind I, Fasting H, Henneberg EW (1999) Immunoglobulin A antibodies against Chlamydia pneumoniae are associated with expansion of abdominal aortic aneurysm. Brit J Surg 86: 634–638
10. Liotta D (2001) Diseases of the aorta. Liotta Foundation Medical, Los Angeles
11. Macsweeney STR, Powell JT, Greenhalgh RM (1994) Pathogenesis of abdominal aortic aneurysm. Brit J Surg 82: 935–941

12. Raghavan M, Webster M, Vorp D (1996) Ex vivo biomechanical behaviour of abdominal aortic aneurysm: assessment using a new mathematical model. Ann Biomed Eng 24: 573–582
13. Sakalihasan N, Heyeres A, Nusgens BV, Limet R, Lapiere CM (1993) Modifications of the extracellular matrix of aneurysmal abdominal aortas as a function of their size. Eur J Vasc Surg 7: 633–637
14. Sonesson B, Sandgren T, Lanne T (1999) Abdominal aortic aneurysm wall mechanics and their relation to risk of rupture. Eur J Vasc Endovasc Surg 18: 487–493
15. Thubrikar MJ, Labrosse M, Robicsek F, Al-Soudi J, Fowler B (2001) Mechanical properties of abdominal aortic aneurysm wall. J Med Eng Tech 25: 133–142
16. Vorp DA, Geest JPV (2005) Biomechanical determinants of abdominal Aortic aneurysm rupture. Arterioscler Thromb Vasc Biol 25: 1558–1566
17. Vorp DA, Raghavan ML, Webster MW (1998) Mechanical wall stress in abdominal aortic aneurysm: influence of diameter. J Vasc Surg 27: 632–639

Operative Zugangswege zur Rekonstruktion der Aorta

H. Wenk

Operative Approach for Repair of Aortic Aneurysm

Zusammenfassung

Für die Planung eines operativen Eingriffs ist in der Gefäßchirurgie neben der Auswahl des Operationsverfahrens und der Implantatwahl die Auswahl des Zuganges von entscheidender Wichtigkeit. Gefäße müssen für eine Sanierung – unabhängig von der Gefäßpathologie oder der Art der Erkrankung – entweder direkt am Ort freigelegt und präpariert werden, oder es wird über leicht zugängliche Zugangsgefäße ein Eingriff in Kathetertechnik vorbereitet. Auch in diesen Fällen ist es wichtig, die geeigneten Gefäßprovinzen vorzubereiten und eventuell auftretende Schwierigkeiten ex ante in die Planungen einzubeziehen, so zum Beispiel die Sondierung der Aorta über eine Armarterie. Die Wahl des Zuganges wird neben den rein fachlichen und gefäßchirurgischen Aspekten durch die verschiedenen Schulen und durch geographische Präferenzen determiniert. Für die offenen Aorteneingriffe im Abschnitt V (infrarenale Bauchaorta) hat sich im deutschen Sprachraum die mediane Laparotomie etabliert. Alternativ kommt ein retroperitonealer Zugang von links in Betracht, der im angloamerikanischen Sprachraum verbreitet ist. Der juxtarenale Aortenabschnitt kann über einen Rippenbogenrandschnitt hervorragend exponiert werden, dies ist besonders auch für die offene Nierenarterienchirurgie von Bedeutung. Operationen im Abschnitt IV erfordern einen thorakoabdominellen Zugang. Dieser kann entweder transperitoneal oder retroperitoneal links ausgeführt werden und wird durch eine anterolaterale Thorakolaparotomie komplettiert. Isolierte Eingriffe am Abschnitt III können über eine laterale Standardthorakotomie erfolgen. Operationen an der Aorta ascendens (Abschnitt I) sind über eine Sternotomie übersichtlich durchführbar.

Minimalinvasive Eingriffe können entweder in laparoskopisch assistierter oder in laparoskopischer Technik ausgeführt werden, letztere wiederum in retroperionealer oder transperitonealer Modifikation. Diesen Operationen stehen die endovaskulären Eingriffe gegenüber, die über eine (meist beidseitige) inguinale Inzision oder einen retroperitonealen Zugang zur Arteria iliaca externa begonnen werden.

Summary

Preparation of an operative intervention in vascular surgery needs choice of operative technique, graft material and the selection of the best approach. Vessels must be layed open at the location of the disease, otherwise an intervention is prepaired by catheder - technique through an artery that can be reached easily. In these cases it is important to know about possible difficulties and to be prepared to solve the problem. The choice of the best approach is determined by facts and aspects of vascular surgery, but also by geography and the »surgical school«. For open aneurysm surgery in germany the median laparotomy is well established, as an alternative the retroperitoneal approach can be used, as it is performed in america. The juxtarenal section can be reached by an incision at the costal arch, this can be important for surgery for the renal arteries. Operations in section IV of the aorta require an thoracoabdominal approach. This can be performed transperitonal or on the left retroperitoneal side. The incision is completed by an anteriolateral thoracotomy. Operations on the thoracic aorta can be done by a lateral thoracic incision. Operations on the ascending aorta require a median sternotomy.

Minimally invasive interventions can be performed endovascular or in laparoscopic technique, either totally laparoscopic or laparoscopic assisted. For endovascular surgery, a small incison in the groin is required.

Einleitung

Die operativen Zugänge zur Aorta sind in den jeweiligen Kapiteln der Standardlehrbücher der Gefäßchirurgie [3, 6] ausreichend – aber sparsam – beschrieben. Ein spezielles Buch mit dem Titel »Zugangswege in der Gefäßchirurgie« von Knut Leitz, erschienen im Springer-Verlag 1998, ist derzeit nicht verfügbar [4]. In der Literatur wird dem Zugangsweg in der Gefäßchirurgie nur geringe Bedeutung beigemessen. Überraschend ist dagegen die Ergiebigkeit der Internetrecherche. Unter den Suchwörtern »Aortenaneurysma« und »Zugang« fanden sich am 6.10.2009 über 100 Ergebnisse.

Abdominaler Standardzugang

Zugang zur infrarenalen Aorta ist die mediane Laparotomie unter Linksumschneidung des Nabels (◘ Abb. 3.1). Die Laparotomie sollte ausreichend lang sein, in der Regel vom Processus xyphoideus sterni bis zur Symphyse.

Alternative ist eine quere Laparotomie oberhalb oder unterhalb des Nabels [7]. Diese bietet den Vorteil einer geringeren respiratorischen Beeinträchtigung postoperativ; außerdem ist die Rate an Narbenhernien geringer [10]. Die mediane Laparotomie ist allerdings einfacher, und die Sichtverhältnisse sind günstiger.

Nach Eröffnen der Bauchwand wird die Radix mesenterii und der Dünndarm in ein feuchtes Bauchtuch eingeschlagen, um Wärme- und Flüssigkeitsverluste zu reduzieren. Das Retroperitoneum wird paraduodenal eröffnet, hierbei sollte zum Duodenum hin ausreichend Gewebe verbleiben, um einen sicheren Reverschluss zu ermöglichen, ohne das Duodenum bei der Naht mitfassen zu müssen.

Nach Eröffnung des Retroperitoneums können der gesamte infrarenale Aortenabschnitt und beide Beckenarterien dargestellt werden. Zu deren Darstellung sollte die Inzision des Retroperitoneums über der rechten Beckenarterie bevorzugt werden, da hierdurch die Gefäßarkaden der A. mesenterica inferior und der präaortale sympathische Nervenplexus geschont werden. Die Beckenarterien werden nicht angeschlungen, um Verletzungen des venösen Konfluenz zu vermeiden. Kranial findet sich in aller Regel die präaortal liegende Vena renalis sinistra, die bei Bedarf nach oben mobilisiert werden kann. Um Blutungen zu vermeiden, sollte bei diesem Manöver die Vena spermatica sinistra an der Einmündung in die Nierenvene abgesetzt werden.

Bei ausgedehnten und juxtarenalen Aneurysmen kann der Abschnitt IV durch Mobilisation des Pankreas dargestellt werden. Hierzu kann die Vena renalis sinista durchtrennt werden, solange der venöse Abfluss über die Vena suprarenalis gewährleistet ist.

Retroperitonealer Zugang zur abdominellen Aorta

Der retroperitoneale Zugang zur abdominellen Aorta wird im angloamerikanischen Sprachraum häufiger bevorzugt als in Deutschland. Hier ist der retroperitoneale Zugang zu den Beckenarterien üblich [6].

Wichtig für den Erfolg des retroperitonealen Zugangs ist die Lagerung im Sinne einer throrakoabdominalen Halbseitenlagerung nach Crawford (◘ Abb. 3.2), mit der eine Verwindung des Rumpfes erreicht wird. Die Rechtsseitenlagerung des Patienten sollte so gewählt werden, dass sich der Thorax in 40-°-Rotation zum Becken befindet. Das Becken wird um 20° angehoben, und der Tisch wird aufgeklappt, um eine optimale Exposition des linksseitigen Retroperitoneums zu gewährleisten [9]. Die Inzision wird bogenförmig vom Beckenkamm bis in den 11. Interkostalraum links geführt, die Bauchmuskeln werden selektiv durchtrennt, und der Peritonealsack bleibt intakt.

Nachteilig bei diesem Zugang ist die eingeschränkte Übersicht im Bereich der rechten Nierenarterie und der rechten Beckenarterie, sodass bei erforderlichem rechtsiliakalen Anschluss einer Gefäßprothese eine zweite Inzision erforderlich oder als Kompromiss die rechte Leiste als Anschlussort gewählt wird.

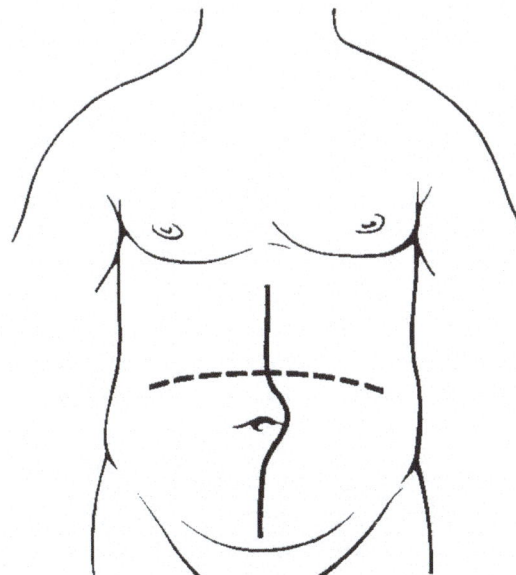

◘ **Abb. 3.1** Zugänge beim infrarenalen Aneurysma. (Aus [2])

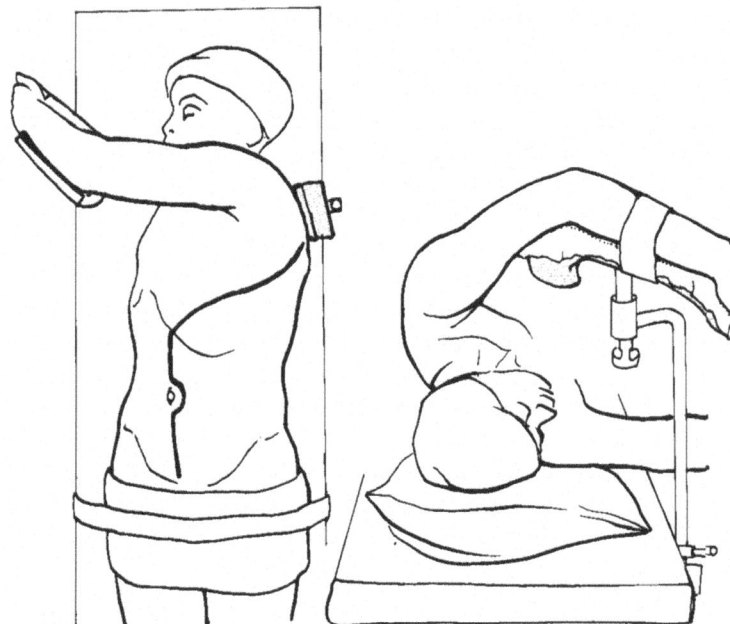

Abb. 3.2 Thorakoabdominelle Halbseitenlagerung nach Crawford. (Aus [2])

Minimal-invasive Zugänge zur Aorta

Bei den minimal-invasiven Zugänge müssen die laparoskopischen und die endovaskulären Zugänge unterschieden werden. Für die endovaskulären Zugänge benötigt man entsprechende Katheter, Führungsdrähte und Durchleuchtungsapparate, die idealerweise als »Angio-Suite« im Operationstrakt zur Verfügung stehen. Alternativ kann ein C-Bogen mit DSA-Funktion verwendet werden.

Für die laparoskopische Aortenchirurgie wird ein Laparoskopieturm mit Lichtquelle, Videoeinheit, CO_2-Insufflator etc. benötigt, wie er von verschiedenen Firmen angeboten wird. Als Standardoptik wird eine 30-°-Optik bevorzugt.

Endovaskulärer Zugang

Da alle endovaskulären Eingriffe unter Durchleuchtung ausgeführt werden, ist auf die Lagerung des Patienten auf einem Carbontisch (»Angiotisch«) zu achten, der auf der OP-Säule so bewegt werden kann, dass der erkrankte Aortenabschnitt radiologisch einwandfrei darstellbar ist.

Idealerweise wird für den endovaskulären Zugang zur Aorta eine Femoralarterie freigelegt, wobei das Zugangstrauma möglichst gering gehalten werden sollte (»Cut down«). Für biiliakale Eingriffe werden beide Leistenarterien präpariert. Die Arterien sollten mit einem Mesilenebändchen angeschlungen und mit einem Tourniquet gesichert werden. Anschließend wird in Seldinger-Technik eine 7- oder 8-F-Schleuse eingesetzt. Präoperativ ist zu entscheiden, über welche Seite der Prothesenhauptkörper eingebracht wird. Diese Seite wird mit einem steifen Führungsdraht armiert, auf der kontralateralen Seite wird ein Angiographiekatheter eingebracht.

Mit diesen Zugängen kann eine Aortenstentprothese mit großer Sicherheit und unter radiologischer und ggf. angiographischer Kontrolle implantiert werden.

Laparoskopischer Zugang

Die laparoskopische Aortenchirurgie konnte sich im Vergleich zur endovaskulären Chirurgie nicht flächendeckend verbreiten, sie beschränkt sich auf

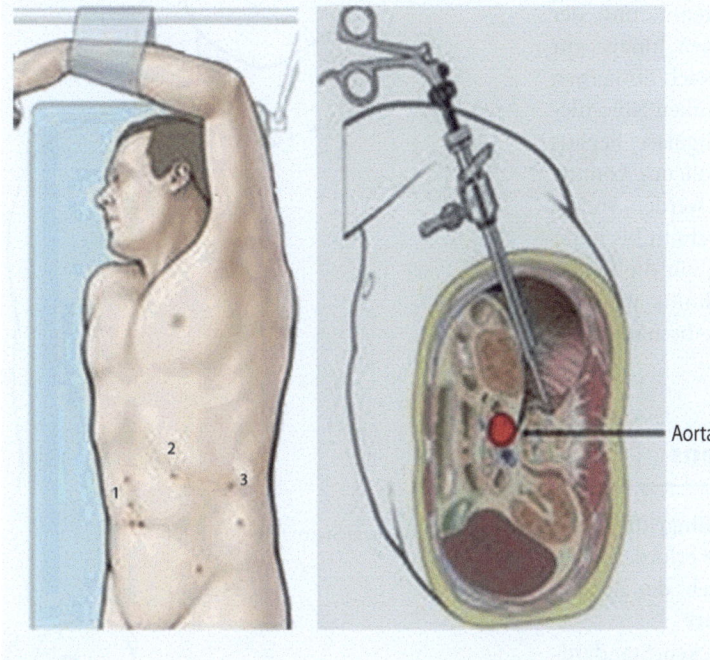

Abb. 3.3 Lagerung bei der laparoskopischen Aortenchirurgie. (Aus [5])

wenige Zentren. Dennoch sollen auch diese Zugänge hier dargestellt werden.

Bei den laparoskopischen Verfahren muss zwischen den total laparoskopischen, den laparoskopisch assistierten, den retroperitonealen und den transperitonealen Operationen differenziert werden [1, 5]. Von großer Bedeutung ist die Lagerung (Abb. 3.3): Der Patient wird so gelagert, dass sowohl in Rückenlagerung als auch in 80-°-Rechtsseitenlagerung operiert werden kann. Flessenkämper schlägt dazu die Verwendung einer Vakuummatratze vor [1, Kap. I].

Der extraperitoneale Zugang ist vergleichsweise unübersichtlich und wird nur noch in wenigen amerikanischen Zentren favorisiert. Bein transperitonealen Zugang sollte mit einer kleinen umbilikalen Inzision begonnen werden. Über zwei weitere Zugänge in der Medianlinie wird zunächst das Linkskolon mobilisiert. Die linke Flexur wird ausgelöst. Anschließend muss entschieden werden, ob prä- oder retrorenal vorgegangen werden soll. Der prärenale Weg ist zeitsparend, allerdings ist hier auf den Ureter zu achten, und die linke Nierenvene begrenzt die Aufsicht auf die Aorta.

Die Optik wird nach Umlagerung in Rechtsseitenlage in der linken Flanke platziert. Bei laparoskopisch assistierten Operationen kann kaudal oder kranial davon ein Handport eingebracht werden. Für die Präparation der Aorta selbst wird die Benutzung eines Ultraschalldissektors vorgeschlagen. Das Klemmen der Aorta erfordert den Einsatz zweier weiterer Trokare, die die Instrumente aufnehmen.

Thorakoabdomineller Zugang

Der Zugang zur thorakoabdominellen Aorta erfolgt von links. Dazu ist eine schräge Rechtsseitenlagerung des Patienten nach Crawford sinnvoll. Der Thorax sollte sich in einer 60-°-Rotation zum Becken befinden [8].

Die Inzision wird anterolateral im 6. Interkostalraum durchgeführt. Die Interkostalmuskulatur kann stumpf durchtrennt werden, alternativ durch Hochfrequenzdiathermie. Nach Eröffnung der Thoraxhöhle wird ein Rippenspreizer eingesetzt. Zwischen Medioklavikularlinie und Sternum wird die untere Thoraxapertur durchtrennt, und der Schnitt wird über den Rippenbogen hinaus zur medianen Laparotomie erweitert. Nach Einkerben des Zwerchfells, Mobilisation der linken Kolonflexur, Durchtrennung des Lig. triangulare hepatis sinistrum und des Lig. phrenicocolicum können die Eingeweide nach medial rotiert werden, sodass der gesamte abdominale Aortenabschnitt bis unter die linke Nierenvene darstellbar ist. Für die Präparation des thorakalen Aortenabschnitts wird bei Doppellumentubusintubation ein Abschalten der linken Lunge empfohlen.

Zugang zur Aorta ascendens

Mit Zunahme der endovaskulären Eingriffe an der thorakalen Aorta und dem teilweise erforderlichen Debranching des Aortenbogens erlebt der Zugang zur Aorta ascendens eine Renaissance.

Die Lagerung erfolgt auf den Rücken, Standardzugang ist die mediane Sternotomie (◘ Abb. 3.4). Nach Hautschnitt und Dissektion des Gewebes bis auf das Sternumperiost wird das Lig. interclaviculare durchtrennt und der Processus xyphoideus längs gespalten. Anschließend erfolgt die stumpfe Präparation des Retrosternalraumes, sodass dann das Sternum mit der Säge eröffnet werden kann. Nach Dissektion des »Thymusfettes« und Schonung der Vena brachiocephalica wird der obere Anteil des Perikards längs gespalten. Bei unzureichender Darstellbarkeit des Truncus brachiocephalicus kann der Schnitt am Vorderrand des Musculus sternocleidomastoideus rechts erweitert werden.

Zugang zur Aorta descendens

Die Lagerung erfolgt auf der rechten Seite. Der Zugang zur Aorta descendens (und zum Aortenbogen) ist die linkslaterale Thorakotomie im 4. oder 5. Interkostalraum. Wir durchtrennen den Musculus latissimus dorsi nicht, sondern mobilisieren ihn ausgiebig (◘ Abb. 3.5). Bei Doppellumentubusintubation kann die Lunge abgeschaltet werden, sie wird nach ventral beiseite gehalten. Man hat so ausreichende Übersicht über die gesamte Aorta

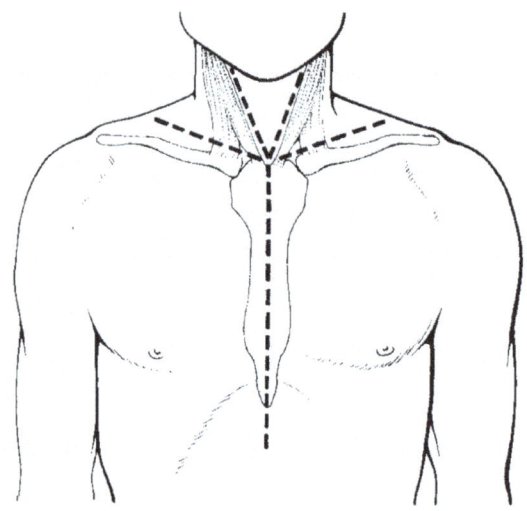

◘ Abb. 3.4 Mediane Sternotomie. (Aus [2])

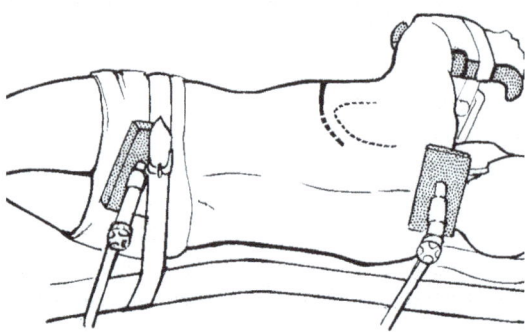

◘ Abb. 3.5 Standardthorakotomie links in Rechtsseitenlagerung. (Aus [2])

descendens. Zu ihrer Präparation wird die Pleura mediastinalis eröffnet, sodass die Interkostalarterien sichtbar und geschont oder geclippt werden können.

Literatur

1. Flessenkämper I: Die laparoskopische Aortenchirurgie. www.medicallounge-academy.de/download/caduceus.pdf (Zugriff am 6.10.2009)
2. Heberer G, Stiegler H (1987) Thorako-abdominale Aneurysmen. In: Heberer G, van Dongen RJAM (Hrsg) Gefäßchirurgie. Springer, Berlin Heidelberg New York

3. Hepp W, Kogel H (2007) Gefäßchirurgie. Elsevier, Urban & Fischer
4. Leitz K (1998) Zugangswege in der Gefäßchirurgie. Springer, Berlin Heidelberg New York
5. Pürschel A, Wassiljew S, Schwierz E, Witz M, Kolvenbach R (2008) Laparoskopische Aortenchirurgie. Gefäßchirurgie 13: 17–23
6. Rutherford R (1989) Vascular Surgery. W.B. Saunders Company
7. Schildberg FW, Valesky A (1987) Aneurysmen der Aorta abdominalis. In: Heberer G, van Dongen RJAM (Hrsg) Gefäßchirurgie. Springer, Berlin Heidelberg New York
8. Stelter W, Heberer G (1987) Aneurysmen und Rupturen der throrakalen Aorta. In: Heberer G, van Dongen RJAM (Hrsg) Gefäßchirurgie. Springer, Berlin Heidelberg New York
9. Varga M, Huber T, Voigt P (2002) Der rertoperitoneale Zugang beim infrarenalen Aortenaneurysma – perioperative Komplikationen und Langzeitergebnisse. Gefäßchirurgie 7: 4–8
10. Wenk H, Träger J, Daum H, Debus E, Imig H, Kortmann H (2004) Das Dilatationsverhalten von Polyesterprothesen. Gefäßersatz beim abdominellen Aortenaneurysma – eine prospektive, randomisierte Multicenterstudie. Gefäßchirurgie 9: 191–195

Laparoskopische Aortenchirurgie

I. Flessenkämper

Laparoscopic Aortic Surgery

Zusammenfassung

Die laparoskopische Aortenchirurgie stellt in der Hand des Geübten eine Alternative zur offenen Chirurgie dar. Voraussetzung ist eine differenzierte Indikationsstellung, die berücksichtigt, dass der intraabdominelle Operationsablauf dem eines konventionellen Aorteneingriffs mit entsprechender Abklemmung entspricht. Ferner ist die Beachtung einer Reihe operativ-technischer Abläufe obligat. Der Gewinn für den Patienten liegt in einer deutlichen Reduktion des Zugangstraumas, wodurch die Genesung und Rekonvaleszenz erheblich verkürzt werden können.

Summary

For surgeons with laparoscopic skills laparoscopic aortic surgery represents an alternative procedure to open surgery. To indicate such a procedure it is important not to forget that physiologic parameters for the intraabdominal part of the operation are the same like in open surgery with the demand of aortic clamping. Special technical steps have to be considered. Then the advantage for the patient will be realised by a significant reduction of the access trauma which will be associated with a shorter time of convalescence.

Die Entwicklung der laparoskopischen Aortenchirurgie

Nachdem die Anwendung laparoskopischer Techniken in Allgemeinchirurgie, Gynäkologie, Urologie und anderen Fachrichtungen bewiesen hatte, dass das minimierte Zugangstrauma einen deutlichen Vorteil für die Patienten bedeutet, war es nur konsequent, diesen Vorteil auch für gefäßchirurgische Patienten zu suchen. Für die offen operative Therapie der okkludierenden und dilatierenden Erkrankungsformen der infrarenalen Aorta wird der xyphoidopubische Zugang als Standard empfohlen. Langfristig sind hier Hernien in bis zu 30 % der Fälle zu beobachten. Der alternative retroperitoneale Zugang bedeutet ein ebenso großes Trauma mit der häufigen Folge der Denervierung der Rumpfmuskulatur, auch »Bulging« genannt.

Mitte der 90er Jahre des letzten Jahrhunderts wurden Anstrengungen unternommen, die standardisierten offenen Operationen an der infrarenalen Aorta laparoskopisch durchzuführen, wozu die Lagerung der Patienten nicht wesentlich verändert wurde. Dies führte zu erheblichen technischen Problemen mit dem ins OP-Feld drängenden Intestinum, so dass überlange Operationszeiten berichtet wurden.

1997 berichtete Ahn [2] von der ersten erfolgreich durchgeführten kompletten aortobifemoralen Operation, für die eine OP-Zeit von 12 Stunden genannt wurde. Diese Berichte standen einer Verbreitung der Methode entgegen.

Wenig später kamen andere Autoren [18] auf die Idee, die Patienten in eine komplette Rechtsseitenlagerung zu bringen, wodurch bei einem retrokolischen Vorgehen ein weites offenes OP-Feld ohne störende Einflüsse erzielt werden konnte. Dieser simple Schritt führte zu einer Verbreitung der Methode in Kanada, den USA, Frankreich, den Beneluxländern, Italien und Spanien.

In Deutschland ist es vor allem Kolvenbach, der die Methode weiter entwickelte und in verschiedenen Variationen zur Anwendung brachte.

Technische Voraussetzungen

Laparoskopische Techniken unterscheiden sich zur Zeit noch deutlich von den offenen Verfahren, da ein dreidimensionales Sehen noch immer nicht möglich ist. Dieses wird zwar durch OP-Roboter simuliert (Da-Vinci), doch liegt deren Anschaffungspreis in astronomischen Höhen, weshalb im Wesentlichen auf die laparoskopischen Standardtechniken zurückgegriffen wird. Diese erfordern eine gewisse Übung. Dementsprechend sind die Gefäßchirurgen im Vorteil, die in Abteilungen tätig sind, die ein gemischtes Spektrum haben. In viszeral- und thoraxchirurgischen Einrichtungen gehört das laparoskopische Arbeiten heute zum Alltag. Dementsprechend sind Chirurgen, die in solchen gemischten Abteilungen arbeiten, prädestiniert, diese Techniken auf die Gefäßchirurgie zu übertragen.

Die apparative Ausstattung sollte einem gehobenen Standard entsprechen. Der CO_2-Insufflator sollte eine Leistung von mindestens 20 Litern pro Minute erbringen können und über ein Erwärmungssystem verfügen, die Kamera sollte ein möglichst breites Sichtfeld zeigen (HD-Technologie), was vor allem bei einer Gefäßnaht von erheblichem Vorteil ist.

Das Instrumentarium entspricht weitgehend dem anderer laparoskopischer Eingriffe. Zusätzlich werden spezielle Aortenklemmen benötigt. Einige wenige Spezialinstrumente können von Vorteil sein, vor allem sollte auf gute Sauger geachtet werden. Von essenzieller Bedeutung für die Naht sind die entsprechenden Nadelhalter, die einen besonders starken Halt der Nadel bei ergonomisch günstigen Griffen und axialer Griffgestaltung besitzen sollten.

Indikation

Die laparoskopische Technik nimmt wesentliche Elemente der offenen Operation auf, weshalb sich die Indikation bezüglich des Krankheitsbildes nicht von der bei der offenen Operation – sowohl der Verschlusskrankheit als auch der Aneurysmen – unterscheidet. Bezüglich der Ätiologie, Pathogenese und Indikationsstellung sei hier auf Hepp u. Kogel [12] verwiesen.

Aufgrund der laparoskopischen Besonderheiten kommen einige technische Aspekte bezüglich der Indikationsstellung hinzu. Da mit laparoskopischen Klemmen extreme Verkalkungen schlecht beherrscht werden können und eine bei der Abklemmung an einem Plaque abscherende Aortenwand in einer laparoskopischen Aktion Probleme bereiten würde, sollten Patienten mit ausgeprägten Kalzifikationen von diesem Verfahren ausgeschlossen werden. Zumindest sollte in der präoperativen Diagnostik bereits eine diesbezügliche Evaluation vorgenommen und potenzielle Abklemmzonen festgelegt werden. Weiterhin sollten abdominelle Voroperationen in der Anamnese berücksichtigt und bezüglich potenzieller Kontraindikationen evaluiert werden.

Vorbereitung zur Operation

Wie bei allen aortalen Eingriffen werden die Patienten einem strikten Protokoll unterworfen, das die Evaluation der kardiopulmonalen und renalen Risikofaktoren beinhaltet. Darüber hinaus werden aufgrund der bekannten Komorbiditäten die Karotiden überprüft.

Hervorzuheben ist, dass aufgrund der heute vorherrschenden interventionellen Techniken bei der Verschlusskrankheit fast ausschließlich Patienten zu aortalen Eingriffen bei Verschlusskrankheit gelangen, die sich in einem fortgeschrittenen Stadium der Arteriosklerose befinden; darauf deutet bereits der Umstand hin, dass nur langstreckige, nicht interventionell zu therapierende Gefäßverschlüsse für eine Operation in Frage kommen. Dementsprechend sollte bei diesen Patienten mit einer Verschlusskrankheit eine besonders rigorose kardiale Abklärung erfolgen. Hierzu gehört in unserer Klinik obligat die medikamentöse Stressechokardiographie, es sei denn, es liegen bereits höherwertige aktuelle kardiale Befunde wie z.B. eine Herzkatheteruntersuchung vor. Das Kardio-MRT konnte diese Untersuchungen bis jetzt nicht ersetzen.

Die Einschätzung der Verkalkung der infrarenalen Aorta erfolgt durch eine ohne Kontrastmittel durchgeführte Computertomographie.

Darmgase können sehr störend wirken. Dementsprechend bekommen die Patienten am Vortag Laxantien und am Vorabend einen Silikatentschäumer in sehr hoher Dosierung. Hierdurch wird das Hervorquellen der Darmschlingen in das OP-Feld sicher vermieden. Die Rasur von den Mamillen bis zur Kniescheibe erfolgt am Morgen des OP-Tages.

Lagerung

Ein wesentlicher Faktor zur erfolgreichen Durchführung einer laparoskopischen Aortenchirurgie ist die sorgfältige Lagerung des Patienten, die einerseits den laparoskopischen Teil der Gesamtoperation in 80–90° Rechtsseitenlagerung ermöglicht, andererseits aber so variabel sein muss, dass auch femorale Anschlüsse durch Rücklagerung des Patienten möglich sind (◘ Abb. 4.1).

Um die extreme Seitenlagerung sicher zu ermöglichen, ist ein Vakuumkissen hilfreich, aber nicht obligat. Die rechte Flanke des Patienten soll leicht angehoben werden, damit die Aorta im OP-Feld prominent zur Darstellung kommt. Dies kann

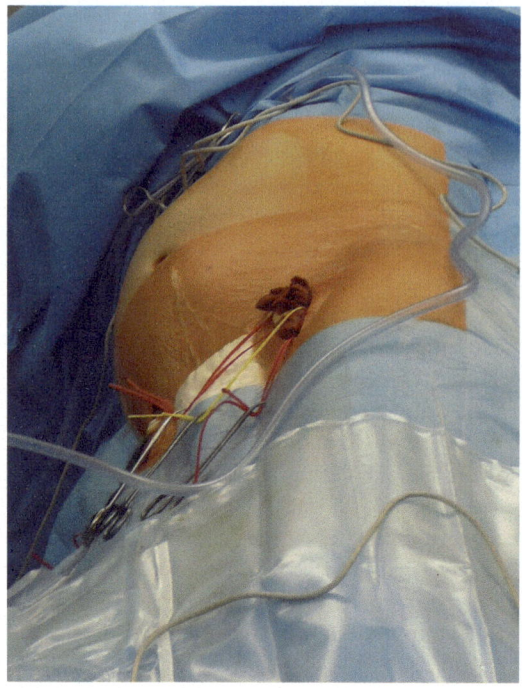

Abb. 4.1 Fast 80° Rechtsseitenlagerung mit initial freigelegten Leistenzugängen; noch ohne Pneumoperitoneum. Das Abdomen kann der Schwerkraft folgen

Operationstechnik

Ist die Operation mit einem femoralen Anschluss verbunden, so wird dieser initial vorbereitet. Der Patient wird in ca. 40° Rechtsneigung gebracht. Unterhalb des linken Rippenbogens wird in der medioklavikularen Linie entweder mit der Verres-Nadel ein Pneumoperitoneum angelegt oder heutzutage eher im linken Mittelbauch ein kontrollierter offener Zugang über eine Minilaparotomie von ca. 1 cm zur Positionierung des 1. Trokars gesetzt. Letzteres wird bei dem geringsten Verdacht auf intraabdominelle Verwachsungen oder Schwierigkeiten beim Einbringen einer Verres-Nadel obligat. Dann wird der Patient in die komplette Rechtsseitenlagerung gebracht, die bei der primären Lagerung im unsterilen Zustand bereits geprobt wurde.

Erst bei bestehendem Pneumoperitoneum werden mit einem sterilen Stift die Trokarpositionen angemalt, da sich diese durch die Anlage des Pneumoperitoneums erheblich verschieben können. Der Arbeitstrokar für die rechte Hand liegt auf Höhe des Bauchnabels ca. 3 cm nach links verschoben. Der Trokar für die linke Arbeitshand liegt ca. eine Faustbreite des Operateurs nach kranial verschoben. Ein Trokar für die Kamera liegt in einem verlängerten Dreieck nach links (Abb. 4.2).

Soll ein Aneurysma operiert werden, werden diese Trokare noch weiter nach links verschoben. Über den Kameratrokar wird die Optik eingebracht. Zur Operation bei Verschlusskrankheit kann eine 30°Optik verwendet werden. Bei einer Aneurysmaausschaltung ist die 45°Optik von Vorteil, um den hinteren Bereich des Aneurysmas besser einsehen zu können.

Es werden dann ein weiterer Trokar für die Saugung und ein Assistenztrokar eingebracht.

Das Abdomen wird inspiziert und das transperitoneale, retrokolische Vorgehen zur Darstellung der Aorta begonnen. Hierzu werden im Prinzip die fetalen Verwachsungen des Colon descendes und des oralen Sigmas gelöst. Die Inzision des Peritoneums in der linken Bauchwand hält sich jedoch ca. 1,5 bis 2 cm lateral der sichtbaren Verwachsungen, um den entstehenden Peritonealsaum später zur Rückverlagerung des Dickdarms und besseren Deckung der Gefäßprothese zu nutzen. Außerdem sind Manipulationen des Sigmas gefahrlos durch

durch eine entsprechende Konfiguration des Vakuumkissens erreicht werden oder aber auch, sollte letzteres nicht verfügbar sein, durch ein aufblasbares Kissen, wie es zum Beispiel in der Geburtshilfe üblich ist. Die waagerechte Lage des Patienten wird bei 30° Linksneigung des Tisches eingestellt, so dass bei 60° Rechtsneigung eine 80–90-gradige Rechtsseitenlagerung erreicht werden kann. Stützen an Thorax und linkem Knie sichern den Patienten ab. Bei der Abstützung des rechten Beines muss darauf geachtet werden, dass für den potenziellen Durchzug eines Prothesenschenkels zum rechtsfemoralen Anschlussplatz genug Platz zum Einführen einer langen Kornzange bleibt.

Das linke Bein wird nur locker gesichert, um Traktionen auf dem Plexus lumbalis zu vermeiden.

Der linke Arm wird frei gelagert und nicht in einer Halterung fixiert, damit sich bei der Seitenlagerung der linke Schulterbereich noch nach ventral verlagert und eine zusätzliche Ausrichtung des Körpers erreicht werden kann.

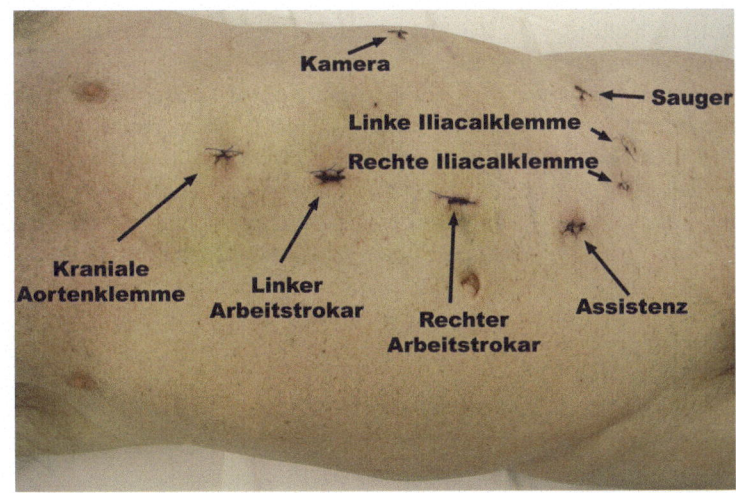

Abb. 4.2 Trokarpositionen bei Ausschluss eines infrarenalen Aortenaneurysmas. Die Klemmen für die iliakale Abklemmung wurden ohne Trokare direkt transkutan gesetzt

Fassen dieses Saums möglich. Die Präparation geht dann bis zur linken Flexur, die bei sehr guter Sicht gelöst werden kann.

Es gibt nun zwei Taktiken. Im Standardfall wird heute retrokolisch, retrorenal vorgegangen, wobei die linke Niere soweit gelöst wird, dass sie ohne zusätzlichen Zug in die rechte, unten liegende Abdomenhälfte verlagert werden kann. Eine Traktion der Niere durch Halterungen kann zu Schädigungen im Bereich des Nierenbeckens führen.

Die zweite Variante besteht in dem ursprünglich durchgeführten retrokolisch prärenalen Weg zur Aorta. Dieser ist schwieriger zu identifizieren, hat aber den Vorteil, dass das OP-Feld durch die linke Nierenvene klar definiert ist, die linke Niere nicht ausgelöst werden muss und bei retroaortal liegender Nierenvene keine Gefährdung dieser Struktur besteht. Ein Nachteil besteht darin, dass der Ureter bei diesem Vorgehen das OP-Feld kreuzt, was bei dem retrorenalen Zugang nicht mehr der Fall ist.

Sind die genannten Präparationsschritte gründlich durchgeführt, liegt nun das paraaortale Lymph- und Fettgewebe im Blickfeld. Die Aorta kann dann freigelegt werden, wobei die Verwendung eines Ultraschalldissektors von Vorteil ist. Die Präparation ist aber auch mit einer monopolaren oder bipolaren Schere möglich. Sollte es Zweifel bei der Identifikation des kürzesten Zugangsweges durch das paraaortale Lymphgewebe geben, so kann man sich sehr einfach an der linken A. iliaca communis

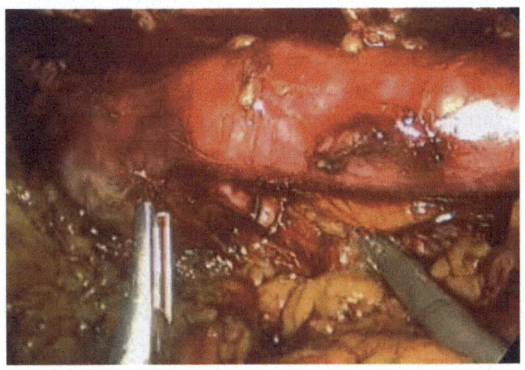

Abb. 4.3 Infrarenal freipräparierte Aorta mit Clips auf der Arteria mesenterica inferior

orientieren, die in jedem Fall gut sichtbar ist und an deren Oberflächliche entlang die Präparation nach kranial erfolgen kann.

Soll eine Rohrprothese bei Aortenaneurysma eingesetzt werden, so beschränkt sich die Präparation auf die Darstellung des Aneurysmahalses und der kaudalen Abklemmung. Soll eine rechts-femorale Gefäßprothese implantiert werden, so muss die Präparation die proximale A. iliaca communis dextra darstellen, um den Prothesendurchzug unter Sicht zu ermöglichen.

Wichtig ist die Darstellung der Lumbalarterien und der A. mesenterica inferior (Abb. 4.3) sollte diese noch offen sein, um Rückblutungen nach der

Arteriotomie zu vermeiden. Dementsprechend ist es notwendig, bei der präoperativen Diagnostik mögliche Abgänge aus der infrarenalen Aorta zu identifizieren, um diese entsprechend mit Clips versorgen zu können. Diese Clips werden bei einer Operation einer Verschlusskrankheit nach Abschluss der Anastomose wieder entfernt.

Die Anastomose

Die Abklemmung wird vorbereitet und die Prothese eingebracht. Um Reflektionen zu vermeiden, wird die Prothese in orangefarbener Rifampicin-Lösung getränkt. Die Aorta kann nach Gabe von 5000 Einheiten Heparin i.v. abgeklemmt werden. Das Gefäß wird mit dem Skalpell eröffnet. Die Inzision orientiert sich an der Länge der bereits zugeschnittenen Gefäßprothese. Die Aorta wird sorgfältig inspiziert, evtl. von Thromben befreit und gespült. Dann beginnt die Anastomose durch Fixation der Prothese mit einer Einzelknopfnaht. Vom Fußpunkt der Anastomose aus erfolgen zwei Nahtreihen nach kranial, wo die Fäden dann verknüpft werden. Hierbei wird sorgfältig auf einen guten Fadenzug geachtet. Gegebenenfalls wird die Naht mit einem Spezialhäkchen nachgezogen. Undichtigkeiten werden wie bei der offenen Operation mit Einzelknopfnähten korrigiert. Nach Abschluss der Anastomose werden die beiden Prothesenschenkel nach femoral durchgezogen und konventionell anastomosiert.

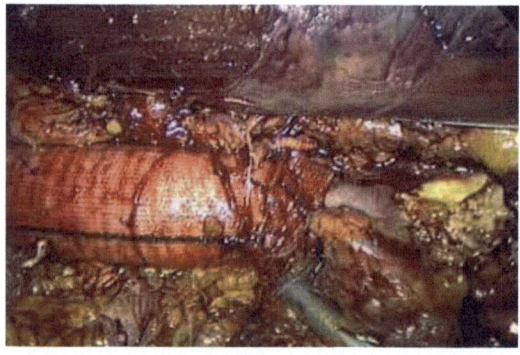

◘ Abb. 4.4 Komplett über Filz genähte kaudale Aortenanastomose bei Rohrinterponat zur Ausschaltung eines infrarenalen Aortenaneurysmas

Bei der Resektion eines infrarenalen Aortenaneursymas wird die kraniale Anastomose in End-zu-End-Technik angelegt, wobei die Naht in der Mitte der optisch an der Hinterwand gelegenen Zirkumferenz, also bei 3 Uhr, beginnt, um beide Nahtreihen in Vorhandtechnik stechen zu können. Sollte die Aortenwand an Festigkeit zu wünschen übrig lassen, können die Nähte genau wie bei der offenen Operation über eine Filzverstärkung genäht werden (◘ Abb. 4.4).

Operationsstrategie

Prinzipiell gibt es zwei Strategien:
Die erste besteht in der Anwendung einer laparoskopisch assistierten Vorgehensweise, bei der wie beschrieben die Aorta dargestellt und abgeklemmt wird, wobei die Klemmen außerhalb des OP-Feldes durch extra gesetzte Trokare eingebracht werden. Die eigentliche Anastomose wird dann aber über einen Handport oder offen durch eine Miniinzision genäht, was dadurch möglich ist, dass durch die außen sitzenden Klemmen das OP-Feld nicht eingeengt wird. Sinnvollerweise wird hierfür ein Haltesystem verwandt. Dies hat den Vorteil, dass die Anastomose nicht laparoskopisch genäht werden muss. Diese Vorgehenweise wurde in prospektiv randomisierten Studien überprüft und erbrachte einen deutlichen Vorteil für den Patienten.

Die zweite Strategie besteht in der vollständigen Anlage der Anastomose in laparoskopischer Technik. Diese Variante ist wesentlich anspruchsvoller. Eine laparoskopisch genähte Anastomose sollte erst dann zur Anwendung kommen, wenn der Operateur nahttechnisch in der Lage ist, eine Abklemmzeit der Aorta von weniger als einer Stunde zu gewährleisten. Bei einem Aortenaneurysma mit Anlage von 2 Anastomosen ist die Abklemmzeit entsprechend länger, sollte nach Möglichkeit 90 Minuten aber nicht überschreiten. Um diese Zeiten zu erreichen, sollten im unabdingbaren Training Nahtzeiten von 20 Minuten für eine End-zu-Seit-Anastomose und 15 Minuten für eine End-zu-End-Anstomose erreicht werden. Erreicht man diese Trainingszeiten, so steht ein entsprechender Sicherheitsrahmen für die Konditionierung des Gefäßes, eventuelle Nachbesserung der Naht und unvorhersehbare Schwierigkeiten zur Verfügung.

Nach sorgfältiger Blutstillung wird eine Ablaufdrainage durch einen der Trokare im linken Unterbauch eingeführt und entlang der Prothese bis in den retrorenalen Raum gelegt. Das Colon descendens wird an dem initial belassenen Peritonealsaum gefasst, während der Patient nun in die Horizontallage zurückgekippt wird. Hierbei lagert sich das Intestinum im Allgemeinen zuverlässig über der Prothese und der Drainage. Die Trokare werden unter Sicht entfernt und das Pneumoperitoneum wird abgelassen. Die Trokarwunden werden mit Fasziennähten und Intrakutannähten verschlossen.

Nachsorge

Die Nachsorge entspricht der nach offenen Aortenoperationen, wobei auffällt, dass die Patienten schmerzfrei sind. Der Kostaufbau folgt dem Schema:
- Flüssigkeiten am 1. postoperativen Tag,
- Flüssignahrung am 2. postoperativen und
- feste Nahrung am 3. postoperativen Tag.

Individuelle Schwankungen sind selbstverständlich. Die Erholung ist gegenüber den offenen Operationen aber deutlich beschleunigt. Dies konnte in mehreren Studien nachgewiesen werden [4, 6, 7, 10, 17].

Auch Berichte über ein Fast-track-Konzept bei der laparoskopischen Aortenchirurgie liegen vor [15].

Komplikationen

Frühkomplikationen

Die Möglichkeiten der Verletzung umgebender Organe bestehen bei der laparoskopischen Operation ebenso wie bei der offenen Operation. Beim retrorenalen Vorgehen kann eine unzureichende Loslösung der linken Niere, welche dann durch Hakenzug ausgeglichen werden soll, eine Traktion auf den Übergang vom Nierenbecken zum linken Ureter bewirken. Hier kann es zu einer narbigen Schädigung der Harnwege kommen. Dies kann durch eine komplette Präparation vermieden werden. Die Verletzung intraabdomineller Organe durch den primären Zugang ist möglich, sollte aber durch oben beschriebenes Vorgehen vermieden werden können. Kommt es zu größeren Blutungen, sollte keinesfalls mit dem Umstieg gezögert werden. Eine Konversion sollte auch dann ins Auge gefasst werden, wenn sich der Situs als zu schwierig und zeitraubend darstellt oder sich jegliche Unsicherheiten in der Versorgung von Blutungen, der Nahtführung oder aller anderer Art ergeben.

Spätkomplikationen

Spezifische Berichte liegen nicht vor. Das ganze Spektrum von Spätkomplikationen der offenen Aortenchirurgie ist denkbar. Es sei noch einmal darauf hingewiesen, dass zentrale Aortenanastomosen in direkter Korrelation zum postoperativen Verlauf Nahtaneurysmen ausbilden können. Die Inzidenz liegt nach 18 Jahren bei 30 % [11]. Dementsprechend sollten jährliche Kontrollen der infraabdominellen Prothese durchgeführt werden. Diese sind umso wichtiger, je länger der Eingriff vorüber ist.

Trokarhernien sind aus der laparoskopischen Chirurgie ingesamt bekannt. Sie können im Allgemeinen einfach behoben werden.

Möglichkeiten der laparoskopischen Aortenchirurgie

Die bisherige Schilderung in diesem Kapitel bezog sich auf die Therapie infrarenaler aortoiliakaler Verschlussprozesse und infrarenaler Aortenaneurysmen. Führt man die laparoskopische Methode in einer Abteilung ein, so wird man gut daran tun, sich vorläufig auf diesen Arbeitsbereich zu beschränken, da dies bereits des sorgfältigen Aufbaus von Logistik, Methodik, OP-Technik und Ablauforganisation bedarf. Auch das Umfeld, vor allem die Anästhesie, die einige Besonderheiten hat [3], und das gesamte OP-Personal müssen geschult und inhaltlich mitgenommen werden. In hochspezialisierten Abteilungen können dann die Grenzen in Abhängigkeit von der Beherrschung der Methodik deutlich hinausgeschoben werden. Coggia legte einen Bericht vor, in welchem eine große Zahl juxtarenaler Aneurysmen mit suprarenalem Clamping sehr erfolgreich laparoskopisch therapiert wurde [9]. Es liegen Berichte über aortoviszerale Bypässe, renale Replantationen [13, 14], ascendofemorale Bypässe, thorakofemorale Bypässe sowie die komplette Operation thorakoabdomineller Typ-IV-Aneurysmen vor [8]. Diese extrem Eingriffe bedürfen einer hohen Expertise, die in dieser extremen Form sicherlich nicht in jeder Klinik vorhanden sein wird.

Eingriffe von allgemeinem Interesse dürften die laparoskopische Versorgung von postinterventionellen Leckagen bei endovaskulärer Aneurysmaversorgung sein. So können Typ-II-Leckagen durch Lumbalarterie bzw. eine persistierende Arteria mesenterica inferior laparoskopisch dargestellt werden. Auch diese Darstellung ist mit Sicherheit kein laparoskopischer Anfängereingriff, doch stellt sie ein wesentlich geringeres Trauma dar, als es eine Laparotomie bedeuten würde.

Besteht das Know-how der laparoskopischen Aortenchirurgie, so kann zum Beispiel auch über die entsprechende Versorgung eines Ligamentumarcuatum-Syndroms mit dieser Technik nachgedacht werden.

Insgesamt handelt es sich bei den laparoskopischen Techniken in der Aortenchirurgie um Verfahren, die in hochspezialisierten Zentren eine Erweiterung der Möglichkeiten zur Versorgung aortaler Pathologien darstellt. Es sind ausgefeilte Techniken für eine eng definierte Patientengruppe, die deutlich von dieser Vorgehensweise profitiert.

Literatur

1. Adye B, Luna G (1998) Incidence of abdominal wall hernia in aortic surgery. Am J Surg 175: 400–402
2. Ahn SS, Hiyama DT, Rudkin GH, Fuchs GJ, Ro KM, Concepcion B (1997) Laparoscopic aortobifemoral bypass. J Vasc Surg 26: 128–132
3. Alfonsi P, Vieillard-Baron A, Coggia M, Guignard B, Goeau-Brissonniere O, et al. (2006) Cardiac function during intraperitoneal CO2 insufflation for aortic surgery: a transesophageal echocardiographic study. Anesth Analg 102: 1304–1310
4. Alimi YS, De CG, Hartung O, Barthelemy P, Aissi K, et al. (2004) Laparoscopy-assisted reconstruction to treat severe aortoiliac occlusive disease: early and midterm results. J Vasc Surg 39: 777–783
5. Augestad KM, Wilsgaard T, Solberg S (2002) Incisional hernia after surgery for abdominal aortic aneurysm. Tidsskr Nor Laegeforen 122: 22–24
6. Barbera L, Geier B, Kemen M, Mumme A (2001) Clinical experiences with 43 cases of laparoscopic reconstruction in aortoiliac occlusive diseases: analysis of morbidity, effectiveness and treatment results. Zentralbl Chir 126: 134–137
7. Coggia M, Di Centa I, Javerliat I, Alfonsi P, Kitzis M, Goeau-Brissonniere OA (2005) Total laparoscopic abdominal aortic aneurysms repair. J Cardiovasc Surg (Torino) 46: 407–414
8. Coggia M, Javerliat I, Di Cento I, Royer B, Kitzis M, Goeau-Brissonniere OA (2005) Total videoscopic treatment of a type IV thoracoabdominal aneurysm. J Vasc Surg 41: 141–145
9. Coggia M, Cerceau P, Di Centa I, Javerliat I, Colacchio G, Goeau-Brissonniere OA (2008) Total laparoscopic juxtarenal abdominal aortic aneurysm repair. J Vasc Surg 48: 37–42
10. Dion YM, Griselli F, Douville Y, Langis P (2004) Early and mid-term results of totally laparoscopic surgery for aortoiliac disease: lessons learned. Surg Laparosc Endosc Percutan Tech 14: 328–334
11. Edwards JM, Teefey SA, Zierler RE, Kohler TR (1992) Intraabdominal paraanastomotic aneurysms after aortic bypass grafting. J Vasc Surg 15: 344–350
12. Hepp W, Kogel H (Hrsg) (2007) Gefäßchirurgie, 2. Aufl. Urban & Fischer/Elsevier, München
13. Javerliat I, Coggia M, Bourriez A, Di Cento I, Cerceau P, Goeau-Brissonniere OA (2004) Total laparoscopic aortomesenteric bypass. Vascular 12:126–129
14. Javerliat I, Coggia M, Di Cento I, Kitzis M, Mercier O, Goeau-Brissonniere OA (2004) Total laparoscopic abdominal aortic aneurysm repair with reimplantation of the inferior mesenteric artery. J Vasc Surg 39: 1115–1117
15. Kolvenbach R (2008) Vortrag am 23.2.2008, Berlin
16. Raffetto JD, Cheung Y, Fisher JB, Cantelmo NL, Watkins MT, et al. (2003) Incision and abdominal wall hernias in patients with aneurysm or occlusive aortic disease. J Vasc Surg 37: 1150–1154
17. Remy P, Deprez AF, D'hont C, Lavigne JP, Massin H (2005) Total laparoscopic aortobifemoral bypass. Eur J Vasc Endovasc Surg 29: 22–27
18. Said S (2001) Endoscopic aortofemoral bypass reconstruction: experimental and clinical results. Zentralbl Chir 126: 129–133
19. Williamson WK, Nicoloff AD, Taylor LM Jr., Moneta GL, Landry GJ, Porter JM (2001) Functional outcome after open repair of abdominal aortic aneurysm. J Vasc Surg 33: 913–920

Die Korallenriffsklerose der abdominellen und viszeralen Aorta

J. Meuter, H. Beckmann, A. Soliman, R. Martinez, A. Pühler, H. W. Kniemeyer

Coral reef sclerosis of the abdominal and visceral aorta

Zusammenfassung

Koralleriffartige Plaquebildungen im Bereich der supra- und juxtarenalen Aorta sind seltene und in der Literatur nur als Einzelfälle beschriebene arteriosklerotische Wandveränderungen, welche vorwiegend Frauen, meist zwischen 40 und 60 Jahren, betreffen. Symptomatisch werden die Patienten mit arterieller Hypertonie, Niereninsuffizienz, Angina abdominalis und/oder Claudicatio intermittens, welche durch die Progression der lumeneinengenden Korallenriffsklerose, insbesondere auch der Viszeral- und Nierenarterienabgänge, zu erklären sind. Die Pathogenese ist derzeit nicht geklärt.

Hieraus ergibt sich somit auch die nach Ansicht der Autoren einzige Therapieoption im Sinne eines Zweihöhleneingriffes (Thorakolaparotomie) und Ausschälplastik des betroffenen Aortensegmentes, gelegentlich kombiniert mit aortoiliakaler Rekonstruktion.

Summary

Coral reef aortic plaques of the suprarenal and visceral aorta are rare and most often published as case reports. Predominantly women are involved between 40 years and 60 years of age. These patients present symptoms as arterial hypertension, renal insufficiency, visceral ischemia and/or intermittent claudication. Underlying cause is the progression of the aortic stenosis (coral reef stenosis) which involved the renal as well as the visceral arteries. The underlying cause is unknown.

Accordingly the single therapeutic option at present is aortic thrombendarterectomy via throacolaparatomy, occasionally combined with aortoiliac reconstruction.

Einführung

Die als »Korallenriffaorta« bezeichneten Veränderungen im Bereich der abdominellen und viszeralen Aorta sind in der Literatur bisher nur als Einzelfallbeschreibungen zu finden. Seit den 60er Jahren des vorigen Jahrhunderts werden zunehmend derartige Fälle veröffentlicht. Der Begriff »coral reef aorta« geht wahrscheinlich auf eine Publikation von Qvarford et al. (1984) zurück, wobei die Autoren die Arterioskleroseform der suprarenalen Aorta als spezielle klinische Entität beschrieben [5].

1981 hatten aber bereits Walter et al. 5 Frauen mit angiographisch nachweisbaren fokalen, schwer kalzifizierten und obstruierenden Läsionen der thorakalen und abdominalen Aorta vorgestellt, wobei teilweise auch die Viszeralarterien in den Prozess einbezogen waren [8]. Bergqvist et al. beschrieben 1985 zwei Fälle mit obstruierenden suprarenalen Läsionen der Aorta, beide Patienten waren auch hier Frauen [2].

Die bis heute größte Serie der beschriebenen Korallenriffaortensklerose wurde im Jahr 2000 durch Schulte et al. mit 21 Patienten vorgestellt [6]. Eingeschlossen waren neben Fällen mit Befall der viszeralen Aorta auch solche mit Bezug zur infrarenalen oder thorakalen Aorta. Während in den meisten Untersuchungen überwiegend Frauen betroffen waren, konnten Schulte et al. keine geschlechtsbetonte Zuordnung feststellen. Dominierende Befunde waren in vielen Fällen renovaskuläre Hypertonie oder chronische Niereninsuffizienz, zusätzlich wurde nicht selten eine Angina abdominalis beschrieben [6].

Bei insgesamt ungeklärter Pathogenese sahen die Autoren in allen publizierten Fällen eine bedeutsame Häufung der arteriellen Hypertonie und schlossen daher auf die Hypertonie als eine mögliche auslösende Ursache.

Eigene Fälle

Zwischen 1999 und 2007 wurden 5 Fälle einer Korallenriffaorta im Viszeralbereich in unserer Klinik diagnostiziert (Tab. 5.1). Bei diesen Fällen handelte es sich ausschließlich um Frauen im Alter zwischen 56 und 77 Jahren, bei denen die Befunde auf die supra- und juxtarenale Aorta beschränkt waren, während alleinige infrarenale Fälle ausgeschlossen waren.

Das *Beschwerdebild* der Patientinnen bestand in jedem Falle in einer bilateralen Claudicatio intermittens. In 2 Fällen fand sich zusätzlich eine kompensierte Niereninsuffizienz, in 2 weiteren eine angedeutete abdominelle Beschwerdesymptomatik im Sinne einer Angina abdominalis. Eine medikamentös eingestellte Hypertonie bestand in allen Fällen.

Die *Behandlung* erfolgte jeweils über eine linksseitige Thorakolaparotomie mit Durchtrennung des Rippenbogens im 6. ICR und leichter Einkerbung des Zwerchfells. Die linke Niere verbleibt dabei in ihrem Lager. Der Zugang zur Aorta erfolgt in der gefäßfreien Zone zwischen Nieren und Pankreas. Die Nierenvene wird mobilisiert und kann ggf. durchtrennt und später reanastomosiert werden. Bei ausschließlichem Befall im Viszeralbereich erfolgt eine türflügelartige Inzision der Aorta mit Schnittführung zwischen Arteria mesenterica superior und linker Nierenarterie. Bei längerstreckiger Stenosierung ergibt die alleinige Längsinzision eine ausreichende Exposition. Immer muss auch auf eine ausreichende Freilegung der Viszeralarterien geachtet werden, wenn sie in den arteriosklerotischen Prozess einbezogen sind. Die Aortotomie wird dann fortlaufend verschlossen. Die Organischämiezeit liegt selten über 30 Minuten.

Die *Ergebnisse* waren exzellent. Komplikationen (Embolisation, Organversagen, Anstieg der Nierenwerte, Wundheilungsstörungen etc) traten nicht auf. Die Nachuntersuchung (Mittel 46 Monate, 5–92 Monate) zeigte alle Patienten wohlauf und ohne Probleme im revaskularisierten Bereich oder Zeichen einer pAVK.

Fallbericht

56-jährige Patientin, AVK II b bds., arterielle Hypertonie, Nikotinabusus, normale Kreatininwerte; CT-Diagnostik ohne Kontrastmittel mit ausgeprägten korallenriffartigen Veränderungen der Aorta im Viszeralbereich; subtotaler Verschluss der distalen Bauchaorta sowie Verschluss des Truncus coeliacus und eine längerstreckige Stenose (3 cm) der Arteria mesenterica superior, Abgangsstenosen beider Nierenarterien und Stenose im Ostiumbereich beider Aa. iliacae communis (Abb. 5.1).

Tab. 5.1 Basisdaten von 5 Patientinnen mit Korallenriffsklerose der viszeralen Aorta

Gesamtanzahl der Frauen	5
Alter	66,8 ± 5,7 Jahre (56–77 Jahre)
Hypertonus, medikamentös eingestellt	5
Chronische viszerale Ischämie	2
Kompensierte Niereninsuffizienz	2
pAVK (II b)	5
Viszeral- und Nierenarterienläsion kombiniert	2

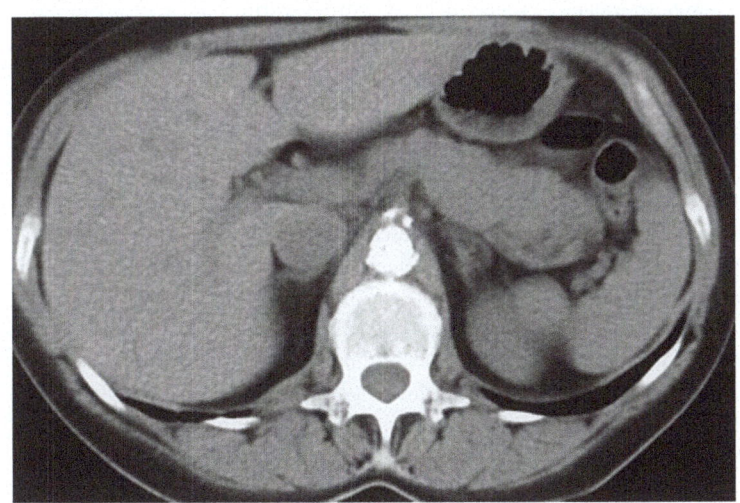

Abb. 5.1 CT ohne Kontrastmittel mit Darstellung der Korallenriffsklerose der viszeralen Aorta

Therapie

Thorakolaparotomie; offene Desobliteration von Aorta, Truncus coeliacus, AMS und Nierenarterien; nach Freigabe des Blutstromes für Viszeral- und Nierenarterien (Ischämiezeit 30 min) Desobliteration der infrarenalen Aorta bis zur Bifurkation; links quere Durchtrennung und End-zu-End-Anastomose der A. iliaca communis.

Diskussion

Bekannt ist die stenosierende, kalzifizierende, korallenriffartige Plaquebildung vor allem im infrarenalen Bereich der Aorta sowie der Iliakal- und Femoralarterien.

In unterschiedlichem Ausmaß sind sie jedem Gefäßchirurgen vertraut, da die Arteriosklerose bei mehr als 90 % als Ursache von aortoiliakalen Stenose- und Verschlussprozessen gefunden wird.

Suprarenal beginnende Korallenriffsklerosen, die vor allem auch die Abgänge der Seitenäste der Aorta (Viszeral- und Nierenarterien) betreffen, sind überwiegend als Einzelfallberichte oder kleine Übersichtsarbeiten in der Literatur zu finden. Dort werden diese Veränderungen wie auch im eigenen Krankengut mehrheitlich bei Frauen im Alter zwischen 40 und 60 Jahren beschrieben [1, 4, 6–8]. Nur wenige Arbeiten finden keinen geschlechtsbezogenen Unterschied [6].

Die *Pathogenese* ist derzeit ungeklärt. Quarfordt et al. fanden 1984 diesen Befund so außergewöhnlich, dass die Autoren damals von einer speziellen klinischen Entität sprachen. Auch in unseren Augen spricht der lokalisierte Befall im Viszeralbereich, bei uns ausschließlich bei Frauen nachgewiesen, für eine spezielle auslösende Ursache, die sich von ähnlichen Arterioskleroseformen anderer Lokalisation unterscheidet. Ob jedoch die in vielen Fällen nachgewiesene arterielle Hypertonie als auslösender oder wesentlich mitverantwortlicher Grund anzusehen ist [6], erscheint uns fraglich, zumal zwischen ursächlicher und reaktiver Hypertonie kaum zu unterscheiden ist und viele Patienten mit langjähriger Hypertonie keine der Korallenriffsklerose auch nur ähnliche Arteriosklerose aufweisen.

Die Vorstellung in der Gefäßchirurgie erfolgt bei diesen oft jüngeren Patientinnen eher spät, da

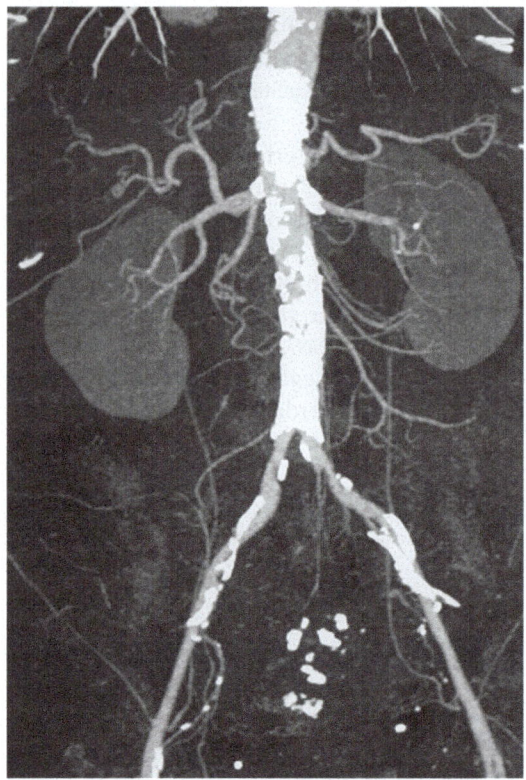

Abb. 5.2 MR-Angiographie mit schwerer Korallenriffsklerose der supra- und infrarenalen Aorta

die Behandlung der Niereninsuffizienz oder des arteriellen Hypertonus zunächst medikamentös versucht wird. Die Claudicatiosymptomatik steht meist nicht im Vordergrund.

Als *diagnostische Maßnahme* der Wahl ist wegen der größten Aussagekraft die Computertomographie ohne Kontrastmittel anzusehen, bei der die nicht selten lumenverlegende Korallenriffsklerose am besten zur Darstellung kommt. Bei Läsionen im Viszeralbereich ist u. E. für die Therapieplanung zusätzlich eine angiographische Darstellung der Viszeral- und Nierenarterien (MRA, DAS, CTA) erforderlich, da sich die Plaques in die Organarterien ausdehnen können (Abb. 5.2).

Die *Behandlung* der Korallenriffaorta ist vom Beschwerdebild der Patientinnen abhängig, wobei mit einer Progression zu rechnen ist. Für Patienten mit Symptomen einer Angina intestinalis, einem nicht einzustellendem Hypertonus bei nachge-

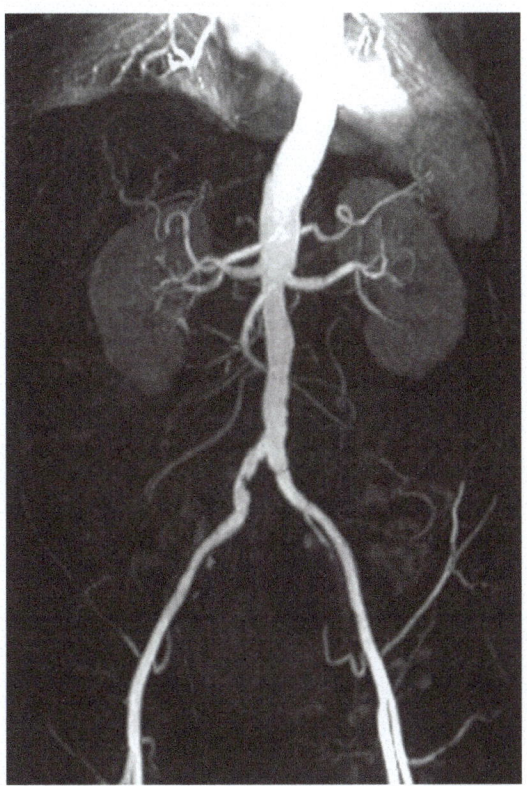

Abb. 5.3 Postoperatives MR-Angiogramm nach Desobliteration der viszeralen und infrarenalen Aorta bis zur Bifurkation

wiesener Nierenarterienstenose oder Claudicatio intermittens ist die operative Maßnahme die Therapie der Wahl. Für den Viszeralbereich ist hier die lokale Ausschälplastik über eine Thorakolaparatomie das schnellste Verfahren mit der kürzesten Organischämiezeit. Der Eingriff muss nicht selten mit einer aortoiliakalen Rekonstruktion kombiniert werden. Gelegentlich sind auch sehr komplexe Rekonstruktionen mit Bypassanlagen zu den Organarterien erforderlich [4]. Lange Bypassverfahren mit Überbrückung der Stenosen ohne Verbesserung des Zustromes zu den Viszeral- und Nierenarterien sind kritisch zu sehen und könnten in Anbetracht der langen Lebenserwartung und gleichzeitig zu erwartender Progression u.U. einen zukünftigen Reeingriff erfordern [7].

Eine interventionelle Maßnahme kommt wegen der Möglichkeit der Verlegung der Viszeral- und Nierenarterien nicht in Betracht.

In der Literatur vereinzelt beschriebene laparoskopische Operationsverfahren [3] sind als technische Variante und interessante – wenn auch in unseren Augen nicht ungefährliche – Therapiemöglichkeit anzusehen.

Die operative chirurgische Therapie (◘ Abb. 5.3) stellt u.E. die Maßnahme der Wahl dar.

Literatur

1. Adovasio R, Canci U (2000) Middle aortic syndrome: an atypical case – a case report. Angiology 51: 525–528
2. Bergqvist D, Tokolander R, Bergentz SE (1985) Obstructive suprarenal aortic lesions. Vasa 14: 357–359
3. Di Centa I, Coggia M, Javerliat I, Alfonsi P, Maury JM, Kitzis M, Goeau-Brissonière O (2006) Total laparascopic suprarenal aortic coral reef removal. J Vasc Surg 44: 194–197
4. Dinis da Gama A, Damiao A, Ministro A, Fernandes E Fernandes R, Inacio J (2007) Obstruction of para-renal aorta, associated to mesenteric and renal occlusion, of unknown etiology. Surgical management. Rev Port Cir Cardiothorac Vasc14: 93–97
5. Qvarfordt PG, Reilly LM, Sedwitz MM, Ehrenfeld WK, Stoney RJ (1984) »Coral reef« atherosclerosis of the suprarenal aorta: a unique clinical entity. J Vasc Surg1: 903–909
6. Schulte KM, Reiher L, Grabitz K, Sandmann W (2000) Coral reef aorta: a long-term study of 21 patients. Ann Vasc Surg 14: 626–633
7. Teebken OE, Pichlmaier MA, Kühn C, Haverich A (2006) Severe obstructive calcifications affecting the descending and suprarenal abdominal aorta without coexisting peripheral atherosclerotic disease – coral reef aorta. Vasa 35: 206–208
8. Walter JF, Olcott C, Mehigan JT, Gonzales-Lavin L (1981) Calcified aortic plug syndrome. J Can Assoc Radiol 32: 155–158

Chlamydophila pneumoniae (Chlamydia pneumoniae) infection in patients with abdominal aortic aneurysm

W. Witkiewicz, J. Gnus, W. Hauzer, I. Choroszy-Król, J. Skała, D. Teryks-Wołyniec, M. Pfanhauser

Chlamydophila-pneumoniae-(Chlamydia-pneumoniae-)Infektion bei abdominalem Aortenaneurysma

Zusammenfassung

Chlamydophila pneumoniae (Chlamydia pneumoniae) sind Bakterien, die sich weit verbreitet im Respirationstrakt finden. Aufgrund ganz verschiedener Mechanismen sind sie für die Verursachung und Ausbreitung eines infektiösen Prozesses verantwortlich, der schließlich auch zur Arteriosklerose führen kann. Ziel dieser Arbeit ist es, den Einfluss von Chlamydophila pneumoniae auf die Pathogenese des abdominalen Aortenaneurysmas zu untersuchen. Dazu wurden drei verschiedene Verfahren angewandt: der tiefe Kehlenabstrich, die Untersuchung der Antikörper IgG und IgA im Serum sowie die Untersuchung der Wand des Aortenaneurysmas. In den Abstrichen wurde Chlamydophila pneumoniae bei 12,6 % der Patienten festgestellt, IgG-Antikörper fanden sich bei 82,5 %, IgA-Antikörper bei 48 % der Patienten. Im Rahmen der PCR-Untersuchung wurde das genetische Material von Chlamydophila pneumoniae bei 84,6 % der Patienten gefunden. Chlamydophila pneumoniae kann einer der Faktoren sein, der zu inflammatorischen Prozessen beiträgt und infolgedessen zu einer Schwächung der Aortenaneurysmawand und zum Aneurysma selbst führen kann.

Summary

The influence of Chlamydia pneumoniae is taken under consideration in the pathogenesis of the abdominal aortic aneurysm. This bacterium is a common infectious factor of the respiratory tract. It has the ability of initiating and diffusing the inflammatory process on the basis of many different mechanisms, which in consequence may lead to atherosclerosis of the arteries. The aim of this paper is to evaluate the influence of Chlamydia pneumoniae during the pathogenesis of the abdominal aortic aneurysm. The research was conducted by means of three methods: deep throat swab, examination of the antibodies of class IgG and IgA within the serum, and abdominal aortic aneurysm wall examination by means of PCR due to the presence of the genetic material of Chlamydia pneumoniae. In the swabs the presence of Chlamydia pneumoniae was detected among 12,6 % of patients, the antibodies among 82,5 % (IgG class) and 48 % (IgA class). During the course of PCR examination the genetic material of Chlamydia pneumoniae was found among 84,6 % of patients.

Chlamydia pneumoniae may be one of the factors which contribute to the appearance of inflammatory mediators, and as a result of that to the weakening of the aortic wall and the aneurysm itself.

Introduction

Since 1986 in the pathogenesis of abdominal aortic aneurysm the existence of Chlamydia pneumoniae has been taken into consideration (10). Chlamydia pneumoniae as an inner pathogen can infect and retain in the matrix cells of the host, as well as vessel epithelium. Microorganisms like these can modify the cell physiology in the circulatory system and the atherosclerosis plaque. These pathogens spread to the plaques from lungs thanks to moving monocytes (4,5).

Chlamydia pneumoniae possess the ability of initiating and spreading the inflammation by means of various mechanisms, which result in atherosclerosis of the arteries and can influence the appearance of the abdominal aortic aneurysm. This pathogen probably gets to the circulatory system as a result of a local inflammation within the respiratory track (9,13). The infected monocyte cells are capable of spreading this microorganism to the endothelium of the arteries. The infected cells control particles, as well as the expression and production of inflammatory cytokines. The infected cells of the endothelium increase the expression of the contiguous particles, which may contribute to leukocyte adhesion, migration and inflammation of the inner vascular membrane (2).

Chlamydia pneumoniae may influence the biology of the atherosclerosis. The infected macrophages with the surplus of lipoproteins cause the damage of the arteries (6,7,8). Moreover, Chlamydia pneumoniae activates monocytes for the process of lipoproteins oxidizing. In the course of gradual increase of the aortic wall, the abdominal aortic aneurysm (AAA) is formed. It appears among the population 5–10 % of people under 50 years of age, and its rate of existence increases together with age (16, 17).

The diagnosis of Chlamydia pneumoniae is most frequently based on the marking levels of the antibodies in the serum of the blood and in the genetic DNA examination of Chlamydia pneumoniae by means of the PCR method. In the research presented the following data-gathering methods were used: marking of the inclusion bodies obtained from throat swabs by means of microfluorescence, marking antibody levels of class IgG and IgA within the serum of patients with AAA; and Chlamydia pneumoniae DNA marking obtained from the aortic wall material during the surgical procedure (the sensitivity of this method is 80 %).

Aim of the Research

The aim of this research is to evaluate the function of Chlamydia pneumoniae infection in the pathogenesis of abdominal aortic aneurysm with the use of marking of inclusion bodies obtained from the throat swabs, antibodies within the serum and abdominal aortic wall examination by means of PCR due to the presence of the genetic material of Chlamydia pneumoniae among patients treated because of abdominal aortic aneurysm.

Materials and Methods

The basis for the research aimed at C. pneumoniae were the deep throat swab (n=221), serum samples (n=120), obtained before the treatment as well as pieces of AAA wall (n=39); all of the above were obtained from patients of the General and Vascular Surgery Specialistic Hospital in Wroclaw throughout the years 2002-2006.

The throat swabs were obtained from patients in the mornings, on empty stomach, deprived of oral cavity hygienic procedures. The direct immunofluorescence technique (IFT) examination was performed by Medac's C.p. - Antigen - IFT roentgen. This test is designed in such a way that the elementary inclusion bodies are being detected within throat swabs. The specimens are prepared immediately after the material is obtained.

The marking of the antibodies within the serum was performed in Wroclaw Medical University Faculty of Medicine - Department of Microbiology, by means of immunoenzymatic method with the use of VIRCELL's C.p. IgA, IgG ELISA and Dynatech's spectrophotometer at the 450 nm wave length (C.p. IgG i IgA ELISA Vircell Test).

The ELISA technique is based on the reaction in which antichlamydia antibodies of IgG and IgA classes connect with antigen within the serum.

For the purpose of Chlamydia pneumoniae DNA examination the PCR technique was used, which gives the opportunity of fast amplification of small amounts of DNA available. This technique allows the detection of specific microorganism within the DNA chain even if its amount is insignificant, is lifeless, grows to slowly, or exists within the tissue unfit for cell growth.

From surgically removed abdominal aortic aneurysms the DNA was obtained with the use of a set of reagents and QIAGEN's columns. In order to increase the sensitivity and accuracy of the reaction the nested PCR method was used. The PCR technique is widely used in combination with other methods as a mean of detecting the DNA of Chlamydia pneumoniae in the heart vessels system. The Chlamydia pneumoniae DNA was found atherosclerosis plaques.

Results

The deep throat swab among 221 patients were examined by measure of direct immunofluorescencies (IFT). The serums of the blood obtained from 120 patients were examined by ELISA technique. Pieces AAA wall obtained from 39 patients were examined in the PCR technique (detection of the Chlamydia genetic material). The infection with Chlamydia pneumoniae was discovered among 28 out of 221 patients thanks to the IFT technique. Increased level of the specific IgG and IgA antibodies was noticed among 82,5 % and 48,0 % of the patients. DNA C.pneumoniae was detected among 33 out of 39 (85 %) patients (◘ Table 6.1).

Table 6.1 Examination results for C. pneumoniae in patients with abdominal aortic aneurysm

Research methodology	Number of patients	Number of the infected		Percentage of the infected	
IFT	221	28		12,6 %	
ELISA	120	IgG 99	IgA 57	IgG 82,5 %	IgA 48,0 %
PCR	39	33		85,7 %	

IFT Immunofluoroscence Test; ELISA Immunoenzymatic Test; PCR Polymerase Chain Reaction

Table 6.2 Comparison of the results for C. pneumoniae obtained with IFT, ELISA and PCR technique

Number of patients	Tests results						
	Positive	Negative	Unconforming				
	IFT + IgG + IgA + PCR +	IFT + IgG - IgA - PCR -	IFT - IgG + IgA + PCR +	IFT - IgG + IgA - PCR +	IFT + IgG + IgA - PCR +	IFT - IgG + IgA - PCR -	IFT + IgG + IgA + PCR -
28	4	2	11	5	2	2	2
	conforming (20.0 %)		unconforming (80.0 %)				

Table 6.3 Comparison of the results for C. pneumoniae obtained with IFT and ELISA technique

Number of patients	Tests results				
	Positive	Negative	Unconforming		
	IFT + IgG + IgA +	IFT - IgG - IgA -	IFT - IgG + IgA +	IFT - IgG + IgA -	IFT + IgG + IgA -
109	8	11	49	40	2
	conforming 19/109 (17,43 %)		unconforming 91/109 (83,47 %)		

The examination results comparison obtained by IFT, ELISA and PCR among 28 patients with abdominal aortic aneurysm is presented in ◘ Table 6.2. As the numbers indicate, the conforming results were obtained among 20 % of cases, while different among 80 %.

In ◘ Table 6.3 the results of IFT and ELISA examinations among 109 patients are presented. In both tests the conforming results were obtained among 17.43 % of the examined (7.1 % positive and 10.33 % negative). The unconforming results were present among 83.47 % of patients. Lack of correlation between the existence of Chlamydia pneumoniae in the throat swabs and the antigens IgG and IgA within the serum was observed. There was no connection observed between the presence of Chlamydia pneumoniae DNA and its antigen in the throat swabs.

The results of the research of the levels of IgG and IgA antibodies are presented in ◘ Table 6.4.

Table 6.4 Examination results for the level of specific C. pneumoniae antibodies IgG and IgA

Number of patients	Tests Results			
	Conforming		Unconforming	
	Positive	Negative		
	IgG+ IgA+	IgG- IgA-	IgG+ IgA-	IgG- IgA+
109	58	12	39	0
	70/109 (64.2 %)		39/109 (35.8 %)	

Table 6.5 The age of patients and the presence of Chlamydia pneumoniae antigens

Age	45-50	51-60	61-70	71-80	81-90	Average
Number of patients	5	39	73	87	17	221
Number of the infected	0	8	9	9	2	28
Percentage (%)	0	20.5 %	12.3 %	10.3 %	11.7 %	12.6 %

Table 6.6 The age of patients and the presence of Chlamydia pneumoniae IgG antibodies

Age	51-60	61-70	71-80	81-90	Total
Number of patients	17	37	58	8	120
Number of the infected	11	26	54	8	99

As can be noticed, the conforming results were obtained among 64.2 % of patients (positive 53.5 % and negative 10.7 %). The unconforming results were 35.8 %. Analyzing ◘ Table 6.1 a correlation between Chlamydia pneumoniae DNA in the aortic wall and the presence of antibodies within the serum 82.5 % and 48 % can be noticed.

In ◘ Table 6.5 the age structure of the 221 patients with the abdominal aortic anerusym are presented. The number of the detected cases of Chlamydia pneumoniae antigens are of crucial importance here. The presence of Chlamydia pneumoniae was determined among 20.5 % among patients between 51 and 60 years of age, 12.3 % at 61-70, 10.3 % at 71-80 and 11.7 % at 81-90 years of age. There were no cases detected among patients between the age of 45 and 50. The important conclusion which can be drawn is that the rate of the antigen detection decreases with the age of the patients.

The age of patients and the presence of Chlamydia pneumoniae IgG antibodies are presented in ◘ Table 6.6. The presence of IgG antibodies was detected among 66.6 % of patients at the age of 51-60, 73.6 % at 61-70, 93.1 % at 71-80 and 100 % at the age between 81 and 90.

The data shown in the table provide the conclusion that the rate of IgG antibodies increases with age.

Discussion

In the presented research of detecting the presence of Chlamydia pneumoniae the following techniques were used: IFT, ELISA and nested PCR.

By means of the IFT method applied to the throat swabs the Chlamydia pneumoniae antigen was detected among 12.6 % of patients out of 221 examined.

The immunoenzimatic ELISA technique leads to the discovery of IgG and IgA antibodies among 82.5 % and 48 % of patients, respectively. Similar statistics were presented by Halme (3).

The PCR method helped to detect the genetic material of Chlamydia pneumoniae DNA within the abdominal aortic aneurysm wall among 85.7 % of patients similar rate of detection was presented by Smieja et al. (16).

The examination of correlation of detection among various biological materials with the use of IFT, ELISA and PCR proved to be comforming among 20 % of patients. Detection of Chlamydia pneumoniae within the arthrosclerosis plaques is not an easy process. The results of the research conducted by means of PCR are frequently unconforming. This might happen both due to the presence of certain PCR inhibitors and spreading of the arthrosclerosis centre.

The presence of the Chlamydia pneumoniae antigen inside the arthrosclerosis plaques is detected more frequently among patients with lower rather than higher level of antibodies (11,12), which might suggest that among those with high level of antibodies the eradication of Chlamydia pneumoniae is easier and quicker.

The results of the analysis of Chlamydia pneumoniae by means of IFT and ELISA proved to be uncomforming among 17.43 % in both methods. In our research it was discovered that the level of IgG antibodies increases with age which suggests that the probability of Chlamydia pneumoniae infection increases with age as well. Similar conclusions were drawn by other authors (1,15), which can be explained by the fact that in the course of life a person can come into contact with Chlamydia pneumoniae numerous of times. The decrease in number of antibodies IgA and their elimination from the serum can be observed three months after the infection.

Conclusions

The pathogenesis of the abdominal aortic aneurysm cannot be fully explained. One of the factors which effect the wall of the aneurysm is Chlamydia pneumoniae which contributes to the appearance of inflammatory centres, which in the course of years results in the loss of aortic flexibility, its stiffening and AAA creation.

1. The specific IgG and IgA antibodies were detected thanks to the ELISA method among 82.5 % and 48 % of patients respectively. Similar percentage of the presence of the specific antibodies in the serum was obtained by Prof. Halme.
2. Chlamydia pneumoniae may be one of the factors that may contribute to emerging of the inflammatory mediators, and in the end to diminishment of the wall and creation of the aneurysm.

Bibliography

1. Aldous MB, Grayston JT, Wang SP, et al. (1992) Seroepidemiology of Chlamydia pneumoniae TWAR infection in Seattle families. J Infect Dis 166: 646–649
2. Dechend R, Maass M, Geiffers J, et al.(1999) Chlamydia pneumoniae infection of vascular smooth muscle and endothelial cells activates NF – kappa B and induces tissue factos and PAI – 1 expression: a potential link to accelerated atherosclerosis. Circulation 100: 1369–1373
3. Halme S, Juvonen T, Laurilla A, et al.(1999) Chlamydia pneumoniae reactive T lymphocytes in the walls of abdominal aortic aneurysm. Eur J Clin Invest 29: 546–552
4. Haranaga S, Yamaguchi H, Friedman H, et al.(2001) Chlamydia pneumoniae infects and multiplies in lymphocytes in vitro. Infect Immun 69: 7753–7759
5. Jahn HU, Krull M, Wuppermann FN, et al.(2000) Infection and activation of airway epithelial cells by Chlamydia pneumoniae. J Infect Dis 182: 1678–1687
6. Kalayoglu MV, Byrne GI (1998) A Chlamydia pneumoniae component that induces macrophage foam cell formation is chlamydial lipopolysaccharide. Infect Immun 66: 5067–5072
7. Kalayoglu MV, Hoernerman B, LaVerda D, et al. (1999) Cellular oxidation of low- density lipoprotein by chlamydia pneumoniae. J Infect Dis 180: 780–790
8. Kalayoglu MV, Miranpuri GS, Golenbock DT, et al. (1999) Characterization of low-density lipoprotein uptake by murine macrophages exposed to Chlamydia pneumoniae. Microbes Infect 1: 409–418

9. Kaul R, Uphoff J, Widerman J, et al. (2000) Detection of Chlamydia pneumoniae DNA in CD3+ lymphocytes from healthy blood donors and patients with coronary heart disease. Circulation 102: 2341–2346
10. Kuo CC, Chen HH, Wang SP (1986) Identification of a new group of Chlamydia pneumoniae strains called TWAR. J Clin Microbiol 24: 1034–1037
11. Kuo CC, Shor A, Campbell LA, et al. (1993) Demonstration of Chlamydia pneumoniae in arteriosclerotic lesion of coronary arteries. J Infect Dis 167: 841–849
12. Maas M, Krause E, Engel PM, et al. (1993) Endovascular presence of Chlamydia pneumoniae in patients with hemodynamically effective carotid artery stenosis. Angio. 48: 699–706
13. Maass M, Jahn J, Gieffers J, et al. (2000) Detection of Chlamydia pneumoniae within peripheral blood monocytes of patients with unstable angina or myocardial infarction. J Infect Dis 181: 449–451
14. MacSweeney ST, Powelle JT, Greenhalgh R (1994) Pathogenesis of abdominal aortic aneurysm. Br J Surg 81: 935–941
15. Saikku P (1992) The epidemiology and significance of Chlamydia pneumoniae. J Inect 25: 27–35
16. Smieja M, Makony J, Petrich A, et al. (2002) Association of circulating Chlamydia pneumoniae DNA with cardiovascular disease a systematic review. BMC Infect Dis 2: 1–10
17. Thompson R (1996) Basic science of abdominal aortic aneurysm: emerging therapeutic stategies for an unresolved clinical problem. Cur Op Cardiolog 11: 504–518

Das Bauchaortenaneurysma bei älteren Patienten: Domäne der endovaskulären Therapie?

S. Botsios, A. Schmidt, H. Hölzer, D. Scheinert

Abdominal Aortic Aneurysms in the elderly: Domain of endovascular therapy?

Zusammenfassung

Die Chirurgie stellt nach wie vor den Goldstandard in der Behandlung des Bauchaortenaneurysmas (BAA) dar. Jedoch ist die operative Behandlung bei älteren, oft multimorbiden Patienten mit einer erhöhten Komplikationsrate verbunden. Die Ergebnisse der endovaskulären Behandlung bei Patienten im Alter von 80 Jahren und älter, die am Parkkrankenhaus Leipzig zwischen 2004 und 2007 einer elektiven endovaskulären Behandlung zugeführt worden sind, wurden retrospektiv analysiert und in der vorliegenden Arbeit dargestellt.

Es handelte sich dabei um 19 Patienten (18 Männer und eine Frau) im Durchschnittsalter von 83 Jahren (Bereich 80–91 Jahre). Alle Interventionen wurden im Angiokatheterlabor in Vollnarkose nach chirurgischer Freilegung der Femoralarterien erfolgreich durchgeführt. Die 30-Tage-Mortalität betrug 5 % (1/19), ein Patient verstarb nach einer verfahrensbedingten Komplikation. Im mittleren Nachbeobachtungszeitraum von 18 Monaten (Bereich 2–40 Monate) verstarben zwei weitere Patienten aufgrund der kardialen Komorbidität.

Die endovaskuläre Therapie des BAA bei älteren Patienten ist aus unserer Sicht eine minimalinvasive Alternative zur offenen Operation. Unter Voraussetzung einer individuellen Patientenselektion sollte die endovaskuläre Therapievariante insbesondere bei älteren Patienten favorisiert werden.

Summary

Open surgical repair has been the gold standard treatment of Abdominal Aortic Aneurysms (AAA). However the operative repair of AAA continues to be associated with an increasing complications rate especially for older and multimorbid patients.

The results of endovascular treatment in patients older than 80 years were presented in this study.

The data of patients older than 80 years underwent elective endovascular treatment for abdominal aortic aneurysms between 2004 and 2007 were retrospective analysed. There were 19 consecutive patients (18 males, one female), with median age of 83 years (range, 80-91 years).

All procedures were carried out in the angiography suite under general anaesthesia.

The 30-day mortality rate was 5 % (1/19). One perioperative death due to a procedure-related complication was observed. In the mean follow-up time of 18 months (range, 2 to 40 months) two patients died from cardiac related causes.

In our opinion the endovascular abdominal aortic aneurysm repair in the elderly is a minimal-invasive alternative to open aortic repair. Under the condition of individual patient selection we recommend the endovascular treatment in the elderly.

Einleitung

Die Arteriosklerose ist die mit Abstand häufigste Ursache für das infrarenale BAA. Aortenaneurysmen betreffen vorwiegend ältere Menschen. Die Prävalenz für das BAA liegt im Alter von 65 Jahren bei 4,8 % und steigt mit zunehmendem Alter bis auf 10,8 % bei den 80-Jährigen an [4].

In Zukunft werden wir sicherlich mit einem steigenden Anteil an älteren und nicht selten multimorbiden Patienten mit behandlungsbedürftigem BAA konfrontiert werden. Nach Angaben des statistischen Bundesamtes gehören heute zu der Altersgruppe der 80-Jährigen und Älteren 3,7 Millionen Menschen, die Zahl dürfte bis zum Jahr 2020 auf fast 6 Millionen ansteigen [8]. Prognose und Therapie des BAA bei älteren Patienten können heute nicht mehr durch das isolierte Krankheitsbild BAA bestimmt werden, vielmehr ergeben sie sich auch aus der Summe der Begleiterkrankungen, welche ältere Patienten zusätzlich mitbringen. Die schwierige Entscheidung ist häufig nicht, welche Therapieoption (konservativ, operativ oder endovaskulär) gewählt, sondern worauf verzichtet werden soll, um adäquate Versorgung zu gewährleisten.

Es stellt sich demnach die Frage nach dem Sinn der endovaskulären Therapie des BAA beim älteren Patienten.

Patientenselektion

Grundsätzlich gelten sowohl für das operative als auch für das endovaskuläre Verfahren die gleichen Indikationskriterien. Somit ist ein maximaler Aneurysmadurchmesser von mindestens 5 cm eine Behandlungsindikation. Vereinzelt werden auch kleinere Durchmesser akzeptiert, wie bei sackförmiger Aneurysmamorphologie oder fehlender Wandthrombosierung. Dennoch sollte bei der Entscheidung zur operativen oder endovaskulären Behandlung nach ausführlicher Aufklärung dem eindringlichen Patientenwunsch eine besondere Bedeutung beigemessen werden.

Bei der Selektion für die offene oder die endovaskuläre Therapievariante bzw. eine konservativ-medikamentöse Behandlung sollten für die Patienten im Alter von achtzig Jahren und älter grundsätzlich die folgenden zwei Faktoren berücksichtigt werden: die *anatomische Morphologie des Aneurysmas* und die *Begleiterkrankungen* der Patienten, welche sowohl für die perioperativen Komplikationen als auch im Hinblick auf die nicht selten eingeschränkte Lebenserwartung dieser Patienten einen limitierenden Faktor darstellen.

Durch die kontrastmittelunterstützte Computertomographie (CT) kann die Morphologie des Aneurysmas und somit auch die potenzielle Eignung für ein endovaskuläres Vorgehen beurteilt werden. Vereinzelt sollte zusätzlich eine arterielle digitale Subtraktionsangiographie (DSA) mittels eines Pigtail-Katheters mit röntgendichten Zentimetermarkierungen zur definitiven Bestimmung der Prothesengröße herangezogen werden. Die anatomischen Auswahlkriterien für die endovaskuläre Behandlung sind in Tab. 7.1 aufgelistet. Eine strenge Einhaltung der Auswahlkriterien wird angeraten, denn ansonsten ist mit einer zunehmenden Inzidenz an Komplikationen wie Stentmigration, Endoleaks und Schenkelverschlüssen zu rechnen, welche die Patienten zusätzlich gefährden.

Fortgeschrittenes Lebensalter wird als unabhängiger Risikofaktor für die perioperative Mortalität angesehen [1]. Erschwerend kommt hinzu, dass viele ältere Menschen aufgrund von Begleiterkrankungen als operationsunfähig eingestuft werden.

Operationsverfahren

Die Intervention erfolgte im Angiokatheterlabor unter Vollnarkose. Nach perkutaner Punktion der linken A. brachialis und Einbringen einer dünnkalibrigen Schleuse wird ein 5F-Pigtail-Katheter für die intraoperativen Angiographien in Höhe der Viszeralarterien vorgeschoben. Routinemäßig wird eine maschinelle Injektion von 20 ml Kontrastmittel mit einer Flussgeschwindigkeit von 10 ml/s eingestellt. Parallel werden beide Femoralarterien chirurgisch freigelegt. Bei Operationsbeginn wird zunächst eine Einzeldosis Antibiotikum und erst nach Darstellung der Femoralarterien zusätzlich 5000 IE Heparin intravenös verabreicht.

Nach Punktion einer der Femoralarterien (vorwiegend rechts) wird eine 5F-Katheterschleuse eingeführt. Durch diese wird über einen hydrophilen Führungsdraht (Terumo) ein 5F-Multipurpose-Katheter in der Aorta descendens positioniert. Der

Table 7.1 Anatomische Einschlusskriterien für die endovaskuläre Behandlung des BAA

Anatomische Gefäßregion	Kriterium
Aneurysmahals (proximale Verankerungszone)	– Länge ≥ 15 mm – Durchmesser ≤ 30 mm – Angulation (Hals – Aneurysma) ≤ 60° – keine signifikanten intramuralen Thromben (< 50 %) – keine ausgeprägten Verkalkungen
Iliakalarterien (distale Verankerungszone)	– Durchmesser der A. iliaca com. ≤ 20 mm – Durchmesser der A. iliaca ext. ≥ 7 mm – Angulation (A.iliaca com. – A. iliaca ext.) ≤ 90°

hydrophile Führungsdraht wird nun gegen einen steifen Draht (Lunderquist, Cook, 0,035", 300 cm) ausgetauscht. Anschließend wird der Prothesenhauptkörper unter Durchleuchtungskontrolle über den steifen Führungsdraht bis auf Höhe der Nierenarterien vorgeschoben und nach angiographischer Darstellung der Nierenarterien freigesetzt (◨ Abb. 7.1 a,b).

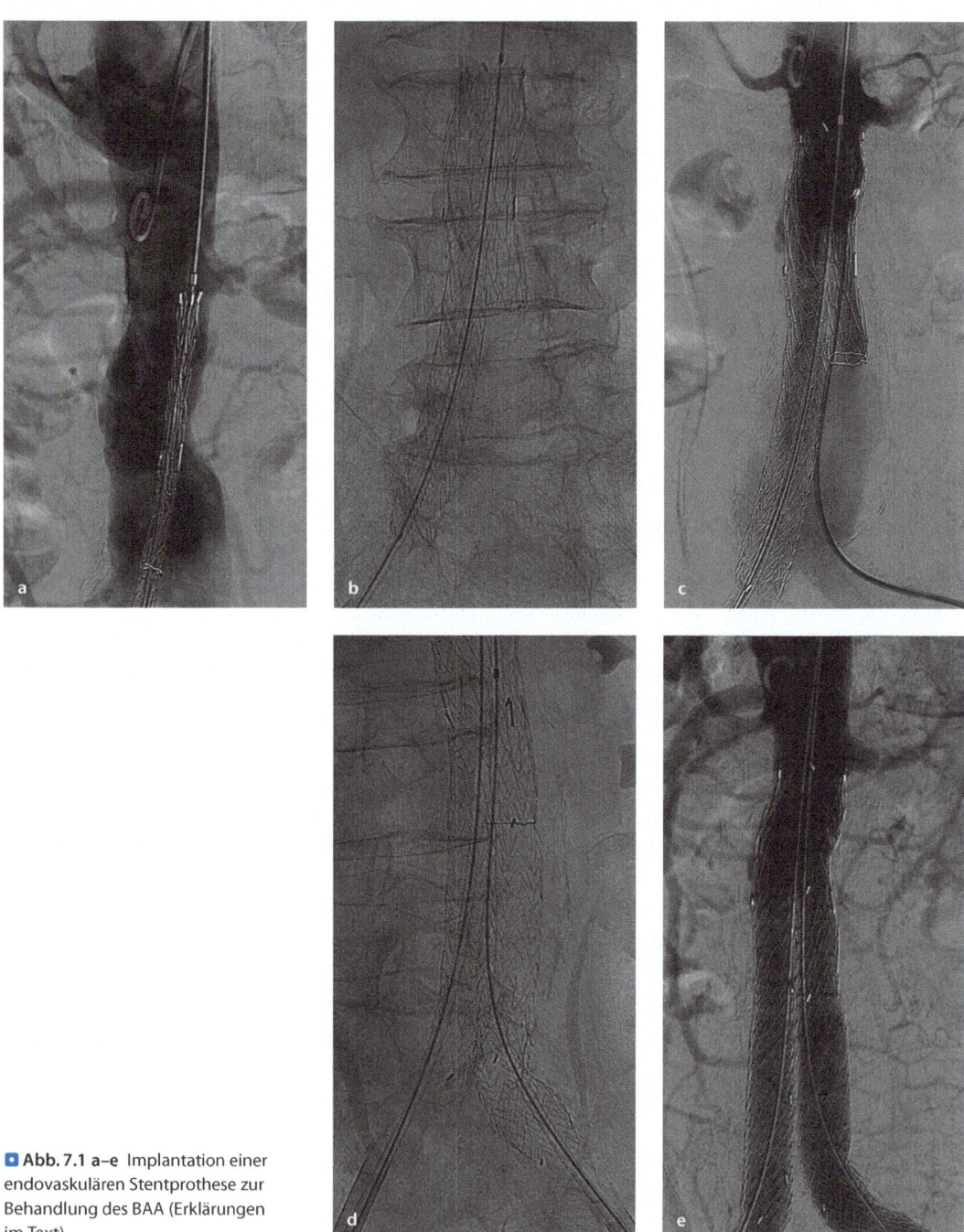

◨ **Abb. 7.1 a–e** Implantation einer endovaskulären Stentprothese zur Behandlung des BAA (Erklärungen im Text)

Nach Punktion der kontralateralen Femoralarterie wird dort ebenfalls eine 5F-Katheterschleuse platziert. Durch diese wird ein nicht hydrophiler Führungsdraht (Terumo) in dem »kurzen« kontralateralen Bein positioniert. Um eine gewisse Stabilität des Führungsdrahtes zu erzielen, wird zusätzlich ein 5F-Multipurpose-Katheter verwendet. Nach Erreichen der korrekten Lage des Führungsdrahtes in dem Prothesenhauptkörper wird dieser (der weiche Terumo-Draht) gegen einen weiteren steifen Lunderquist-Draht ausgetauscht (Abb. 7.1 c). Über diesen wird das kontralaterale Bein vorgeschoben und ebenfalls unter Durchleuchtungskontrolle exakt positioniert. Vereinzelt wird eine Beinverlängerung durch zusätzliche Prothesenimplantation erforderlich (Abb. 7.1 d).

Nach Freisetzung aller Prothesenteile wird die Anmodellierung der proximalen und distalen Verankerungszonen sowie der Überlappungszone(n) mit einem Ballonkatheter (Reliant) vorgenommen. Die Intervention wird mit der Anfertigung einer Abschlussangiographie, Entfernung der Kathetermaterialien und chirurgischer Versorgung der Arteriotomiestellen beendet (Abb. 7.1 e).

Postinterventionelle Verlaufskontrolle

Nach der endovaskulären Aneurysmatherapie sind regelmäßige Verlaufskontrollen erforderlich, um Endoleaks, Prothesenmigration und weitere Komplikationen frühzeitig zu erfassen und zu behandeln. Die Nachuntersuchung unserer Patienten beinhaltet zunächst eine CT und eine Nativ-Röntgenaufnahme des Abdomens im anteroposterioren und seitlichen Strahlengang im unmittelbaren perioperativen Verlauf vor Entlassung. Weitere Verlaufskontrollen mittels CT und Nativ-Röntgenaufnahmen erfolgten nach 3 und 12 Monaten sowie bei regelrechtem Befund dann in jährlichen Abständen.

Ergebnisse der endovaskulären Behandlung bei älteren Patienten

Innerhalb der letzten drei Jahre (2004–2007) wurden 19 ältere Patienten (≥ 80 Jahre) mit einem BAA einer elektiven endovaskulären Behandlung zugeführt. Es waren 18 Männer und eine Frau. Das Durchschnittsalter zum Zeitpunkt der Stentimplantation lag bei 83 Jahren (Bereich 80–91 Jahre).

Es kamen 3 verschiedene, kommerziell hergestellte Stentprothesen zum Einsatz: Talent® (Fa. Medtronic), Excluder® (Fa. Gore) und Zenith® (Fa. Cook). Die mittlere stationäre Krankenhausverweildauer betrug 12 Tage (Bereich 6–24 Tage). Die 30-Tage-Mortalität in dieser Serie betrug 5 % (1/19). Die Todesursache bei einem Patienten war auf eine verfahrensbedingte Komplikation zurückzuführen. Bei einem weiteren Patienten wurde ein Typ-Ia-Endoleak endovaskulär erfolgreich versorgt.

Nach einem mittleren Follw-up von 18 Monaten (Bereich 2–40 Monate) verstarben zwei Patienten 2 und 21 Monate nach der Intervention aufgrund der kardialen Komorbidität.

Vor- und Nachteile für das endovaskuläre Vorgehen bei ältere Patienten

Die Behandlung von Patienten mit einem BAA mittels endovaskulärer Prothesenimplantation ist mit einer niedrigeren perioperativen Morbiditäts- und Mortalitätsrate assoziiert als die konventionelle Operation [3, 5, 7]. Der Überlebensvorteil der endovaskulären Methode fiel bei den älteren Patienten deutlicher aus als bei den jüngeren [7]. Die Gründe dafür liegen sicherlich in dem minimalinvasiven Charakter der Intervention, dem geringen Operationstrauma und der damit verbundenen schnellen Rekonvaleszenz der Patienten.

Nachteile der endovaskulären Therapie stellen die Reinterventionen, hauptsächlich durch Endoleaks und Endoprothesen-Schenkelverschlüsse, sowie die Notwendigkeit von Verlaufsbeobachtungen auf unbegrenzte Zeit und die noch ausstehenden Langzeitergebnisse dar. Sicherlich ist eine Reihe solcher Komplikationen häufiger bei Endoprothesen der ersten Generation anzutreffen, welche heute nicht mehr auf den Markt sind. Die neueren Endoprothesen zeigen zwar eine bessere Handhabung, dennoch ist es zu früh, um definitive Schlussfolgerungen zu treffen [6]. Schermerhorn et al. stellten während eines vierjährigen Beobachtungszeitraumes fest, dass die Laparatomie-bedingten Komplikationen der Operation verglichen mit den Reinterventionen nach der endovaskulären Behandlung ein annähernd äquivalentes Risiko aufweisen [7]. Unter Berücksichtigung der höheren perioperativen Mortalität der chirurgischen Therapie ist die endovaskuläre Behandlung gerade bei älteren und multimorbiden Patienten zu bevorzugen. Aufgrund der sekundären Interventionen sollte die endovaskuläre Aneurysmatherapie nicht grundsätzlich in Frage gestellt werden, sondern Anlass für die kritische Überprüfung der Indikation bei jedem einzelnen Patienten geben und der strengen Einhaltung der Selektionskriterien dienen.

Die EVAR-2-Studie hat gezeigt, dass die endovaskuläre Behandlung eines BAA bei Patienten mit hoher Komorbidität zu keiner Reduktion der Mortalität im Vergleich zur konservativen Therapie geführt hat, da diese Patienten aufgrund ihrer Begleiterkrankungen häufig die Aneurysmaruptur nicht mehr erleben [2]. Eine generelle Ablehnung der endovaskulären Methode bei älteren und multimorbiden Patienten erscheint jedoch nicht gerechtfertigt. Voraussetzung für die Entscheidung zur endovaskulären Therapie ist daher eine individuelle Patientenselektion. Hier sollten die geschätzte Lebenserwartung und das Risiko der Aneurysmaruptur im natürlichen Verlauf dem Risiko der Intervention für jeden einzelnen Patienten gegenübergestellt werden.

Schlussfolgerung

Ziel der therapeutischen Bemühungen beim BAA ist die Vermeidung der Ruptur durch Einleiten einer differenzierten, patientenorientierten Behandlung. Die perioperative Komplikationsrate ist bei der endovaskulären Aneurysmaausschaltung deutlich geringer als bei der konventionellen Operation, deshalb sollte dieses Verfahren besonders für die Behandlung bei älteren und multimorbiden Patienten favorisiert werden. Unter der Voraussetzung einer individuellen Indikationsstellung ist aus Sicht der Autoren die endovaskuläre Therapie des BAA bei älteren Patienten die Alternative zu einer offenen Operation.

Literatur

1. Brady AR, Fowkes FGR, Greenhalgh RM, Powell JT, Ruckley CV, Thompson SG, et al. (2000) Risk factors for postoperative death following elective surgical repair of abdominal aortic aneurysm: results from the UK Small Aneurysm Trial. Br J Surg 87: 742–749
2. EVAR trial participants (2005) Endovascular aneurysm repair and outcome in patients unfit for open repair of abdominal aortic aneurysm (EVAR trial 2): randomised controlled trial. Lancet 365: 2187–2192
3. Greenhalgh RM, Brown LC, Kwong GP, Powell JT, Tompson SG (2004) Comparison of endovascular aneurysm repair with open repair in patients with abdominal aortic aneurysm (EVAR trial 1), 30-day operative mortality results: randomised controlled trial. Lancet 364: 843–848
4. Lawrence-Brown MM, Norman PE, Jamrozik K, Semmens JB, Donnelly NJ, Spencer C, Tuohy R (2001) Initial results of ultrasound screening for aneurysm of the abdominal aorta in Western Australia: relevance for endoluminal treatment of aneurysm disease. Cardiovasc Surg 9: 234–240
5. Prinssen M, Verhoeven ELG, Buth J, et al. (2004) A randomized trial comparing conventional and endovascular repair of abdominal aortic aneurysms. N Engl J Med 351: 1607–1618
6. Scheinert D, Schmidt A, Biamino G (2007) Endoluminal Treatment of Abdominal Aortic Aneurysm. In: Scheinert D, Schmidt A, Biamino G (eds) Techniques for Peripheral Interventions. Urban & Vogel, München, S 124–141
7. Schermerhorn ML, O'Malley AJ, Jhaveri A, Cotterill P, Pomposelli F, Landon BE (2008) Endovascular vs. open repair of abdominal aortic aneurysms in the Medicare population. N Engl J Med 358:464–474
8. Statistisches Bundesamt (2006) Bevölkerung Deutschlands bis 2050 – 11. koordinierte Bevölkerungsvorausberechnung

Komplikationen nach endovaskulärer Aneurysmabehandlung (EVAR)

T. Kölbel, S. Debus

Complications of Endovascular Aneurysm Repair (EVAR)

Zusammenfassung

Die endovaskuläre Behandlung des infrarenalen abdominellen Aortenaneurysmas (EVAR) hat nachgewiesenermaßen eine geringere Frühmorbidität und -mortalität als die offene Operation zur Aneurysmaausschaltung. Dennoch treten in Abhängigkeit der Methode eine Reihe unterschiedlicher Komplikationen während und nach EVAR auf. Diese umfassen neben den Endoleckagen auch Zugangskomplikationen, Embolisierung und Überstentung von Seitenästen, Prothesenverschlüsse und Migrationen der Stentprothesen.

Summary

Endovascular Aneurysm Repair (EVAR) of abdominal aortic aneurysms has proven to carry a reduced early morbidity and mortality compared to open operation for aneurysm repair. However, a variety of different early- and late complications after and during EVAR have been described and include endoleaks and endotension, access-related complications, inadvertent embolisation and overstenting of side branches as well as early limbocclusion and stentgraft-migration.

Einführung

Die Anzahl endovaskulärer Behandlungen von abdominellen und thorakalen Aortenaneurysmen hat seit der Erstbeschreibung durch Volodos 1989 kontinuierlich zugenommen [1]. EVAR (»endovascular aneurysm repair«) wird heute in vielen gefäßchirurgischen Abteilungen als Standardtherapie für Aneurysmen der Bauchaorta eingesetzt. Das geringere Zugangstrauma und die reduzierte perioperative Morbidität und Mortalität führen zu einer kürzeren durchschnittlichen Krankenhausverweildauer [2]. Die nachgewiesen geringeren Frühkomplikationen bei endovaskulärer Behandlung gehen aber möglicherweise auf Kosten von häufigeren Spätkomplikationen, die in den behandelnden Kliniken entsprechend der DGG-Leitlinien durch jährliche Nachsorgeuntersuchungen mit CT und/oder Ultraschall untersucht werden [3]. Wir beschreiben in diesem Kapitel die möglichen Komplikationen während und nach endovaskulärer Behandlung von abdominellen Aortenaneurysmen.

Einteilung der Komplikationen

Komplikationen können perioperativ oder während der Nachsorge auftreten. Sie können direkt mit der Gefäßprothese zusammenhängen oder von individuellen Faktoren bestimmt sein, wie der Nierenfunktion oder den Gerinnungseigenschaften des Patienten. Komplikationen hängen eng mit der individuellen Gefäßanatomie des Patienten zusammen. Daher tragen die prä- und intraoperative Bildgebung sowie die genaue Planung des Eingriffs entscheidend zur Verringerung von Komplikationen im Zusammenhang mit EVAR bei. Wir haben in diesem Beitrag eine Einteilung in Früh- und Spätkomplikationen gewählt, machen aber darauf aufmerksam, dass beide häufig miteinander zusammenhängen. Spätkomplikationen werden in vielen Fällen beim Ersteingriff verursacht, führen aber erst während der Nachsorge zu Symptomen. Die Möglichkeit, Probleme bereits intraoperativ zu erkennen, ist unter anderem von der Qualität der intraoperativen Bildgebung sowie der Erfahrung und Technik des Operationsteams abhängig. So werden postoperative Endoleckagen abhängig von der Qualität der Abschlussangiographie erkannt. Hierbei spielen nicht nur die Art der Durchleuchtungseinheit (C-Bogen, Angiosuite), sondern auch die Einstellung, die Kontrastmittelgabe und die Nachbearbeitung der Bilder eine wesentliche Rolle.

Frühkomplikationen

Arterielle Komplikationen

Arterielle Komplikationen nach EVAR können durch drei Mechanismen verursacht werden: durch direkte Verletzung, durch Embolisierung oder durch Überstentung von Seitenästen. Alle drei Mechanismen können durch Ischämie oder Nekrose in den jeweiligen Stromgebieten zu Symptomen der jeweiligen Endorgane führen. Die Häufigkeit dieser Komplikationen ist schlecht untersucht. Dies ist u. a. darauf zurückzuführen, dass die auftretenden Symptome sehr vielfältig und damit nur schwer aufzuarbeiten sind.

Verletzungen der Zugangsgefäße

Die endovaskuläre Implantation von Gefäßendoprothesen setzt Zugangsgefäße voraus, die die Einführung der oft großkalibrigen Stentgraftsysteme erlaubt. Zugangsschwierigkeiten haben zu anfänglich hohen Konversionsraten der EVAR-Technik von 7–18 % beigetragen [4]. In der Regel dient die A. femoralis communis als primäres Zugangsgefäß. Atherosklerotisch verengte, kurven- und knickreiche, aber auch aneurysmatisch erweiterte Iliakalgefäße können die Einführung erschweren oder sogar unmöglich machen. Die Perforation der Iliakalgefäße bis hin zur Exhairese von Gefäßanteilen bei der Entfernung von Stentgraftsystemen kann zu schweren und lebensbedrohlichen Blutungen führen. Zur Hämostase ist der proximale Gefäßverschluss mit einem PTA-Ballon oft die schnellste Möglichkeit. Zur Rekonstruktion ist eine Versorgung mit Stentgrafts oder die offene Freilegung mit Interpositionsgraft erforderlich.

Durch eine gute präoperative Bildgebung und Eingriffsplanung können solche akuten intraoperativen Komplikationen in der Regel vermieden werden. Offen chirurgische Maßnahmen, wie das Freilegen der Iliakalgefäße mit Einnähen eines Conduits und interventionelle Maßnahmen, wie das Anlegen eines Endoconduits mittels Stentgraftimplantation der verengten Zugangsgefäße (»Paving und Cracking«), ermöglichen einen sicheren Zugang mit ausreichendem Gefäßdurchmesser. Zur Überwindung der anfänglich häufigen Zugangskomplikationen hat auch beigetragen, dass die Stentgraftsysteme im Laufe der Zeit im Durchmesser kleiner geworden sind. Trotz aller technischen Verbesserungen sind Zugangskomplikationen bei Frauen jedoch auch heute noch wegen der oft geringeren Durchmesser der Iliakalgefäße besonders häufig und müssen bei der Operationsplanung unbedingt berücksichtigt werden.

Embolisierung und Überstentung von Seitenästen

Die Embolisierung und Überstentung von aortalen und iliakalen Seitenästen kann ein geplanter Teil der EVAR-Behandlung sein, zum Beispiel bei einem beabsichtigten Verschluss der A. iliaca interna und Überstentung bis in die A. iliaca externa zur Mitbehandlung eines A. iliaca-communis-Aneurysmas. Die Beeinträchtigung von Seitenästen kann aber auch eine unbeabsichtigte intraoperative Komplikation darstellen, die durch Embolisierung von z. B. intraaortalen Thromben oder durch die unbeabsichtigte Überstentung bei Fehlplatzierung von Stentgraftmodulen entsteht.

Für die geplante Embolisierung der A. iliaca interna besteht eine relativ gute Datenlage. Sie führt bei ca. 30 % der Patienten zu einer glutealen Claudicatio, und bei 17 % der männlichen Patienten ist mit einer neu auftretenden erektilen Dysfunktion zu rechnen [5]. Bei entsprechenden anatomischen Voraussetzungen können diese Komplikationen durch den Einsatz gebranchter Stentgraftsysteme verhindert werden (◘ Abb. 8.1a). Einzelne Autoren argumentieren auch gegen die Embolisierung der A. iliaca interna und schlagen in geeigneten Fällen die einfache Überstentung ohne vorherige Embolisierung vor. Die Embolisierungstechnik spielt eine entscheidende Rolle für die Aufrechterhaltung von Kollateralkreisläufen nach einem A.-iliaca-interna Verschluss. Kann der Hauptstamm z. B. mit einem Occluder abgangsnah verschlossen werden (◘ Abb. 8.1b), sind Kollateralkreisläufe der Verästelungen weniger beeinträchtigt als wenn zum Verschluss des Gefäßes alle Verzweigungen mit Spiralen embolisiert werden (◘ Abb. 8.1c). Die Operationsplanung spielt auch hier eine entscheidende Rolle bei der Vermeidung perioperativer Komplikationen.

Paraplegie und Paraparese als Folge einer spinalen Ischämie ist als Komplikation der EVAR für AAA selten, aber mit einer Inzidenz von 0,21 % im EUROSTAR-Register gut bekannt [6]. Sie entstehen durch eine Minderperfusion des Rückenmarks bei der notwendigen Überstentung von Lumbalarterien und ggfs. der A. iliaca interna. Eine wichtige pathophysiologische Rolle spielt möglicherweise auch die Embolisierung von intraaneurysmalem Thrombusmaterial, das nicht nur zum Verschluss der überstenteten Lumbalarterien, sondern auch zur rückenmarksnahen Embolisierung mit Beeinträchtigung der Kollateralkreisläufe führt. Behandlungsmöglichkeiten stellen die unmittelbare Liquordrainage und eine Blutdruckerhöhung dar, um den Perfusionswiderstand zu senken und den Perfusionsdruck zu erhöhen.

Die Kolonischämie ist eine der schwersten Komplikationen nach offener Operation von AAA. Die Menge des intraoperativen Blutverlustes, rupturierte Aneurysmen, die Ligatur der A. iliaca interna, die aortale Klemmzeit, das Patientenalter, die Operationszeit und das Vorliegen einer Niereninsuffizienz beeinflussen maßgeblich das Risiko einer Kolonischämie nach offener Operation [7]. Die Häufigkeit dieser schweren Komplikation ist nach EVAR-Behandlung mit 0,5 % deutlich seltener als nach offener Operation (1,9 %) [8]. Dieses deutet darauf hin, dass nicht nur die Ausschaltung der A. mesenterica inferior und ggfs. der A. iliaca interna als wichtigste Versorgungsgefäße des distalen Kolons für diese Komplikation ursächlich sind, sondern auch das gesamte Operationstrauma, die operativen Zugangswege und die unterschiedlichen Komplikationsprofile der beiden alternativen Behandlungsmöglichkeiten.

Der unbeabsichtigte Verschluss der Nierenarterien durch Implantation eines infrarenalen Stentgrafts ist eine seltene Komplikation, die sowohl durch die intraoperative Embolisierung als auch durch Überstentung verursacht werden kann [9]. Da zur sicheren Ausschaltung eines infrarenalen Aneurysmas in der Regel die aggressive Positionierung des proximalen Stentgraftrandes direkt unterhalb der Nierenarterien gehört, ist die akzidentelle Überstentung methodenimmanent, wird jedoch in der Regel intraoperativ erkannt und kann durch Stentung der betroffenen Nierenarterie in der Regel relativ einfach gelöst werden. In seltenen Fällen ist jedoch auch bei intraoperativ nachgewiesen offenen Nierenarterien ein späterer Verschluss durch den Stentgraft beschrieben worden und sollte daher bei postoperativer Niereninsuffizienz differentialdiagnostisch in Betracht gezogen werden [10]. Der Nachweis einer solchen Komplikation ist durch CT-Angiographie oder Duplexuntersuchung möglich, und die Therapie durch Katheterisierung und Stentung der Nierenarterien sollte auch mehrere Tage nach EVAR noch erwogen werden. Inwieweit Stentgraftsysteme mit suprarenaler Fixierung durch einen ungecoverten Topstent zu Nierenarterienkomplikationen beitragen können, verbleibt ungeklärt.

Die postoperative Niereninsuffizienz ist die dritthäufigste Komplikation nach EVAR und ein Prädiktor für periprozedurale Mortalität [9]. Nur zum Teil ist das Nierenversagen auf eine direkte Schädigung zurückzuführen. Andere Mechanismen sind die Schädigung des Nierenparenchyms durch Kontrastmittel (KM) oder Muskelabbauprodukte bei verlängerter Ischämiezeit der unteren

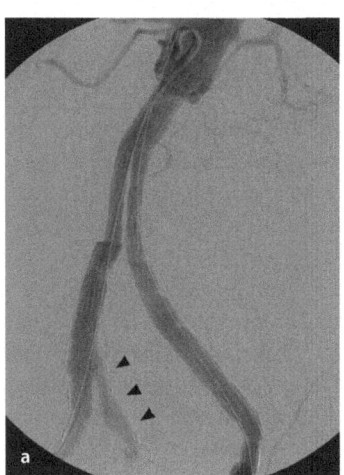 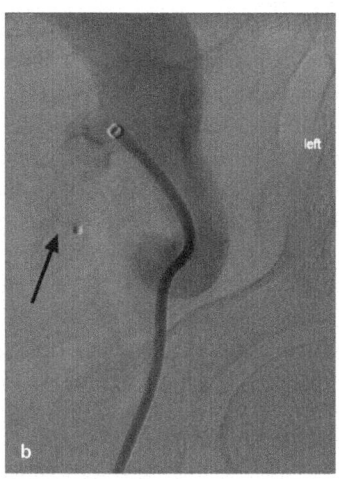 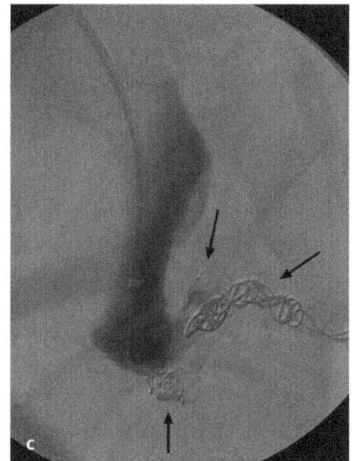

Abb. 8.1 Endovaskuläre Versorgung aortoiliakaler Aneurysmen bei unzureichendem distalen Hals zur A. iliaca interna. **a** Gebranchter Endograft zur A. iliaca interna *(Pfeilspitzen)*, **b** abgangsnaher Verschluss der A. iliaca interna mit einem Gefäßplug, **c** Verschluss der Äste der A. iliaca interna mittels Embolisationsspiralen

Extremitäten. Das Risiko einer kontrastmittelinduzierten Nephropathie ist direkt abhängig von der präoperativen Nierenfunktion, der Kontrastmitteldosis und der Anzahl von Risikofaktoren (Dehydrierung, Hypotension, Diabetes mellitus und Herzschwäche (NYHA III/IV) [11]. Im Rahmen von EVAR-Behandlungen lässt sich in den meisten Fällen die Kontrastmitteldosis so niedrig halten, dass die Häufigkeit kontrastmittelinduzierter Nephropathien als Frühkomplikation bei EVAR sehr gering ist.

Spätkomplikationen

Endoleckagen

Als Endoleckage bezeichnet man einen persistierenden Blutfluss innerhalb des Aneurysmasackes und außerhalb der Endoprothese. Endoleckagen werden nach ihrem zeitlichen Auftreten in primäre (innerhalb von 30 Tagen nach EVAR) und sekundäre Endoleckagen eingeteilt. Nach ihrer Kausalität werden Endoleckagen in 4 Typen eingeteilt, die in ◘ Tab. 8.1 dargestellt sind [12].

Endoleckagen stellen die häufigste Spätkomplikation nach EVAR-Behandlung dar und wurden bei bis zu 20 % der Patienten postoperativ nachgewiesen [13]. Sie sind mit 66 % die häufigste Indikation zur sekundären Intervention nach EVAR [20]. Endoleckagen können durch den arteriellen Systemdruck im Aneurysmasack zu einer weiteren Aneurysmavergrößerung und zur Ruptur führen. Sie stellen daher grundsätzlich den Erfolg der EVAR-Behandlung in Frage, auch wenn sie in den meisten Fällen nicht behandlungsbedürftig sind. Die meisten Endoleckagen sistieren spontan. Dennoch erfordern sie eine genaue Verlaufsbeobachtung und ggfs. weitere Diagnostik und Therapie.

Schlösser et al. beschreiben in einem Übersichtsartikel 2009 die Charakteristiken von 270 dokumentierten Rupturen nach EVAR wegen AAA. Rupturen traten v. a. innerhalb der ersten 2–3 Jahre nach EVAR auf. Rupturursache war in 68 % eine Endoleckage (Typ I: 37 %, Typ II: 10 %, Typ III:11 %, Typ IV:0 %), in 4 % Endotension, in 17 % Migration und in 5 % Disconnektion der Stentprothese. Während des Beobachtungszeitraumes nahm die Anzahl von Endoleckagen als Rupturursache stetig im Einklang mit der Anzahl eingebrachter Stentsysteme zu, und die Anzahl der Migrationen stetig ab als Zeichen verbesserter Stenteigenschaften [14].

Typ-I-Endoleckagen

Typ-I-Endoleckagen liegen vor bei einem persisitierenden Blutfluss in den Anersmasack an der proximalen oder distalen Verankerungsstelle (◘ Abb. 8.2a). Eine unzureichende Abdichtung zwischen Graftmaterial und Gefäßwand an den Prothesenenden kann verursacht werden durch ein zu geringes Oversizing mit unzureichendem Durchmesser und zu geringer radialer Kraft der Stents, es kann aber auch mit einem zu großen Oversizing einhergehen, wenn ein unverhältnis-

◘ Table 8.1 Einteilung und Behandlung der Endoleckagen

	Beschreibung	Behandlung
Typ I	Leckage an der proximalen oder distalen Verankerungsstelle	Schnellstmögliche Behandlung durch Ballondilatation, Stent, Stentgraftverlängerung
Typ II	Leckage durch offene Seitenäste	Zurückhaltend; bei persistierendem Endoleak und Größenzunahme des Aneurysmas Interventionelle Embolisierung oder laparoskopische Ligatur
Typ III	Leckage durch defektes Prothesenmaterial oder Diskonnektion der Prothesenmodule	Relining der Stentprothese
Typ IV	Leckage durch Porosität des Prothesenmaterials	Konservativ, Normalisierung des Gerinnungsstatus

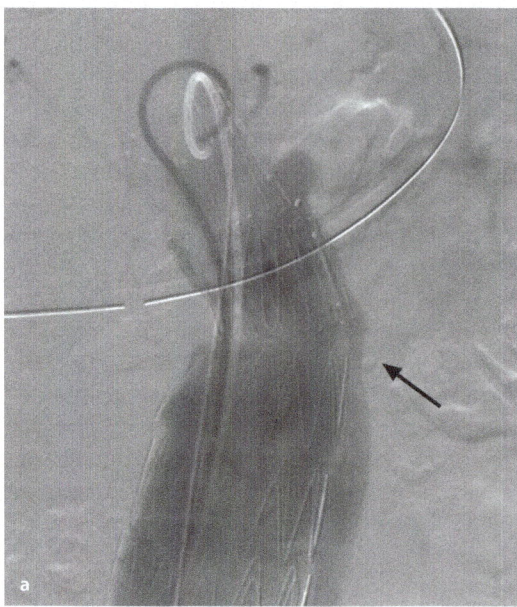 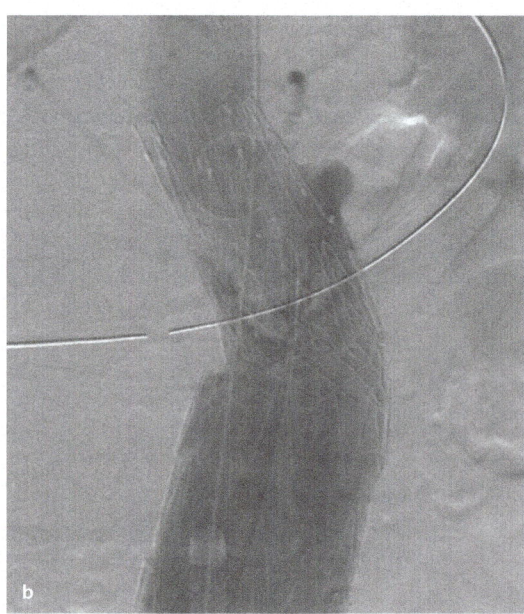

Abb. 8.2 Typ-I-Endoleckage am proximalen Prothesenende unterhalb der Nierenarterien nach EVAR. **a** Kontrastmittelfluss am proximalen Prothesenende vorbei *(Pfeil)* in den Aneurysmasack, **b** nach Platzierung eines ballonöffnenden Stents ist keine Leckage mehr darstellbar

mäßig großer Durchmesser der Stentprothese zu Faltenbildung führt. Ein weiterer wichtiger Faktor ist die Länge und Form der Verankerungszone. In den letzten Jahren hat ein Gleiten der Indikationsstellung zur EVAR stattgefunden. Immer häufiger werden Patienten mit AAA und proximalen Verankerungszonen von weniger als 15 mm Länge endovaskulär versorgt. Eine konsekutive Häufung von proximalen Typ-I-Endoleckagen bei dieser Patientengruppe ist die natürliche Folge und muss in die Indikationsstellung einbezogen werden [15]. Andere Faktoren, wie die Winkelung des Halses, atherosklerotische Wandveränderungen, Wandthromben und Protheseneigenschaften spielen eine wichtige ätiologische Rolle. Daher besteht die wichtigste Maßnahme zur Vorbeugung in der adäquaten Prothesenplanung und einer guten intraoperativen Bildgebung.

Typ-I-Endoleckagen treten in der Regel während der primären Stentgraftbehandlung auf. Sie können aber oft nur mit einer guten DSA-Technik und guter intraoperativer Bildbearbeitung erkannt werden. Unterschiede im Vorkommen von Typ-I-Endoleckagen lassen sich daher sowohl operationstechnisch wie auch durch Unterschiede in der Qualität der Bildgebung erklären.

Beim Vorliegen einer Typ-I-Endoleckage ist das behandlungsbedürftige Aneurysma nicht exkludiert, da arterieller Systemdruck im Aneurysmasack herrscht und dadurch die Rupturgefahr fortbesteht. Daraus ergibt sich die Indikation zur schnellstmöglichen Behandlung abhängig von dem Aneurysmadurchmesser, der Symptomatik und damit der Rupturgefahr. Eine Behandlung besteht in der Regel in der erneuten Ballondilatation des Stents zur Erhöhung der radialen Anpresskraft und ggfs. der Platzierung eines Palmaz-Stentes (Abb. 8.2b). Reicht dies nicht aus oder ist das Endoleak durch eine suboptimale Platzierung der Prothese verursacht, muss eine proximale oder distale Verlängerung der Prothese erfolgen. Im proximalen Verankerungsbereich kann dies jedoch durch die angrenzenden Viszeralgefäße und im distalen Verankerungsbereich durch die angrenzende A. iliaca interna erschwert sein. Diese Gefäßäste müssen in seltenen Fällen zur Abdichtung der Endoleckage embolisiert oder mit einer fenestrierten oder gebranchten Prothese versorgt werden, um eine ausreichend lange Verankerungszone suprarenal bzw. in der A. iliaca externa zu erreichen. Eine Konversion und offen operative Versorgung zur Behandlung einer Typ-I-Endleckage ist nur selten erforderlich.

Typ-II-Endoleckagen

Typ-II-Endoleckagen sind die Folge eines retrograden Flusses aus arteriellen Seitenästen (z. B. Lumbalarterien, akzessorische Nierenarterie, A. mesenterica inferior) in den Aneurysmasack und von dort in andere offenstehende Seitenäste mit geringerem peripheren Widerstand (◘ Abb. 8.3). Die klinische Bedeutung und Behandlung von Typ-II-Endoleckagen wird kontrovers diskutiert. Ein zunächst konservatives Vorgehen erscheint vor dem Hintergrund der bestehenden Datenlage gerechtfertigt, da die Mehrzahl der primären Typ-II-Endoleckagen innerhalb von 12 Monaten sistiert [16]. Sollten Typ-II-Endoleckagen nach 12 Monaten fortbestehen und mit einer Vergrößerung des Aneurysmasackes einhergehen, ist eine Behandlung möglicherweise zu empfehlen. Die Behandlung kann durch interventionelle Embolisation mit Spiralen, Histoacrylat, Onyx, Thrombin etc. erfolgen. Da ein direkter transfemoraler Zugang zum Aneurysmasack nach EVAR nicht möglich ist, erfolgt der Zugang entweder über Kollateralen wie die Riolan-Anastomose von der A. mesenterica superior (◘ Abb. 8.3b) oder durch direkte translumbale Punktion (◘ Abb. 8.3c).

Eine weitere Möglichkeit ist die laparoskopische Endoleckagebehandlung, die besonders bei linksseitigen Lumbalarterien und der A. mesenterica inferior als Ursache eine gute und und sichere Behandlungsmöglichkeit darstellt (◘ Abb. 8.4).

Eine präinterventionelle Embolisierung von arteriellen Seitenästen zur Vorbeugung späterer Typ-II-Endoleckagen wird von einigen Autoren befürwortet, da ein interventioneller Zugang zu den ursächlichen Gefäßen vor Stentgraftanlage einfacher ist.

Differentialdiagnostisch ist es wichtig, die sogenannte *Endotension* von der Typ-II-Endoleckage abzugrenzen. Dieser ätiologisch noch ungeklärte Zustand geht mit einem erhöhten intraaneurysmalen Druck und einer Größenzuname des Aneurysmasackes einher, ist aber nicht durch einen

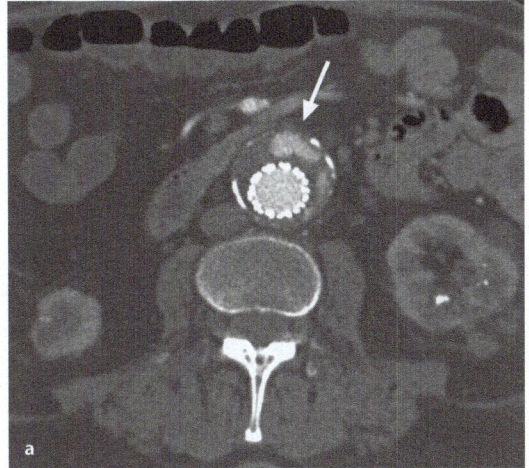
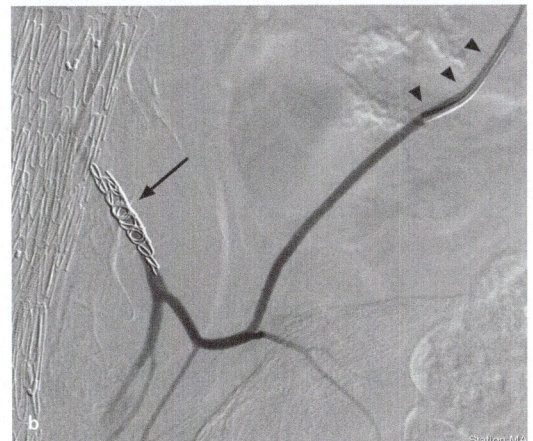
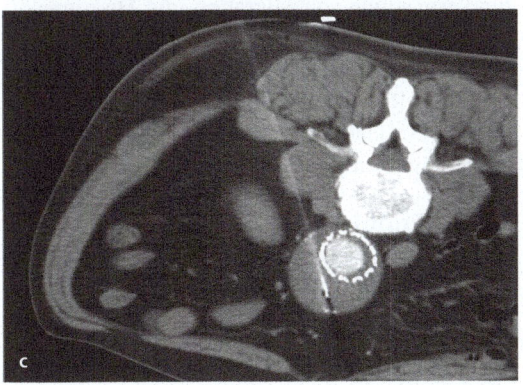

◘ **Abb. 8.3** Typ-II-Endoleckage und Möglichkeiten der Versorgung. **a** Kontrastmittelfluss ventral der Endoprothese in den Aneurysmasack *(weißer Pfeil)*, **b** Verschluss der A. mesenterica inferior mit Embolisationsspiralen über die Riolan-Anastomose von der A. mesenterica superior aus, **c** CT-gesteuerte direkt translumbale Punktion der Typ-II-Endoleckage.

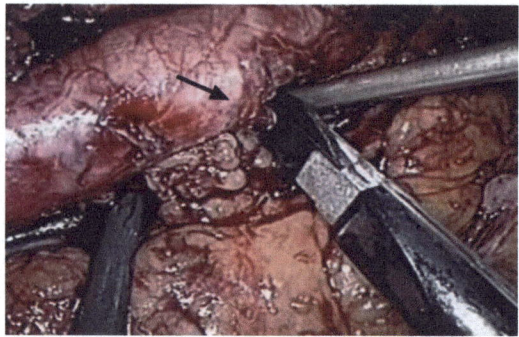

Abb. 8.4 Laparoskopisches Clipping einer Lumbalarterie bei Typ-II-Endoleckage nach EVAR

persistierenden Blutfluss verursacht. Die Endotension, die manchmal auch als Typ-V-Endoleckage bezeichnet wird, erfordert daher ein anderes therapeutisches Vorgehen. In erster Linie ist eine offene Operation mit Entlastung und Plikatur des Aneurysmasackes das Verfahren der Wahl.

Typ-III-Endoleckagen

Typ-III-Endoleckagen bezeichnen den persistierenden Blutfluss im Aneurysmasack durch defekte oder diskonnektierte Stentprothesen. Die Häufigkeit dieses Endoleckagetyps hat mit der Weiterentwicklung der Stentgraftsysteme abgenommen. Auch die zunehmende Erfahrung, dass lange Überlappungszonen zwischen Stentgraftmodulen zur Vermeidung von Migration und Diskonnektion notwendig sind, hat die Typ-III-Endoleckage zu einer relativen Seltenheit gemacht. Die Behandlung ist in der Regel durch ein sogenanntes Relining, also der Auskleidung mit einem neuen Stentgaftsystem, möglich (Abb. 8.5).

Typ-IV-Endoleckagen

Typ-IV-Endoleckagen bezeichnen die anhaltende Zirkulation des Aneurysmasackes durch das intakte Stentgraftmaterial auf Grund dessen natürlicher Porosität analog zu den sogenannten Stichkanalblutungen bei offenen Gefäßoperationen mit Kunststoffinterponat oder -patch. Dieser Endoleckagetyp ist durch verbesserte Stentgraftmaterialien heutzutage selten und selbstlimitierend. Die Normalisierung des Koagulationsstatus des Patienten beendet die Endoleckage.

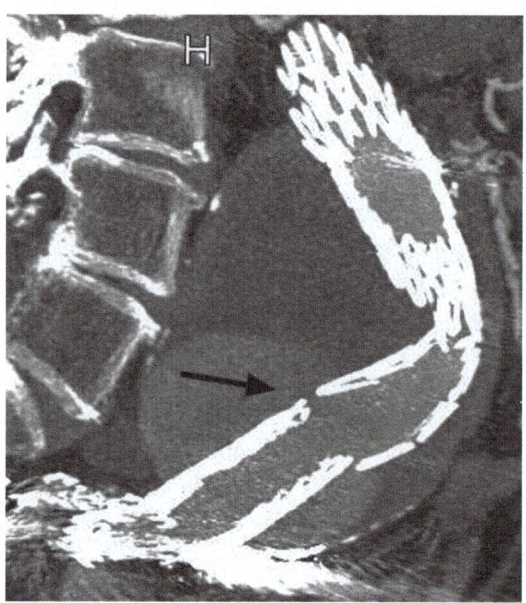

Abb. 8.5 Typ-III-Endoleckage. Diskonnektion zweier Stentgraftmodulen mit persistierendem Blutfluss im Aneurysmasack *(Pfeil)*

Prothesenmigration

Die Migration der Stentprothese ist besonders bei frühen Prothesenmodellen mit bis zu 50 % eine häufige Komplikation gewesen [17]. Ursächlich können zum einen die Prothesenverankerung in Abhängigkeit von Prothesendesign und individueller Anatomie sowie der Verlauf der aneurysmatischen Erkrankung sein. Eine sekundäre Erweiterung des Aneurysmahalses kann auch bei Patienten mit erfolgreich excludierten Aneurysmen vorkommen, ist aber im häufigeren Ausmaß auf eine fortbestehende Drucksetzung des Aneurysmas bei bestehendem Endoleak zurückzuführen. Es können sich hier unter Umständen sehr rasche Verläufe ergeben, da mit zunehmender Erweiterung des Aneurysmahalses ein zusätzliches Typ-I-Endoleak auftreten kann, das zur weiteren Größenzunahme und ggfs. Ruptur führen kann (Abb. 8.6). Daher ist eine rasche Reintervention wichtig, wenn Zeichen der Migration vorliegen. Eine korrekte Platzierung des Endografts direkt im Anschluss an die Nierenarterien kann möglicherweise eine sekundäre Erweiterung des Aneurysmahalses verhindern [18].

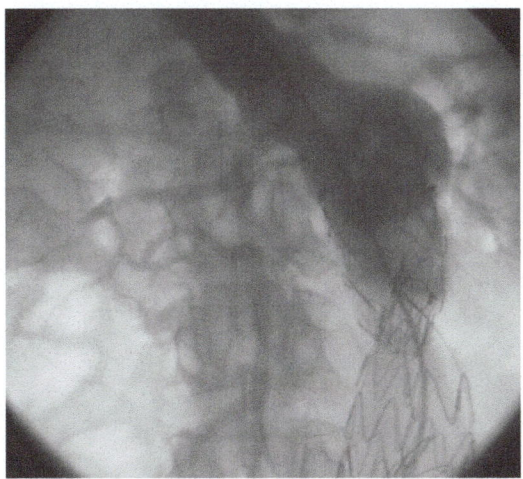

Abb. 8.6 Migration des Prothesenhauptkörpers nach EVAR aus dem Aneurysmahals in den Aneurysmasack mit konsekutivem massivem Typ-I-Endoleck und Kontrastfüllung des Aneurysmas

Formveränderungen der Gefäßanatomie wie z. B. bei Gefäßremodelling nach erfolgreichem Ausschluss des Aneurysmas oder nach Wirbelkörperbrüchen können auch Prothesenmigrationen in die entgegengesetzte Richtung bewirken. Durch eine solche proximale Migration der Stentprothese können auch sekundär Gefäßabgänge wie z. B. die Nierenarterien beeinträchtigt werden. (◘ Abb. 8.6).

Technische Verbesserungen der Stentprothesen, wie Haken und Krallen, suprarenale Fixierung etc. sowie veränderte Implantationstechniken wie die exakte infrarenale Platzierung und eine gute Überlappung der Prothesensegmente haben im Laufe der Entwicklung zu einer Abnahme der Anzahl von Prothesenmigrationen geführt.

Knickbildung und Prothesenschenkelverschluss

Die Ischämie der unteren Extremitäten auf Grund eines Prothesenschenkelverschlusses ist eine wiederkehrende Komplikation nach EVAR und tritt mit neueren Stentgraftsystemen bei etwa 5 % der behandelten Patienten auf. Ursache ist oft eine Knickbildung, die besonders häufig bei Patienten mit langen Prothesenschenkeln, geschlungenen Beckenarterien und bei jungen Patienten auftritt [19, 20]. Die Rückbildung und Schrumpfung des Aneurysmasackes in Folge einer erfolgreichen Exklusion kann auch Jahre nach EVAR-Behandlung zu strukturellen Veränderungen mit einer Knickbildung in den Prothesenschenkeln führen. Patienten werden in diesem Fall oft mit einer Claudicatio oder einem Ruheschmerz symptomatisch. Auch asymptomatische Prothesenschenkelverschlüsse sind berichtet worden [19]. Bei Verdacht auf einen Schenkelverschluss sollte eine rasche CT-Angiographie durchgeführt werden, da die Behandlung bei rechtzeitiger Diagnose einfach durchzuführen ist. Sie besteht in der offenen Thrombektomie oder der perkutanen Thrombolyse und Stentbehandlung zur Beseitigung der Knickbildung. Bei älteren Prothesenschenkelverschlüssen ist hingegen in der Regel ein femorofemoraler Crossoverbypass notwendig.

Um die Gefahr der Knickbildung in den Prothesenschenkeln bereits beim primären Eingriff zu erkennen, empfiehlt es sich, die Abschlussangiographie nach Stentgraftimplantation ohne steife Drähte durchzuführen, die eine Knickbildung durch die artifizielle Streckung der Gefäße maskieren können. Bei Verdacht auf eine Knickbildung sollte großzügig eine zusätzliche Stentbehandlung der Gefäßabschnitte erfolgen [21]. Selbstexpandierende Stents wie der Wallstent sind hier das Mittel der Wahl, um eine Harmonisierung des Gefäßverlaufes und des Überganges von Stentgraft zu nativem Gefäß zu erreichen.

Literatur

1. Volodos NL, Karpovich IP, Troyan VI, Kalashnikova Yu V, Shekhanin VE, Ternyuk NE, et al. (1991) Clinical experience of the use of self-fixing synthetic prostheses for remote endoprosthetics of the thoracic and the abdominal aorta and iliac arteries through the femoral artery and as intraoperative endoprosthesis for aorta reconstruction. Vasa 33: 93–95
2. Adriaensen ME, Bosch JL, Halpern EF, Myriam Hunink MG, Gazelle GS (2002) Elective endovascular versus open surgical repair of abdominal aortic aneurysms: systematic review of short-term results. Radiology 224: 739–747
3. http://mitglieder.gefaesschirurgie.de/index.php?id=290
4. Buth JHP (2005) Endovascular Treatment of Aortic Aneurysms. In: Rutherford R (ed) Vascular Surgery, 6th ed. Elsevier Saunders, Philadelphia
5. Rayt HS, Bown MJ, Lambert KV, Fishwick NG, McCarthy MJ, London NJ, et al. (2008) Buttock claudication and erectile dysfunction after internal iliac artery emboliza-

tion in patients prior to endovascular aortic aneurysm repair. Cardiovasc Intervent Radiol 31: 728–734
6. Berg P, Kaufmann D, van Marrewijk CJ, Buth J (2001) Spinal cord ischaemia after stent-graft treatment for infra-renal abdominal aortic aneurysms. Analysis of the Eurostar database. Eur J Vasc Endovasc Surg 22: 342–347
7. Bjorck M, Troeng T, Bergqvist D (1997) Risk factors for intestinal ischaemia after aortoiliac surgery: a combined cohort and case-control study of 2824 operations. Eur J Vasc Endovasc Surg 13: 531–539
8. Perry RJ, Martin MJ, Eckert MJ, Sohn VY, Steele SR (2008) Colonic ischemia complicating open vs endovascular abdominal aortic aneurysm repair. J Vasc Surg 48: 272–277
9. Greenberg RK, Chuter TA, Lawrence-Brown M, Haulon S, Nolte L (2004) Analysis of renal function after aneurysm repair with a device using suprarenal fixation (Zenith AAA Endovascular Graft) in contrast to open surgical repair. J Vasc Surg 39: 1219–1228
10. Hedayati N, Lin PH, Lumsden AB, Zhou W (2008) Prolonged renal artery occlusion after endovascular aneurysm repair: endovascular rescue and renal function salvage. J Vasc Surg 47: 446–449
11. Gleeson TG, Bulugahapitiya S (2004) Contrast-induced nephropathy. Am J Roentgenol 183: 1673–1689
12. White GH, Yu W, May J (1996) Endoleak – a proposed new terminology to describe incomplete aneurysm exclusion by an endoluminal graft. J Endovasc Surg 3: 124–125
13. Buth J (2003) Success of Endovascular Repair of Abdominal Aortic Aneurysms and the presence of endoleak. In: Veith FJBR (ed) Endoleaks & Endotension. Marcel Dekker, New York
14. Schlosser FJ, Gusberg RJ, Dardik A, Lin PH, Verhagen HJ, Moll FL, et al. (2009) Aneurysm rupture after EVAR: can the ultimate failure be predicted? Eur J Vasc Endovasc Surg 37: 15–22
15. AbuRahma AF, Campbell J, Stone PA, Nanjundappa A, Jain A, Dean LS, et al. (2009)The correlation of aortic neck length to early and late outcomes in endovascular aneurysm repair patients. J Vasc Surg 50: 738–748
16. Gelfand DV, White GH, Wilson SE (2006) Clinical significance of type II endoleak after endovascular repair of abdominal aortic aneurysm. Ann Vasc Surg 20: 69–74
17. Resch T, Malina M, Lindblad B, Ivancev K (2001) The impact of stent-graft development on outcome of AAA repair – a 7-year experience. Eur J Vasc Endovasc Surg 22: 57–61
18. May J, White GH, Ly CN, Jones MA, Harris JP (2003) Endoluminal repair of abdominal aortic aneurysm prevents enlargement of the proximal neck: a 9-year life-table and 5-year longitudinal study. J Vasc Surg 37: 86–90
19. Cochennec F, Becquemin JP, Desgranges P, Allaire E, Kobeiter H, Roudot-Thoraval F (2007) Limb graft occlusion following EVAR: clinical pattern, outcomes and predictive factors of occurrence. Eur J Vasc Endovasc Surg 34: 59–65
20. Conrad MF, Adams AB, Guest JM, Paruchuri V, Brewster DC, LaMuraglia GM, et al. (2009) Secondary intervention after endovascular abdominal aortic aneurysm repair. Ann Surg 250: 383–389
21. Oshin OA, Fisher RK, Williams LA, Brennan JA, Gilling-Smith GL, Vallabhaneni SR, et al. (2010) Adjunctive iliac stents reduce the risk of stent-graft limb occlusion following endovascular aneurysm repair with the zenith stent-graft. J Endovasc Ther 7:108–114

Evaluation of Endovascular Abdominal Aortic Aneurysm Repair in the Years 2003–2008

J. Gnus, W. Witkiewicz

Ergebnisse der endovaskulären Aneurysmatherapie der abdominalen Aorta in den Jahren 2003–2008

Summary

Endovascular abdominal aortic aneurysm repair (EVAR) has become an alternative method to open surgical repair of abdominal aortic aneurysm (AAA) since the early 90's. In our center this method was used in 2003 for the first time.

Aim of the Study: The aim of the single-center study is to evaluate 30 days and 1 year outcomes of EVAR of abdominal aortic aneurysm in the years 2003–2008.

Materials and Methods: Between January 2003 and December 2008, 172 patients who had undergone elective EVAR were retrospectively analyzed. The interdisciplinary consensus among angiologist, interventional radiologist and vascular surgeon was reached to repair the aneurysm by EVAR. All patients underwent preoperative contrast-enhanced computed tomography (CT) to evaluate AAA anatomy. Tortuous iliac artery in CT was an indication to arteriography. Follow-up investigation included a clinical examination at 3, 6 and 12 months, duplex ultrasound scanning was performed at 3 and 6 months. Computed tomography (CT) scans were always performed at 1 and 12 months and in case of any abnormality on the duplex ultrasound scanning.

Results: Stentgraft implantation was successful in 168 (97.5%) of 172 attempted cases. 2 patients died because of circulatory insufficiency. 1 patient required conversion and 1 patient iliaco-iliaco bypass because of inability to deploy the stentgraft. Early complications included deaths and intraoperative device-related problems. There were 26 early complications (15%) defined as occurring within 30 days after surgery. 12 months after the primary operation the control tests were carried out among 142 patients (82.5%). There were 22 late complications among 142 patients, who received full follow-up. 7 patients died from unknown reasons. The hospital has lost track of other 30 patients.

Conclusion: The method of endovascular technology is a technique to save lives of patients suffering from serious comorbidities. However, it is crucial to develop other, more effective methods in order to decrease the number of early and late complications.

Zusammenfassung

Die endovaskuläre Aneurysmatherapie stellt eine Alternative zum konventionellen Verfahren bei Bauchaortenaneurysma (BAA) dar. In unserem Krankenhaus wurde diese Methode zum ersten Mal im Jahr 2003 angewendet.

Ziel: Das Ziel unserer Untersuchung war die Beurteilung der Ergebnisse der endovaskulären Aneurysmatherapie in 2003–2008 nach 30 Tagen und einem Jahr.

Material und Methoden: Vom Januar 2003 bis Dezember 2008 erhielten 172 Patienten mit einem BAA gemeinsam durch Angiologen, Radiologen und Gefäßchirurgen eine endovaskuläre Aneurysmatherapie. Alle Patienten erhielten präoperativ eine Kontrastmittel-Computertomographie. Eine geschlängelte A. iliaca externa verlangte eine Angiographie. Die Funktion der Stentprothese wurde nach 3, 6 und 12 Monaten durch klinische Untersuchung, nach 3 und 6 Monaten durch eine Duplexsonographie und nach einem und 12 Monaten durch ein CT weiter kontrolliert. Auch bei Abnormalitäten in der Duplexsonographie wurde ein CT durchgeführt.

Ergebnisse: Bei 168 Patienten von 172 Patienten (97,5%) war die Stentimplantation erfolgreich. Zwei Patienten verstarben an Kreislaufinsuffizienz. Ein Patient verlangte eine Konversion zur chirurgischen Therapie und ein Patient einen iliakoilikalen Bypass, weil sich bei ihm der kurze kontralaterale Schenkel nicht entfaltete. Frühkomplikationen berücksichtigten Todesfälle und intraoperative prothesenspezifische Komplikationen. Es waren 26 Frühkomplikationen (15%), definiert als Komplikationen innerhalb von 30 Tagen, zu verzeichnen. Zwölf Monate nach der primären Operation hatten wir Kontakt mit 142 Patienten (82,5%), bei denen 22 Spätkomplikationen aufgetreten waren. Sieben Patienten verstarben an unklarer Ursache.

Schlussfolgerung: Die endovaskuläre Aneurysmatherapie ist eine lebensrettende Technik für Hochrisikopatienten. Allerdings ist es notwendig, noch bessere Methoden zu entwickeln, um die Anzahl der Komplikationen zu reduzieren.

Introduction

Endovascular abdominal aortic aneurysm repair (EVAR) has become an alternative method to open surgical repair of abdominal aortic aneurysm (AAA) since the early 90s [13]. In our center this method was used in 2003 for the first time. Endovascular technology is particularly recommended to high-risk patients [2,3,11]. Since endoluminal techniques are being continuously improved, this method is more and more effective and the number of complications is being gradually decreased [10,14,17].

Aims

The aim of the single-centre study is to evaluate 30 days and 1 year outcomes of EVAR of abdominal aortic aneurysm in the years 2003-2008.

Materials and Methods

Between January 2003 and December 2008, 172 patients who had undergone elective EVAR were retrospectively analyzed. Follow-up investigation included a clinical examination at 3, 6 and 12 months, duplex ultrasound scanning was performed at 3 and 6 months. Computed tomography (CT) scans were always performed at 1 and 12 months and in case of any abnormality on the duplex ultrasound scanning. There were 149 men (86.6 %) and 23 women (13.4 %) – at the age between 48.2 and 86.4 years. The average age was 66.8. (◘ Table 9.1).

The interdisciplinary consensus among angiologist, interventional radiologist and vascular surgeon was reached to repair the aneurysm by EVAR. In patients in whom revascularization of carotid arteries was indicated, the operative repair was done prior to AAA management. AAA exceeding 5.0 cm, or those enlarging more than 0.5 cm per year were repaired. Clinical selection criteria for endovascular treatment included respiratory failure in 87 patients, circulatory insufficiency NYHA III in 33, NYHA IV in 37 and in 15 patients cerebrovascular disease. Patients' comorbidities are presented in ◘ Table 9.2. Pulmonary dysfunction equals forced expiratory volume in 1 second less than 1 L, $PaO_2 < 70$ mmHg, $PCO_2 > 45$ mmHg. All patients underwent preoperative contrast-enhanced computed tomography (CT) to evaluate AAA anatomy. Tortuous iliac artery in CT was an indication to arteriography. EVAR was accessed via a transfemoral approach, delivering modular stent grafts through an arteriotomy. The extension graft for the second limb of bifurcated devices was inserted by arteriotomy of the contralateral common femoral artery. EVAR procedures were performed under regional anesthesia in 62 % and under general anesthesia in 38 %.

◘ **Table 9.2** Patient characteristics

Comorbidities	Number of patients
Respiratory failure	87
Circulatory insufficiency NYHA III	33
Circulatory insufficiency NYHA IV	37
Apoplexy	15

◘ **Table 9.1** Demographic data of patients undergoing EVAR of AAA

Years / Number of patients	2003	2004	2005	2006	2007	2008	TOTAL
EVAR	5	15	17	18	33	84	172
Women	1	2	0	3	11	6	23
Men	4	13	17	15	22	78	149
Age	48.2 – 86.4						
Average age	66.8						

Results

Stentgraft implantation was successful in 168 (97.7%) of 172 attempted cases. 2 patients died because of circulatory insufficiency. One patient required conversion and 1 patient iliaco-iliaco bypass because of inability to deploy the stentgraft. Early complications included deaths and intraoperative device-related problems. There were 26 early complications (15%) defined as occurring within 30 days after surgery, demonstrated in ◘ Table 9.3. 6 patients had post-implantation syndromes, graft limb thrombosis was diagnosed in 5 patients, migration of prosthesis in 4 patients, lymphocele happened to 2 patients endoleak appeared with 5 patients (endoleak type I – 2 patients, which required intervention, endoleak type II – 3 patients). One endoleak type I was associated with stent migration. The post-implantation syndrome disappeared two days after operative treatment. Patients suffering from graft limb thrombosis were subjected to guided thrombolysis with the urokinase + PTA. Endoleak type I was successfully treated with an insertion cuff. All patients with endoleak type II were taken under strict observation. The cuff was used in 4 patients with stent migration (◘ Table 9.4). During the control test after surgical intervention the proper location of intravascular prosthesis with no perigraft flow was confirmed. The mean operation time was 168 min (range 72-204 min). The mean time from operation to discharge from hospital was 3 days.

◘ **Table 9.3** Early complications and mortality among 172 patients

Early complications	Number of patients	Percentage
Number of patients with complications	26	15%
Post-implantation syndrome	6	3.5%
Graft limb thrombosis	5	2,9%
Endoleak	5	2,9%
Migration of prosthesis	4	2.3%
Chylorrhea	2	1,2%
Inability to deploy the device	2	1,2%
Deaths	2	1,2%

◘ **Table 9.4** Re-intervention after perioperative complication

Type of complication	Method	Number of patients	
Endoleak	Typ1 – cuff	2	5
	Typ 2 - under observation	3	
Graft limb thrombosis	Urokinase + PTA	5	
Stent migration	Endocuff	4	
Inability to deploy the device	Conversion	1	2
	Iliaco-iliaco bypass	1	

Twelve months after the primary operation the control tests were carried out among 142 patients (82.5%). The patients examined were 126 men (88.7%) and 16 women (11.3%.) Demographic information can be found in ◘ Table 9.5.

There were 29 late complications (20.4%) among 142 patients, who received full follow-up. Seven patients died from unknown reasons. The hospital has lost track of other 30 patients. Late complications appeared among 142 patients and are presented in ◘ Table 9.6. These complications included: graft limb thrombosis in 9 patients, endoleak in 7 patients, stent migration in 6 patients. Seven patients died from unknown reasons. Nine patients suffering from graft limb thrombosis were subjected to guided thrombolysis (urokinase + PTA). There were seven patients with endoleak, 3 with type I, 4 with type II. Endoleak type I was successfully treated with insertion cuff. 2 patients with type II endoleak had lumbar arteries embolization. Another 3 patients were observed. The endocuff was used in 6 patients with stent migration. Between January 2003 and December 2008 the most often used prosthesis was Excluder Gore (67 patients) in the AAA patients, followed by Zenith Cook (45 patients), Talent Medtronic (21 patients), and Endoloc Comesa (39 patients) (◘ Table 9.7).

◘ **Table 9.5** Demographic data 12 months after primary operation

Years / Number of patients	2003	2004	2005	2006	2007	2008	TOTAL
Women	1	1	0	1	9	4	16
Men	1	10	14	14	17	70	126
Deaths	2	2	1	1	1	0	7

◘ **Table 9.6** Late complications among 142 patients

Complications	Number of patients	Percentage
Total number of patients	22	15,5%
Prosthesis arm thrombosis	9	6,3%
Endoleak	7	4,9%
Stent migration	6	4,2%
Deaths	7	4,9%

◘ **Table 9.7** Re-intervention after perioperative complication

Complication	Method	Number of patients	
Endoleak	Type I - cuff	3	5
	Type II - embolization	2	
Graft limb thrombosis	Urokinase+PTA	9	
Migration	cuff	6	

Discussion

The retrospective analysis concerned 172 patients with AAA, who underwent infrarenal EVAR because of serious comorbidities in the years 2003-2008 (Table 9.8). Out of the total number of 172 patients qualified for EVAR the average age came to 66.8 years. 87 patients suffered from respiratory failure, 33 of them had problems with circulatory insufficiency NYHA III, 37 NYHA IV, 15 had cerebrovascular disease. Similar indications were described by other authors [6,12]. The early complications in our material occurred in 26 cases (15%) and included: post-implantation syndrome in 6 patients, prosthesis limb thrombosis in 5 patients, endoleak in 5 patients, stent migration in 4 patients, chylorrhea in 2 patients and 2 patients with inability to deploy the device. Two patients died because of acute circulatory insufficiency and respiratory failure. The similar early complications appeared in other authors' materials [7,18,16]. Out of 26 patients with early complications, endoleak type I was treated with insertion cuff in 2 patients. All patients with endoleak type II were taken under strict observation. Five patients with graft limb thrombosis were subjected to guided thrombolysis with the urokinase + PTA. The endocuff was used in 4 patients with stent migration. 1 patient required conversion and 1 patient iliaco-iliaco bypass because of inability to deploy the stentgraft. The other authors presented similar methods of dealing with the complications [18,9,15]. Similarly to other authors the mean operation time was 168 min (range 72-204 min). The mean time from operation to discharge from hospital was 3 days [5,20]. Twelve months after initial prosthesis implantation the control tests were carried out among 142 patients. The hospital has lost track with 30 patients. Late complications appeared among 29 patients. Similar information was presented by other authors [1,14,3].

Out of the total number of 142 patients examined, 29 appeared late complications including: prosthesis limb thrombosis by 9 patients, stent migration by 6 patients, endoleak by 7 patients. Seven patients died from unexplained reasons. Nine patients suffering from graft limb thrombosis were provided with urokinase throughout catheter.

Table 9.8 Types of prosthesis implanted and number of patients

Prosthesis	Company	Number of patients
Excluder	Gore	67
Zenith	Cook	45
Talent	Medtronic	21
Endoloc	Comesa	39
TOTAL		172

Additionally, PTA was applied. Endoleak was observed among 7 patients. Other authors presented similar late complications and similar methods of overcoming them [4,8,19].

Conclusion

The method of endovascular technology is a technique to save lives of patients suffering from serious comorbidities. However, it is crucial to develop other, more effective methods in order to decrease the number of early and late complications.

Reference list

1. Brewster DC, Jones JE, Chung TK (2006) Long-term Outcomes After Endovascular Abdominal Aortic Aneurysm Repair The First Decade. Ann Surg 244: 426–438
2. Brooks MJ, Brown LC, Greenhalgf RM (2006) Defining the Role of Endovascular Therapy in the Treatment of Abdominal Aortic Aneurysm: Results of a Prospective Randomized Trial. Adv Surg 40: 191–204
3. Brown LC, Greenhalgh RM, Howell S, Powell JT, Thompson SG (2007) Patient fitness and survival after abdominal aortic aneurysm repair in patients from UK EVAR trials. Br J Surg 94: 709–716
4. Chahwan S, Comerota AJ, Pigott JP, Scheuermann BW, Burrow J, Wojnarowski D (2007) Elective treatment of abdominal aortic aneurysm with endovascular or open repair: The first decade. J Vasc Surg 45: 258–262
5. Drury D, Michaels JA, Jones L, Ayiku L (2005) Systematic review of recent evidence for the safety and efficacy of elective endovascular repair in the management of infrarenal abdominal aortic aneurysm. Brit J Surg 92: 937–946
6. Espinola-Klein C, Neufang A, Dueber C (2008) Infrarenales Aortenaneurysma. Internist 49: 955–966

7. Heidrich M, Balzer K (2006) Konversionsoperationen nach endovaskulaere Ausschaltung infrarenaler Aortenaneurysmen. Gefäßchirurgie 11: 253–260
8. Hinchliffe RJ, Krasznai A, SchultzeKool L, Blankensteijn JD, Falkenberg M, Lonn L, Hausegger K, De Blas M, Egana JM, Sonesson B Ivancev K (2007) Observations on the Failure of Stent-grafts in the Aortic Arch. Eur J Vasc Endovasc Surg 34: 451–456
9. Hobo R, Buth J (2006) Secondary interventions following endovascular abdominal aortic aneurysm repair using current endografts. A EUROSTAR report. J Vasc Surg 43: 896–902
10. Hua HT, Cambria RP, Chuang SK, Stoner MC, Kwolek CJ, Rowell KS, Khuri SF, Henderson WG, Brewster DC, Abbott WM (2005) Early outcomes of endovascular versus open abdominal aortic aneurysm repair in the National Surgical Quality Improvement Program– Private Sector (NSQIP–PS). J Vasc Surg 41: 382–389
11. Jean-Baptiste E, Hassen-Khodja R, Bouillanne P-J, Haudebourg P, Declemy S, Batt M (2007) Endovascular Repair of Infrarenal Abdominal Aortic Aneurysms in High-Risk-Surgical Patients. Eur J Vasc Endovasc Surg 34: 145–151
12. Lindholt JS, Juul S, Henneberg EW (2007) High- Risk Screening for Abdominal Aortic Aneurysm Both Reduce Aneurysm-related Mortality. A Stratified Analysis from Single-centre Randomised Screening Trial. Eur J Vasc Endovasc Surg 34: 53–58
13. Parodi JC, Palmaz JC, Barone HD (1991) Transfemoral intraluminal graft implantation for abdominal aortic aneurysms. Ann Vasc Surg 5: 491–499
14. Sandford RM, Bown MJ, Sayers RD, Fishwick G, London NJ, Nasim A (2008) United Kingdom Endovascular Abdominal Aortic Aneurysm Repair: 5-Year Follow-Up Results. Ann Vasc Surg 22: 372–378
15. Tiesenhausen K, Hessinger M, Konstantiniuk P, Tomka M (2006) Surgical Conversion of Abdominal Aortic Stent – grafts – Outcome and Technical Considerations. Eur J Vasc Endovasc Surg 31: 36–41
16. Torsello G, Osada N, Florek H-J, Horsch S, Kortmann H, Luska G, Scharrer-Pamler R, Schmiedt W, Umscheid T, Woźniak G (2006) Long-term outcome after Talent endograft implantation for aneurysms of the abdominal aorta: A multicenter retrospective study. J Vasc Surg 43: 277–284
17. Torsello G, Can A, Schumacher S (2005) Das Bauchaortenaneurysma. Gefäßchirurgie 10: 139–153
18. Wahlgren CM, Malmstedt J (2008) Outcomes of endovascular abdominal aortic aneurysm repair compared with open surgical repair in high-risk patients: Results from the Swedish Vascular Registry. J Vasc Surg 48: 1382–1389
19. Wanhainen A, Bylund N, Bjorck M (2008) Outcome after abdominal aortic aneurysm repair in Sweden 1994–2005. Br J Surg 95: 564–570
20. Zeebregts CJ, Geelkerken RH, Van der Palen J, Huisman AB, De Smit P Van Det RJ (2004) Outcome of abdominal aortic aneurysm repair in the era of endovascular treatment. Brit J Surg 91: 563–568

Aneurysmaruptur durch Typ-II-Endoleak nach endovaskulärer Aneurysmareparatur

R. I. Rückert, M. Ismail, P. Rogalla, N. Tsilimparis

Aneurysm rupture after EVAR caused by type II endoleak

Zusammenfassung

Endoleaks vom Typ II treten nach endovaskulärer Ausschaltung eines infrarenalen Aortenaneurysmas (EVAR) mit einer Häufigkeit von bis zu 20 % auf und können sehr selten zur Aneurysmaruptur führen. Therapeutische Konsequenzen des Typ-II-Endoleaks reichen wegen seiner langfristig unklaren prognostischen Relevanz von der konservativen Therapie bis zur Konversion.

Methoden: In Form einer Kasuistik wird ein weiterer Fall einer Aneurysmaruptur nach EVAR durch ein Typ-II-Endoleak beschrieben. Anhand einer Literaturanalyse wird eine Behandlungsstrategie dafür entwickelt.

Ergebnisse: Eine 62-jährige Patientin wurde mit einer gedeckten Ruptur 40 Monate nach EVAR mit einem aortobiiliakalen Stentprothesensystem (Talent, World Medical) aufgenommen. Die Patientin hatte bei bekanntem Typ-II-Endoleak während der letzten zwei Jahre keine Follow-up-Untersuchung mehr wahrgenommen. Nach sofortiger Laparotomie fanden sich blutende Lumbalarterien und die A. mesenterica inferior als Ursache eines Typ-II-Endoleaks und damit der Aneurysmaruptur. Nach Explantation des Stentprothesensystems und konventionellem aortobiiliakalem Protheseninterponat ergab eine MRA-Kontrolle jedoch eine Dissektion der thorakalen und suprarenalen Aorta mit Minderperfusion der linken Niere. Die Patientin verstarb 44 Monate nach der Konversion an einem metastasierenden Ovarialkarzinom. Aus den Literaturdaten ergibt sich eine therapeutische Konsequenz bei großem (Nidus > 15 mm) oder persistierendem (> 6 Monate) Typ-II-Endoleak und bei Größenprogredienz des Aneurysmasackes.

Diskussion: Die rechtzeitige selektive Therapie des Typ-II-Endoleaks ist zur Prophylaxe der Aneurysmaruptur nach EVAR indiziert. Bei Ruptur durch ein Typ-II-Endoleak kann alternativ zur Konversion die Nahtligatur der blutenden Arterien mit Verschluss des Aneurysmasackes und Belassen der Stentprothese erwogen werden.

Summary

Type II endoleaks occur in up to 20 % of patients after endovascular aortic aneurysm repair (EVAR) and may rarely cause aneurysm rupture. Because of controversial long-term prognosis there is a variety of therapeutic options ranging from conservative treatment to conversion.

Methods: Another case history is presented of infrarenal aortic aneurysm rupture caused by type II endoleaks after EVAR. Based on a literature review, a treatment strategy is proposed.

Results: A 62-year-old woman was admitted with contained rupture 40 months after previous EVAR with an aortobiiliac stent-graft system (Talent, World Medical). The patient had been lost to follow-up for the last two years. Immediate laparotomy was performed. The intraoperative findings revealed lumbar arteries and the inferior mesenteric artery bleeding into the aneurysm sac, thus confirming the diagnosis of type II endoleaks. However, after explantation of the stent-graft system and conventional aortobiiliac repair MRA showed a dissection of the thoracic and suprarenal aorta with impairment of left kidney perfusion. The patient died 44 months later of a spreading ovarial carcinoma. The literature analysis revealed that therapeutic consequences are indicated with large (nidus > 15 mm) or persistent (> 6 months) type II endoleaks and with growing aneurysm sac.

Discussion: Aneurysm rupture can be prevented by selective and timely therapy of type II endoleaks. In case of aneurysm rupture after EVAR due to type II endoleaks oversewing of the bleeding arteries and tight closure of the aneurysm sac, thereby maintaining the stent-graft in place, should be considered as a treatment option.

Einleitung

Der häufigste und methodenimmanente potenzielle Fehlermechanismus nach endovaskulärer Ausschaltung eines infrarenalen Aortenaneurysmas (EVAR) bleibt die Entwicklung eines Endoleaks. Ein Endoleak vom Typ II, bedingt durch persistierende Perfusion des Aneurysmasackes aus Lumbalarterien, der A. mesenterica inferior oder anderen Kollateralarterien der Aorta, tritt mit einer Häufigkeit von bis zu 20 % auf und kann, wenn auch sehr selten, zur Aneurysmaruptur führen [1, 4, 7, 9, 10, 12, 14, 15]. Die Bedeutung des Typ-II-Endoleaks wird hinsichtlich seiner langfristigen prognostischen Relevanz nach wie vor kontrovers beurteilt [5, 9, 10, 14–16]. Therapeutische Konsequenzen bei Typ-II-Endoleak reichen daher von der konservativen Therapie bis zur Konversion [5, 7–10, 13–16].

In verschiedenen klinischen Serien wie auch kasuistisch existieren nur wenige Berichte über Aneurysmarupturen durch Typ-II-Endoleaks, denen wir mit der folgenden Arbeit einen weiteren Fall hinzufügen [1, 3, 4, 7–9, 12, 14, 15]. Anhand einer systematischen Literaturanalyse wird dann eine Behandlungsstrategie entwickelt.

Kasuistik

Eine 62-jährige Patientin wurde mit einer gedeckten Ruptur vier Jahre nach EVAR mit einem aortobiiliakalen Stentprothesensystem (Talent, World Medical) aufgenommen. Die unter Notfallbedingungen auswärtig nativ durchgeführte Computertomographie (CT) zeigte bei 10 cm Maximaldurchmesser der Aorta ein periaortales Hämatom. Die Patientin hatte während der letzten zwei Jahre keine Follow-up-Untersuchung mehr wahrgenommen. Die Indikation zur EVAR (Abb. 10.1) war primär wegen eines infrarenalen Bauchaortenaneurysmas mit einem maximalen Durchmesser von 58 mm gegeben. Die Patientin hatte ein ausgeprägtes Risikoprofil: Ektasie der Aorta thoracalis descendens, arterielle Hypertonie, Hypercholesterinämie, Sklerodermie, Lungenfibrose mit pulmonaler Hypertonie, koronare Herzkrankheit mit Zustand nach Stent-PTCA, Trikuspidal- und Mitralinsuffizienz II°, paroxysmale Tachykardie, Vorhofflimmern, Kortikoid-induzierte Osteopenie, Z. n. ventraler Spondylodese C3/4. Daher war die endovaskuläre Therapie zur Ausschaltung des Aortenaneurysmas primär favorisiert worden. Der intra- und postoperative Verlauf nach EVAR war zunächst komplikationsfrei. Im weiteren Verlauf war dann bei stärker abgewinkeltem Aneurysmahals (Abb. 10.1) ein Bruch der damals noch zur Konstruktion des Talent-Systems gehörenden Längsstabilisierung mit gleichzeitigem Nachweis eines sekundären Typ-II-Endoleaks bekannt. Retrospektiv hatte der Maximaldurchmesser des Aneurysmas bereits zugenommen, ohne dass auswärtig eine Konsequenz gezogen worden war.

Nach sofortiger Laparotomie fand sich ein retroperitoneales Hämatom als Ausdruck der gedeckten Aneurysmaruptur (Abb. 10.2). Als Ursache der Ruptur ließen sich ein aktiv blutendes, relativ großkalibriges Lumbalarterienpaar proximal unmittelbar distal des Aneurysmahalses und distal

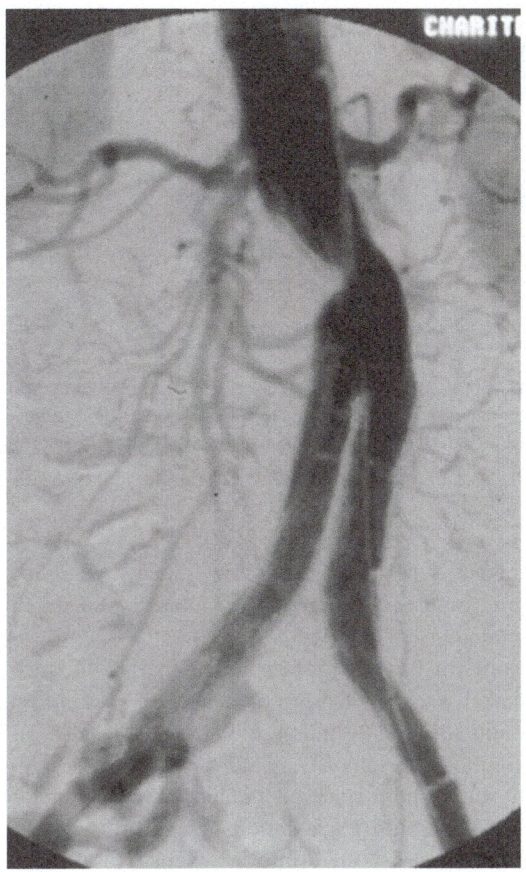

Abb. 10.1 Intraoperative digitale Subtraktionsangiographie nach Implantation einer aortobiiliakalen Stentprothese (Talent, World Medical) zur Ausschaltung eines infrarenalen Aortenaneurysmas

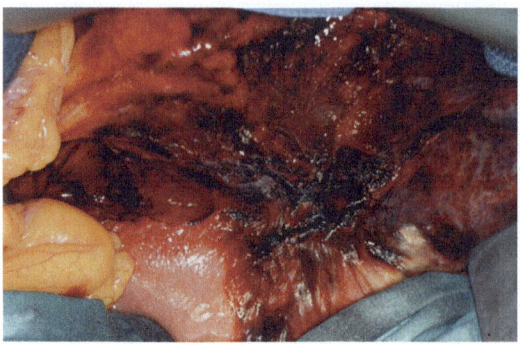

Abb. 10.2 Retroperitoneales Hämatom bei gedeckter Ruptur der infrarenalen Aorta 40 Monate nach EVAR. Als Ursache wurde nach Eröffnung des Aneurysmasackes ein Typ-II-Endoleak identifiziert

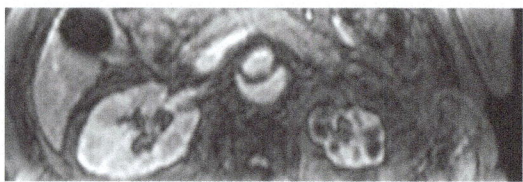

Abb. 10.3 MRT 24 Monate nach Konversion mit Explantation eines aortobiiliakalen Stentprothesensystems mit suprarenaler Fixation (Talent, World Medical) und konventioneller Interposition einer Dacron-Bifurkationsprothese wegen gedeckter Aortenaneurysmaruptur nach EVAR. Nachweis einer morphologisch im Verlauf unveränderten suprarenalen Aortendissektion mit Beginn in Höhe der Nierenarterien und Ausdehnung bis in die Aorta thoracalis descendens. Die linke Niere ist infolge Minderperfusion bereits deutlich im Sinne einer Schrumpfniere verkleinert

in der Aortenbifurkation sowie auch eine retrograd blutende A. mesenterica inferior und damit eindeutig ein Typ-II-Endoleak identifizieren. Sowohl im Bereich des Aneurysmahalses als auch iliakal war das Stentprothesensystem einwandfrei implantiert. Ein Endoleak vom Typ I oder III konnte ausgeschlossen werden. Proximal erfolgte unter suprarenaler Ballonblockade die digitale Lösung und Explantation der Talent-Prothese. Ebenso wurden die Prothesenschenkel distal nach Clamping der Aa. iliacae externae et internae digital gelöst und explantiert. Die Implantation einer Dacron-Bifurkationsprothese erforderte proximal die Nahtlagerverstärkung der sehr dünnen verbliebenen Aortenwand mittels Teflonfilzstreifen. Der intra- und postoperative Verlauf blieb bis auf eine zunächst therapierefraktäre Hypertonie klinisch komplikationsfrei. CT- und MRT-Kontrolle (◘ Abb. 10.3) zeigten jedoch eine Dissektion der thorakalen und suprarenalen Aorta mit hochgradiger Einschränkung der Perfusion der linken Niere, die auch in der farbcodierten Dupexsonographie bestätigt wurde. Die linke Nierenarterie entsprang dem nach der Dissektion falschen Lumen. Die Nierenszintigraphie ergab einen Funktionsanteil der linken Niere von weniger als 5%. Sowohl im Hinblick auf die Dissektion als auch auf die Nieren bestand allerdings keine Indikation zur endovaskulären oder konventionellen gefäßchirurgischen Therapie. Kontrolluntersuchungen lieferten jeweils konstante morphologische Befunde. Die Patientin verstarb 44 Monate später an einem metastasierenden Ovarialkarzinom.

Literaturanalyse

Das sensitivste Schnittbildverfahren zum Nachweis oder Ausschluss eines Typ-II-Endoleaks ist die Magnetresonanzangiographie (MRA), wobei der Kontrastmittel-gestützten Ultraschalldiagnostik zunehmende Bedeutung zukommt [2, 6, 11, 17].

Eine systematische Literaturanalyse mit Auswertung der Datenbanksysteme MEDLINE, EMBASE und Cochrane library CENTRAL bis zum 1. März 2008 ergab 270 Rupturen nach EVAR, von denen 160 durch Endoleaks und davon wiederum 23 durch ein Typ-II-Endoleak (Typ Ia: 57, Typ Ib: 31, Typ II: 23, Typ III: 26, Typ IV: 0, Endotension: 9, nicht geklärt: 14) verursacht worden waren [9]. Eine Zusammenstellung von Publikationen über EVAR mit repräsentativen Fallzahlen, in der die Anzahl der Rupturen infolge Typ-II-Endoleak explizit beschrieben wird, findet sich in ◘ Tab. 10.1.

Während in vielen Arbeiten die hinsichtlich der Rupturgefahr der Aorta nach EVAR benigne Natur des Typ-II-Endoleaks nachgewiesen und daher eine selektive Indikation zur Intervention abgeleitet wird [10, 12], konnten Timaran et al. die Indikation zur Therapie des Typ-II-Endoleaks konkretisieren [14]. Mittels univariater und Cox-Regressionsanalyse wurde der Maximaldurchmesser des Endo-

☐ **Tab. 10.1** Häufigkeit des Typ-II-Endoleaks als Ursache einer Ruptur des Aneurysmasackes nach EVAR in ausgewählten Publikationen

Autor (Jahr)	Zahl der Patienten nach EVAR	Zahl der Patienten mit Ruptur bei Typ-II-Endoleak
Jones (2007) [7]	873	4
May (2004) [8]	609	1
Silverberg (2006) [10]	965	0
Steinmetz (2004) [12]	486	0
Timaran (2004) [14]	348	1
van Marrewijk (2004) [15]	3.595	1

leaks nach CT-morphologischen Kriterien, also die Größe des Nidus, als prognoserelevanter Parameter für die Größenprogredienz des Aortenaneurysmasackes nach EVAR ermittelt (relatives Risiko 1,12; 95-%-Konfidenzintervall 1,04–1,19; p = 0,001). Die mediane Größe des Nidus betrug 23 mm (Range 13–40 mm) bei den Patienten mit Größenzunahme des Aneurysmasackes und 8 mm (Range 5–25 mm) für diejenigen ohne Größenprogredienz (Mann-Whitney-U-Test, p < 0,001). Mittels charakteristischer Receiver Operating Curve und Cox-Regressionsanalyse wurde insbesondere nachgewiesen, dass ein Maximaldurchmesser des Nidus von mehr als 15 mm mit einem erhöhten Risiko der Größenzunahme des Aneurysmasackes assoziiert war (relatives Risiko 11,1; 95-%-Konfidenzintervall 1,4–85,5; p = 0,02) [14]. Andere Risikofaktoren der Patienten wie Geschlecht, Nikotinanamnese, Hypertonie, Antikoagulation, maximaler Aneurysmadurchmesser, Typ des Stentprothesensystems oder Anzahl und Typ der Kollateralarterien waren in dieser Analyse nicht signifikant für eine Größenprogredienz des Aneurysmasackdurchmessers [14]. Jones et al. wiesen nach, dass die Persistenz eines Typ-II-Endoleaks mit einer negativen Prognose assoziiert ist [7]. Dies betraf sowohl die Zunahme des Aneurysmasack-Maximaldurchmessers, die Notwendigkeit einer Konversion zum offenen Operationsverfahren im Verlauf, die Reinterventionsrate und schließlich auch die Ruptur des Aneurysmasackes nach EVAR. Von 164 Patienten (18,9 %) mit einem frühen Typ-II-Endoleak (Detektion bei der ersten CT-Kontrolle nach EVAR) waren binnen 6 Monaten 131 Endoleaks (79,9 %) nicht mehr nachweisbar, während bei 33 Patienten (3,8 % aller Patienten nach EVAR, entsprechend 20,1 % aller frühen Typ-II-Endoleaks) eine Persistenz des Endoleaks für mehr als 6 Monate bestand. Die temporären Endoleaks waren nicht mit einem negativen Spätergebnis assoziiert – im Gegensatz zu den persistierenden Endoleaks. Der Aneurysma-bedingte Tod war nicht durch das Auftreten eines Typ-II-Endoleaks beeinflusst (p = 0,78). Im Vergleich zwischen Patienten ohne und mit persistierendem Typ-II-Endoleak betrug die Wahrscheinlichkeit, keine Zunahme des Aneurysmasackdurchmessers zu erleiden, nach 1, 3 und 5 Jahren 99,2 %, 97,6 % und 94,9 % (ohne Endoleak) gegenüber 88,1 %, 48,0 % und 28,0 % (mit Endoleak, p < 0,001). Patienten mit persistierendem Typ-II-Endoleak hatten ein erhöhtes Risiko eines Aneurysmasackwachstums gegenüber Patienten ohne persistierendes Typ-II-Endoleak (Odds Ratio 25,9; 95-%-CI 11,8–57,4; p < 0,001). Die Reinterventionsrate war bei Patienten mit Typ-II-Endoleak signifikant erhöht (Odds Ratio 19,0; 95-%-CI 8,0–44,7; p < 0,001) [7]. Bei 4 Patienten mit persistierendem Typ-II-Endoleak trat eine Ruptur der Aorta nach EVAR auf (☐ Tab. 10.1). Bei Vorhandensein eines permanenten Typ-II-Endoleaks betrug die Wahrscheinlichkeit, keine Ruptur zu erleiden, nach 1, 3 und 5 Jahren 96,8 %, 96,8 % und 91,1 % gegenüber 99,8 %, 98,5 % und 97,4 % ohne persistierendes Typ-II-Endoleak. Die Multivarianzanalyse zeigte schließlich das persistierende Typ-II-Endoleak als signifikanten Prognoseparameter für eine Aneurysmaruptur nach EVAR [7].

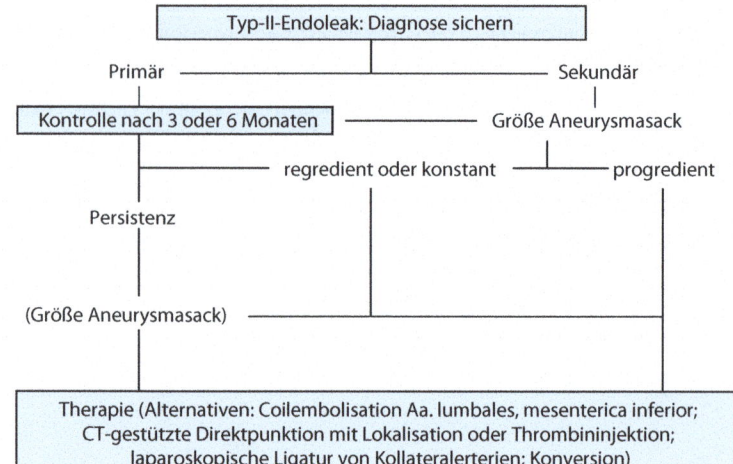

Abb. 10.4 Schema zur Darstellung eines rationalen Managements bei Auftreten eines Typ-II-Endoleaks nach EVAR. Relevant ist auch die Größe des Endoleaks (> 15 mm) hinsichtlich einer Größenprogredienz des Aneurysmasackes im zeitlichen Verlauf

Aus diesen Daten der Literaturanalyse wird das in Abb. 10.4 dargestellte Management abgeleitet: Bei einem Typ-II-Endoleak nach EVAR sollte zuerst die Diagnose gesichert, d. h. ein Endoleak vom Typ I oder III sollte ausgeschlossen werden. Bei primär aufgetretenem Typ-II-Endoleak sollte nach einem Intervall von 3, maximal jedoch 6 Monaten eine Kontrolldiagnostik erfolgen. Bei Persistenz des Typ-II-Endoleaks sollte eine Bestimmung der Größe des Aneurysmasackes mit Vergleich zur Voruntersuchung erfolgen oder, abhängig von der Größe des Endoleaks (>/≤ 15 mm Maximaldurchmesser? Progredienz der Endoleakgröße?), die Therapie durch eine der genannten Alternativen erfolgen [5, 10, 12, 13]. Bei sekundär aufgetretenem Typ-II-Endoleak sollte zunächst ein Größenvergleich des Aneurysmasackes gegenüber dem Ausgangsbefund vor EVAR erfolgen. Bei Progredienz ist ebenfalls die Therapie des Endoleaks indiziert, während bei regredientem oder persistierendem Größenbefund des Aneurysmasackes zunächst wiederum eine Kontrolldiagnostik nach 3, spätestens jedoch nach 6 Monaten erfolgen sollte (Abb. 10.4).

Diskussion

Die Aortenaneurysmaruptur nach EVAR ist zwar sehr selten, möglicherweise aber doch häufiger als bekannt, da von einem Publikationsbias auszugehen ist [3, 4, 7, 9, 14, 15]. Die Zuordnung eines Typ-II-Endoleaks als Ursache einer Aneurysmaruptur nach EVAR ist zumindest unsicher, wenn in den Fällen, die nicht mehr zur Konversion gelangen, der intraoperative Nachweis der Ursache des Endoleaks fehlt. Darüber hinaus war die Ursache der Aneurysmaruptur nach EVAR nur in 235 von den bis dato berichteten 270 Fällen bekannt, und in 14 Fällen eines als Ursache der Ruptur nachgewiesenen Endoleaks war dessen Typ nicht bestimmt [9.] Umso wichtiger erscheint die Publikation jedes einzelnen Falles einer Aneurysmaruptur nach EVAR [1, 4]. In wesentlichen Details entspricht der hier berichtete Fall der aktuellsten Datensammlung zur Aneurysmaruptur nach EVAR [9]. Das Typ-II-Endoleak war hier bereits in einer Kontrolluntersuchung nachgewiesen worden, und eine Zunahme des Maximaldurchmessers des Aortenaneurysmasackes war ebenfalls retrospektiv in einer auswärtig erfolgten CT-Kontrolle festgestellt worden (100 mm bei gedeckter Ruptur gegenüber 58 mm präoperativ vor EVAR). Eine rechtzeitige elektive Therapie des Typ-II-Endoleaks hätte also ex post die Ruptur mit hoher Wahrscheinlichkeit verhindern können. Allerdings war interessanterweise von den 101 Patienten, bei denen eine Analyse des Aneurysmadurchmessers im Follow-up nach EVAR und vor der Ruptur vorlag, eine Zunahme des Maximaldurchmessers nur bei 36, ein größenkonstanter Aneurysmasack bei 39 und sogar eine Schrumpfung des Aneurysmasackes bei immerhin 26 Patienten zu verzeichnen [9]. Ähnliche Daten wurden auch von Zarins et al. berichtet [18]. Von 1046 Patienten nach EVAR mit dem AneuRx-System (Medtronic AVE, Inc) traten bei 7 Patienten sekundäre Aneurysmarupturen auf, wobei nur bei 2 Patienten Endoleaks mit Zunahme des Aneurysmadurchmessers nachgewiesen waren, während die übrigen 5 Patienten kein Endoleak oder eine Größenzunahme des Aneurysmasackes aufwiesen. Keiner dieser Patienten hatte jedoch ein Typ-II-Endoleak.

Die in dem hier berichteten Fall gewählte Therapie der Konversion stellt sicher die Maximalvariante bei Ruptur nach EVAR dar. Aufgrund der intraoperativen Befunde wäre eine Limitierung auf die Umstechungsligatur der beiden stark blutenden Lumbalarterienpaare und der A. mesenterica inferior mit konsekutiver partieller Resektion des Aneurysmasackes und dessen engem Nahtverschluss um das Stentprothesensystem herum, welches bei einwandfreier Funktion belassen wird, eine realistische Alternative zur Explantation der Talent-Prothese gewesen. Dafür sprach auch der eindeutige Ausschluss eines Typ-I-Endoleaks bei sowohl proximal als auch distal fest im Aneurysmahals bzw. in den Aa. iliacae communes verankerter Stentprothese. Eine solche weniger invasive Methode hätte auch der Gefahr von Komplikationen der Explantation vor allem im Halsbereich Rechnung getragen. Die Wand im Bereich des Aneurysmahalses war so dünn, dass die Stentprothese hindurchschimmerte. Hier entstand offensichtlich durch die erforderliche Manipulation im inter- und suprarenalen Aortensegment bei manueller Herauslösung der Stentprothese einschließlich deren suprarenaler Fixation eine Dissektion bis in die Aorta thoracalis descendens mit allen möglichen Folgen dieser Läsion. Nierenarterienstenose bzw. -verschluss links bei Ursprung aus dem falschen Lumen nach Dissektion mit funktionellem Verlust der Niere sind ebenfalls Folgen der Explantation der Stentprothese, die vermeidbar erscheinen, wenn die Strategie der Reoperation ohne Explantation des Stentprothesensystems an die besondere Situation eines Typ-II-Endoleaks adaptiert wird. Immerhin hat die Patientin die Konversion überlebt. Vergleichsweise verstarben 62 von 138 Patienten nach offener Operation wegen Ruptur nach EVAR [9]. In dieser bereits zitierten größten und aktuellsten Studie zur Aneurysmaruptur nach EVAR wurden 160 Patienten offen konvertiert, 26 Patienten wurden endovaskulär und 24 Patienten nicht operiert, während für 60 Patienten keine Angaben über eine Operation verfügbar waren [9]. Bei 119 von 231 Patienten, für die Angaben zur Mortalität existierten, verlief die Ruptur fatal. Sieben der 26 Patienten verstarben nach endovaskulärer Therapie. Auch May et al. sahen eine geringere Mortalität nach Aneurysmaruptur nach EVAR im Vergleich mit der Ruptur unbehandelter Bauchaortenaneurysmen und vermuteten eine möglicherweise weniger beeinträchtigte Hämodynamik bei Ruptur nach EVAR [8].

Das Ziel jeder Therapie eines Aortenaneurysmas ist die Prophylaxe der Ruptur. Daher hat das Typ-II-Endoleak mit einer Häufigkeit von bis zu 20 % nach EVAR bei einem Follow-up bis zu 24 Monaten besondere Bedeutung, da diese Methode der Aneurysmaausschaltung durch die offensichtlich bestehende Möglichkeit der Ruptur infolge Typ-II-Endoleak per se belastet ist. Umso entscheidender ist ein effektives Management des Typ-II-Endoleaks, damit diese Komplikation nach EVAR nicht zur Ruptur führt. Naturgemäß sind die Möglichkeiten eines Typ-II-Endoleaks anatomisch bedingt und unabhängig vom Stentprothesensystem. Entscheidend ist die Identifikation von solchen Typ-II-Endoleaks, die zu einer Größenzunahme des Aortenaneurysmas und damit zur Ruptur führen, wobei jedoch Rupturen auch bei konstanter oder sogar abnehmender Aneurysmagröße auftraten [9]. Mit dieser wesentlichen Einschränkung und unter Beachtung der insgesamt geringen Zahl von Rupturen nach Typ-II-Endoleak erscheint das in ◘ Abb. 10.4 dargestellte Management des Typ-II-Endoleaks nach EVAR nach den derzeit verfügbaren Daten sinnvoll. Das bis auf Weiteres zu fordernde lebenslange Follow-up von Patienten nach EVAR findet seine Begründung auch in dem Auftreten sekundärer Typ-II-Endoleaks. Vielleicht sind sekundäre Typ-II-Endoleaks auch nur das Ergebnis einer initial hinsichtlich der Sensitivität unzureichenden Diagnostik. Der am meisten sensitive Nachweis eines Typ-II-Endoleaks wird mittels MRA mit Blutpool-Kontrastmittel oder auch mit der Kontrastmittel-verstärkten Duplexsonographie geführt [2, 6, 11, 17]. Das hat vor allem Bedeutung für die Fälle, bei denen zunächst kein Endoleak detektierbar erscheint, obwohl das Volumen oder der Maximaldurchmesser des Aneurysmasackes zunehmen. Sicher ist der größte Anteil von Typ-II-Endoleaks nicht therapiepflichtig, und damit kommt der selektiven Indikation große Bedeutung zu [10, 12, 14, 15]. Die elektive Therapie eines Typ-II-Endoleaks ist in aller Regel endovaskulär durch superselektive Coilembolisation möglich, wobei neben der Laparoskopie mit Clipligatur von Aa. lumbales oder auch der A. mesenterica inferior und der translumbalen Punktion des Typ-II-Endoleaks bis zur Konversion eine Vielzahl von Alternativen existiert (◘ Abb. 10.4) [5, 7, 10, 12, 13].

Literatur

1. Bernhard VM, Mitchell RS, Matsumura JS, Brewster DC, Decker M, Lamparello P, Raithel D, Collin J (2002) Ruptured abdominal aortic aneurysm after endovascular repair. J Vasc Surg 35: 1155–1162
2. Ersoy H, Jacobs P, Kent CK, Prince MR (2004) Blood pool MR angiography of aortic stent-graft endoleak. Am J Roentgeno;182: 1181–1186
3. Fransen GAJ, Vallabhaneni SR, van Marrewijk CJ, Laheij RJF, Harris PL, Buth J, on behalf of EUROSTAR collaborators (2003) Rupture of infra-renal aortic aneurysm after endovascular repair: A series from EUROSTAR registry. Eur J Vasc Endovasc Surg 26: 487–493
4. Hinchliffe RJ, Singh-Ranger R, Davidson IR, Hopkinson BR (2001) Rupture of an abdominal aortic aneurysm secondary to type II endoleak. Eur J Vasc Endovasc Surg 22: 563–565
5. Hobo R, Buth J, on behalf of EUROSTAR collaborators (2006) Secondary interventions following endovascular abdominal aortic aneurysm repair using current endografts. J Vasc Surg 43: 896–902
6. Iezzi R, Basilico R, Giancristofaro D, Pascali D, Cotroneo AR, Storto ML (2009) Contrast-enhanced ultrasound versus color duplex ultrasound imaging in the follow-up of patients after endovascular abdominal aortic aneurysm repair. J Vasc Surg 49: 552–560
7. Jones JE, Atkins MD, Brewster DC, Chung TK, Kwolek CJ, LaMuraglia GM, Hodgman TM, Cambria RP (2007) Persistent type 2 endoleak after endovascular repair of abdominal aortic aneurysm is associated with adverse late outcomes. J Vasc Surg 46: 1–8
8. May J, White GH, Stephen MS, Harris JP (2004) Rupture of abdominal aortic aneurysm: Concurrent comparison of outcome of those occuring after endovascular repair versus those occuring without previous treatment in an 11-year single center experience. J Vasc Surg 40: 860–866
9. Schlösser FJV, Gusberg RJ, Dardik A, Lin PH, Verhagen HJM, Moll FL, Muhs BE (2009) Aneurysm rupture after EVAR: Can the ultimate failure be predicted? J Vasc Endovasc Surg 37: 15–22
10. Silverberg D, Baril DT, Ellozy SH, Carrocio A, Greyrose SE, Lookstein RA, Marin ML (2006) An 8-year experience with type II endoleaks: Natural history suggests selective intervention is a safe approach. J Vasc Surg 44: 453–459
11. Stavropoulos SW, Charagundla SR (2007) Imaging techniques for detection and management of endoleaks after endovascular aortic aneurysm repair. Radiology 243: 641–655
12. Steinmetz E, Rubin BG, Sanchez LA, Choi ET, Geraghty PJ, Baty J, Thompson RW, Flye W, Hovsepian DM, Picus D, Sicard GA (2004) Type II endoleak after endovascular abdominal aortic aneurysm repair: A conservative approach with selective intervention is safe and cost-effective. J Vasc Surg39: 306–313
13. Tiesenhausen K, Hessinger M, Konstantiniuk P, Tomka M, Baumann A, Thalhammer M, Portugaller H (2006) Surgical conversion of abdominal aortic stent-grafts – Outcome and technical considerations. Eur J Vasc Endovasc Surg 31: 36–41
14. Timaran CH, Ohki T, Rhee SJ, Veith FJ, Gargiulo NJ, Toriumi H, Malas MB, Suggs WD, Wain RA, Lipsitz EC (2004) Predicting aneurysm enlargement in patients with persistent type II endoleaks. J Vasc Surg 39: 1157–1162
15. Van Marrewijk CJ, Fransen G, Laheij RJF, Harris PL, Buth J, and the EUROSTAR collaborators (2004) Is a type II endoleak after EVAR a harbinger of risk? Causes and outcome of open conversion and aneurysm rupture during follow-up. Eur J Vasc Endovasc Surg 27: 128–137
16. Warrier R, Miller R, Bond R, Robertson PH, Scott A (2008) Risk factors for type II endoleaks after endovascular repair of abdominal aortic aneurysms. ANZ J Surg 78: 61–63
17. Wicky S, Fan CM, Geller SC, Greenfield A, Santilli J, Waltman AC (2003) MR angiography of endoleak with inconclusive concomitant CT angiography. AJR 181: 736–738
18. Zarins CK, White RA, Fogarty TJ (2000) Aneurysm rupture after endovascular repair using the AneuRx stent graft. J Vasc Surg 31: 960–970

Nichtoperative Therapie des abdominalen Aortenaneurysmas: eine Illusion?

R. I. Rückert, A. Laipple, S. Yousefi, N. Tsilimparis

Non-operative therapy of abdominal aortic aneurysm – just an illusion?

Zusammenfassung

Einleitung: In letzter Zeit sind auf höchstem Evidenzniveau Erkenntnisse über die Epidemiologie und Therapie des infrarenalen abdominalen Aortenaneurysmas (AAA) gewonnen worden. In diesem Zusammenhang wächst die experimentelle Evidenz über medikamentöse Therapiemethoden des AAA. Eine klinische Anwendung erscheint zunehmend möglich.

Methoden: Eine Literaturrecherche wurde unternommen mit dem Ziel, die aktuelle Datenlage zur nichtoperativen Therapie des AAA zu eruieren und hinsichtlich einer potenziellen klinischen Anwendbarkeit zu untersuchen. Dabei wurden die Datenbanken PubMed und Medline nach den Begriffen »abdominal aortic aneurysm«, »medical therapy«, »non-invasive management« und »non-operative treatment« durchsucht und die im Zeitraum der letzten 10 Jahre relevanten Arbeiten ausgewertet.

Ergebnisse: Es existieren verschiedene Ebenen, auf denen eine nichtoperative Therapie des AAA sinnvoll und auch möglich erscheint.

Diskussion: Während bisher das Therapieziel des AAA die Prävention der Ruptur war, erscheint zukünftig eine Prävention des AAA oder zumindest eine nichtoperative Prophylaxe der Ruptur möglich.

Summary

Introduction: Recent, highest-level evidence has been obtained concerning epidemiology and therapy of infrarenal abdominal aortic aneurysm (AAA). Triggered by these data, there is growing experimental evidence supporting medical therapeutic options for AAA. Clinical application seems increasingly realizable.

Methods: A systematic literature review was performed investigating the current state of non-operative therapy of AAA in order to identify possible clinical applications. The primary source of references included PubMed and Medline searches for the keywords ‚abdominal aortic aneurysm', ‚medical therapy', ‚non-invasive management' and ‚non-operative treatment'. The relevant publications of the past 10 years were selected for review.

Results: There are different levels of non-operative therapy for AAA that represent a reasonable and possible clinical option.

Discussion: While to date the primary aim of AAA therapy has been to prevent rupture of AAA, the future management tends to focus on the prevention of AAA development or at least on non-operative prophylaxis of AAA rupture.

Einleitung

Das Ziel der Behandlung des abdominalen Aortenaneurysmas (AAA) ist die Vermeidung von Komplikationen, in der Regel also die Prophylaxe der Ruptur. Etabliert sind bis dato die Beobachtung des abdominalen Aortenaneurysmas, solange ein hinreichend kleiner Maximaldurchmesser (i. d. R. weniger als 5 cm) das Aneurysma als »small aneurysm« charakterisieren lässt, und die Operation, die – abgesehen vom Stadium der Ruptur – in jedem Falle prophylaktisch erfolgt [37,61,62]. Als Methoden der Aneurysmaausschaltung stehen die konventionelle chirurgische Therapie, die endovaskuläre Therapie mittels Stentprothesenimplantation (EVAR) und die laparoskopische Operation zur Verfügung, obwohl sich die letztere Option bisher nicht in größerem Umfang durchgesetzt hat, da Vorteile dieser Methode nicht nachgewiesen sind [54]. Ein Screening ist mit hohem Evidenzniveau für das AAA als effektiv und effizient erwiesen [7]. Die derzeitige klinische Praxis bei Detektion eines sogenannten »small aneurysm« (Aufklärung des Patienten, Risikofaktormanagement und Beobachtung) basiert auf der Relation von statistischer Wahrscheinlichkeit der Ruptur mit entsprechender Letalität einerseits und Morbidität und Mortalität der konventionellen Operation andererseits [10,11,14,37,61–63]. Diese Praxis kann aber den Patienten auch verunsichern und seine Lebensqualität beeinträchtigen. Es erhebt sich die Frage, ob eine nichtoperative Therapie des abdominalen Aortenaneurysmas unter bestimmten Voraussetzungen möglich ist und, wenn ja, wie sinnvoll eine solche Therapie wäre.

Verschiedene Ebenen und Ansatzpunkte einer medikamentösen Therapie sind denkbar [8,14,20, 22]. Einerseits wäre bei Entdeckung eines »small aneurysm« dessen Wandstabilisierung wünschenswert mit dem Ziel, auf diesem Wege die weitere Größenzunahme und schließlich auch die Ruptur zu verhindern. So könnte letzten Endes eine Operation des Aortenaneurysmas eventuell vermieden werden. Andererseits wäre eine solche Wandstabilisierung auch nach erfolgter EVAR attraktiv, um so die eventuell deletären Folgen von Endoleaks zu verhindern. Eine medikamentöse Therapie sollte darüber hinaus auch geeignet sein, das insgesamt bei Patienten mit AAA vorhandene kardiovaskuläre und speziell auch das perioperative Risiko der Aneurysmaausschaltung zu senken.

Methodik

Eine Literaturrecherche wurde unternommen mit dem Ziel, die aktuelle Datenlage zur nichtoperativen Therapie des abdominalen Aortenaneurysmas zu eruieren und hinsichtlich einer potenziellen klinischen Anwendbarkeit zu untersuchen. Dabei wurden die Datenbanken PubMed und Medline nach den Begriffen »abdominal aortic aneurysm«, »medical therapy«, »non-invasive management« und »non-operative treatment« durchsucht und die im Zeitraum der letzten 10 Jahre relevanten Arbeiten ausgewertet.

Ergebnisse

Aus der Analyse der tierexperimentellen und klinischen Daten ergibt sich, dass folgende Ziele erreichbar erscheinen: Reduktion des kardiovaskulären Risikos, Verbesserung des perioperativen Managements, Reduktion des Aneurysmawachstums und damit auch die Stabilisierung des ausgeschalteten abdominalen Aortenaneurysmas nach EVAR. Im Einzelnen lassen sich die Ergebnisse dementsprechend wie folgt darstellen.

Tierexperimentelle Daten

Die Stabilisierung von experimentell erzeugten abdominalen Aortenaneurysmen, vor allem deren signifikant geringere Entstehungsfrequenz in etablierten Modellen und teilweise sogar eine Rückbildung der Aortenaneurysmen wurde in einer Reihe von Studien nachgewiesen (◘ Tab. 11.1). Von großem Interesse ist in diesem Zusammenhang etwa eine Studie, die für einen c-Jun N-terminalen Kinase-Inhibitor (JNK) die Regression von bereits erzeugten abdominalen Aortenaneurysmen im Mausmodell zeigen kann [5,75]. Eben diese JNK konnte als von entscheidender Bedeutung für die Aneurysmaentwicklung nachgewiesen werden. Eine klinische Anwendung erscheint vorstellbar [5,71,75.] Das trifft auch für die meisten der übrigen bis dato experimentell als wirksam nachgewiesenen Substanzen und Medikamente zu, mit denen eine Pharmakotherapie oder besser eine Prophylaxe des abdominalen Aortenaneurysmas möglich werden könnte (◘ Tab. 11.1). In einer weiteren Studie konnte in einem klinisch relevanten Rattenmodell durch Stabilisierung des Elastins in der Aortenwand eine Aneurysmaentwicklung verhindert werden [31], Gleiches gelang in einem analogen Modell durch die Gabe von ACE-Inhibitoren [40].

Die Stabilisierung expandierender abdominaler Aortenaneurysmen gelang erstmals mittels endovaskulärer Gentherapie durch temporäre Überexpression von Transforming Growth Factor-ß1 (TGF-ß1) sowohl im Rattenmodell als auch an humanen explantierten AAA-Fragmenten [13]. Ob allerdings diese Therapie des »aortic remodeling« oder eher die endovaskuläre Therapie mit glatten Muskelzellen, die ebenfalls von dieser Arbeitsgruppe entwickelt wurde [4], von größerer oder zumindest mehr unmittelbarer klinischer Relevanz ist, bleibt kritisch zu betrachten [67].

In einem klinisch relevanten AAA-Modell an der Ratte wurden die Elastinfasern der Aortenwand durch einmalige periadventitielle Applikation von Pentagalloylglucose, einem Elastin-bindenden Polyphenol, stabilisiert und dadurch die Entstehung eines abdominalen Aortenaneurysmas verhindert [31].

◘ **Tab. 11.1** Ergebnisse tierexperimenteller Forschung zur nichtoperativen Therapie von Aortenaneurysmata. Auswahl von Publikationen der letzten 10 Jahre

Autoren /Jahr	Methode der nichtoperativen Therapie des Aortenaneurysmas
Allaire et al. [2]/1998	Hemmung der Aneurysmabildung und -ruptur durch lokale Überexpression von Plasminogen-Aktivator 1; Meerschweinchen, Ratte
Allaire et al. [3]/1998	Hemmung der Aneurysmabildung und -ruptur durch lokale Überexpression von TIMP-1; Ratte
Allaire et al. [4]/2004	AAA-Xenografts in Ratten mit geschädigter extrazellulärer Matrix (ECM) wurden endovaskulär mittels Seeding syngener glatter Muskelzellen behandelt, wonach die Regenerationsfähigkeit der ECM wiederhergestellt und die AAA-Expansion reversibel gestaltet wurden
Armstrong et al. [6]/2005	AAA-Größenreduktion unter Erhaltung des Elastins bei unverändertem MMP-9-Gehalt der Aortenwand der Ratte durch den selektiven iNOS-Inhibitor 1400
Dai et al. [13]/2005	Stabilisierung von bereits gebildeten AAA durch Überexpression von TGF-ß1, Erstbeschreibung der Induktion einer funktionellen Heilung durch endovakuläre Gentherapie; Ratte und humane Aorta in vitro
Gavrila et al. [19]/2005	Vitamin E verhindert die AAA-Entstehung bei Angiotensin-II-infundierten Apolipoprotein-defizienten Mäusen
Grigoryants et al. [24]/2005	Verhinderung der Entwicklung von AAA durch Tamoxifen in männlichen Ratten in Assoziation mit einer Up-Regulation von Katalase und Inhibition neutrophiler Infiltration der Aortenwand
Inoue et al. [30]/2009	Lisinopril (ACE-Hemmer) und Candesartan (Angiotensin-II-Rezeptorantagonist) vermindern die AAA-Expansion in einem etablierten AAA-Modell (Angiotensin-II-Infusion bei ApoE-defizienten Mäusen)
Isenburg et al. [31]/2007	Periadventitielle Applikation von Pentagalloylglucose (Elastin-bindendes Polyphenol) verhindert in einem klinisch relevanten Rattenmodell die AAA-Entstehung durch Stabilisierung der Elastinfasern
Johanning et al. [32]/2001	Inhibition der iNOS–Synthase verhindert die AAA-Expansion im Rattenmodell
Kalyanasundaram et al. [33]/2006	Simvastatin stabilisiert AAA und verzögert deren Wachstum durch Down-Regulation von entzündlichen Mediatoren, oxidativem Stress und Matrixremodeling
Kaschina et al. [34]/2008	Telmisartan, ein Angiotensin-Typ-1-Rezeptorantagonist, verhindert die AAA-Progression unabhängig von einer antihypertensiven Wirksamkeit durch Hemmung der Proteolyse, Apoptose und Entzündung im Aortengewebe
King et al. [36]/2006	Verringerung des AAA-Wachstums nach Angiotensin-2-Infusion durch selektive Cyclooxygenase-2-Hemmung bei Mäusen
Lawrence et al. [37]/2004	Rapamycin verzögert das Wachstum experimenteller AAA bei der Ratte
Liao et al. [40]/2001	Suppression experimenteller AAA bei der Ratte durch Behandlung mit ACE-Hemmern
Manning et al. [42]/2003	Hemmung der AAA-Entstehung durch Doxycyclin als Breitspektrum-MMP-Inhibitor in einem Mausmodell
Martin-McNulty et al. [43]/2003	Verzögerung des AAA-Wachstums durch 17-ß-Östradiol bei Apolipoprotein-defizienten Mäusen nach Angiotensin-II-induziertem Aneurysma
Miyake et al. [45]/2007	Regression von BAA durch simultane Hemmung der nukleären Transkriptionsfaktoren κB und Ets; Kaninchenmodell
Parodi et al. [47]/2005	Verhinderung der AAA-Bildung im Mausmodell durch Behandlung mit Pyrolidin-Dithiocarbamat, einem Antioxidans-Hemmer des nuklearen Faktors κB
Steinmetz et al. [60]/2005	Simvastatin führt über Suppression von MMP-9 und Erhaltung des Elastins und der glatten Muskelzellen der Aortenwand zur Verhinderung der AAA-Entwicklung bei normalen Apolipoprotein-E-defizienten Mäusen
Vinh et al. [72]/2007	Histondeacetylase-Inhibitor Metacept-1 führt zur Verringerung der Aneurysmabildung nach Angiotensin-II-Infusion bei Apolipoprotein-E-defizienten Mäusen
Wang et al. [73]/2005	Wachstumsreduktion von Angiotensin-II-induzierten AAA in Apolipoprotein-E-defizienten Mäusen durch den Rho-Kinase-Inhibitor Fasudil über Hemmung der Apoptose und Proteolyse
Yoshimura et al. [75]/2005	Regression von experimentell erzeugten AAAs und Verhinderung der Entstehung von AAAs durch selektive Hemmung der c-Jun N-terminalen Kinase in 2 Mausmodellen

Klinische Daten

Für eine medikamentöse Therapie kommen vor allem »small aneurysms« in Frage, die bei zukünftig konsequentem Screening in mehr als 90 % der Fälle detektiert werden [8]. Geringe Kosten der sehr exakt möglichen Diagnostik mittels farbcodierter Duplexsonographie [10], eine längere Beobachtungsperiode bis zur eventuell erforderlichen Ausschaltung bei Erreichen der kritischen Größe des abdominalen Aortenaneurysmas und eine immer höhere Lebenserwartung der Patienten bilden die Rationale einer medikamentösen Therapie [8].

Reduktion des kardiovaskulären Risikos

Es existieren bisher keine kontrollierten Studien, die eine medikamentöse Risikoreduktion bei Patienten mit abdominalem Aortenaneurysma auf höchstem Evidenzniveau beweisen. Dennoch leiten sich Empfehlungen aus Studien ab, die an Patienten mit primär anderer oder zusätzlicher kardiovaskulärer Pathologie und AAA erfolgten. Bis auf wenige Ausnahmen [59] handelt es sich dabei allerdings um Beobachtungs- oder retrospektive Studien [35,41,61].

Der Zigarettenkonsum stellt den bedeutendsten modifizierbaren Risikofaktor dar [9,10,12]. Ebenso ist die Behandlung einer Dyslipidämie und der arteriellen Hypertonie, vorzugsweise mit Statinen und ACE-Hemmern, in nichtrandomisierten Studien mit teilweise großen Patientenzahlen als signifikant hinsichtlich der Reduktion des kardiovaskulären Risikos bei AAA nachgewiesen worden [35,39,59]. Ähnliches gilt mit Einschränkungen auch für Thrombozytenaggregationshemmer und ß-Blocker [49,52]. Allerdings verbleiben nichtmodifizierbare Risikofaktoren wie Geschlecht, Alter oder Genotyp für die Entwicklung und Prognose des abdominalen Aortenaneurysmas [1,25,50,54,65]. Umso bedeutsamer kann daher die gezielte, individuelle Risikoreduktion werden. Die Reduktion des kardiovaskulären Risikos hat naturgemäß für die perioperative Therapie besondere Bedeutung.

Perioperative Therapie

Angesichts einer immer noch bestehenden perioperativen Mortalität von 2 bis 5 % bei elektiver Operation und bis zu 50 % bei Ruptur scheint Raum auch für eine Verbesserung der nichtoperativen Therapie zur Optimierung des perioperativen Managements des AAA gegeben. Insbesondere für den perioperativen Zeitraum kann natürlich eine wirksame Risikoreduktion, wie vorangehend beschrieben, von immenser Bedeutung sein. Ob Patienten mit hohem kardialen Risiko von einer perioperativen ß-Blockade profitieren, ist nach jüngsten Daten wieder umstritten [48,49]. Die perioperative Therapie mit Statinen zeigt ebenfalls eine signifikante Risikoreduktion hinsichtlich des kombinierten Endpunktes schwerer kardiovaskulärer Ereignisse und Tod bei AAA-Ausschaltung [18,59]. Selbst die Mortalität der AAA-Ruptur scheint unter Medikation mit Statinen verringert [18].

Ein klassisches Beispiel für die Möglichkeiten der nichtoperativen Therapie des AAA stellt das perioperative Flüssigkeitsregime dar. Erstmals konnte der Vorteil einer Flüssigkeitsrestriktion hinsichtlich schwerer postoperativer Komplikationen und eines kürzeren Krankenhausaufenthaltes in einer prospektiv randomisierten Studie nachgewiesen werden [44]. Die Behandlung mit niedermolekularem Heparin ist mit einer Verringerung der MMP-9-Aktivität im Plasma assoziiert, woraus eine interessante Behandlungsindikation vor elektiver AAA-Ausschaltung resultiert [26].

Bei rupturiertem Aortenaneurysma gehört die hypotensive Hämostase im unmittelbar präoperativen Management sicher zu den entscheidenden Faktoren, die zu einer signifikanten Senkung der Mortalität führen [15,70].

Verzögerung des Aneurysmawachstums

Verschiedene Therapieansätze verfolgen in der Konsequenz eine Verringerung der Größenzunahme oder in der Zukunft sogar eine Reduktion der Größe des AAA oder der Rupturrate. In der Aortenwand führt ein chronischer entzündlicher Prozess zu einem zunehmenden Abbau der extrazellulären Matrix und damit des Bindegewebes. Eine dementsprechend zunehmende Destabilisierung der Aortenwand ist die Folge. In der pathogenetischen Trias von chronischer Inflammation, oxidativem Stress und enzymatischem Abbau des Bindegewebes – vor allem der elastischen Fasern der Aortenwand – finden sich zahlreiche Angriffspunkte für eine spezifische medikamentöse Therapie mit dem Ziel, diese Kaskaden zu verlangsamen, zu stoppen oder sogar wieder reversivel zu gestalten [8,14,20.] Eine »Entschleunigung« des AAA-Wachstums bis zu dessen Sistieren oder sogar eine AAA-Größenreduktion können nur über eine hinreichend genaue Messmethode festgestellt werden. Neben der exakten Schnittbilddiagnostik wären Parameter wünschenswert, die eine objektive Kontrolle der Wachstumsaktivität des AAA gestatten würden [8,23,28,29].

Tetrazykline und Makrolide

Tetrazykline und Makrolide verringern die Aktivität von Metalloproteinasen (MMP). Makrolide werden zur Therapie von Infektionen mit Chlamydia pneumoniae eingesetzt. Dieser Erreger wurde immer wieder mit atherosklerotischen Läsionen assoziiert, zu denen auch das Aortenaneurysma zählt. Für Doxycyklin und Roxithromycin wurde jeweils in kontrollierten, an Fallzahl jedoch beschränkten Studien eine mögliche Verringerung der Expansion von AAA postuliert [46,68]. Eine selektive Hemmung der MMP-Aktivität erscheint danach klinisch aussichtsreich. In dieser Hinsicht sind auch die Statine interessant, deren Wirksamkeit unter anderem ebenfalls auf diesem Wege – über eine Hemmung der MMP – erklärbar wird [17,74].

Statine

Eigentlich als Inhibitoren der HMG-CoA-Reduktase bekannt, entfalten die Statine zahlreiche pleiotrophe Effekte, von denen auch eine Verringerung des AAA-Wachstums erwartet werden kann [69]. Dies wurde bereits in sonographischen Kontrollstudien nachgewiesen [58,61]. Eine mögliche Erklärung könnte in einer deutlichen Reduktion der MMP-9-Konzentration in der Aortenwand bei AAA-Patienten liegen [17]. Die Tatsache, dass Patienten mit peripherer arterieller Verschlusskrankheit oder koronarer Herzkrankheit nachweisbar von einer Therapie mit Statinen profitieren, führt zu rasch wachsenden Behandlungszahlen. Eine prospektiv-randomisierte Studie zur gezielten Untersuchung des Einflusses von Statinen auf AAA ist daher unter Umständen kaum noch durchführbar und wäre eventuell sogar ethisch nicht mehr vertretbar [17].

ACE-Hemmer

Angiotensin II hat, unabhängig von seiner Rolle bei der Entstehung der arteriellen Hypertonie, möglicherweise eine Bedeutung für die Entwicklung der Arteriosklerose und damit auch von AAA [8,14,20,22,30]. Tierexperimentell liegen Erkenntnisse vor, die unter bestimmten Umständen eine Wachstumshemmung von Aortenaneurysmen durch ACE-Hemmer nahelegen [30,40]. Ob die anhand der Daten einer großen Studie vermutete Protektion gegen die Ruptur von Aortenaneurysmen durch ACE-Hemmer allerdings tatsächlich auf einem kausalen Effekt beruht, bleibt durch kontrollierte Studien zu klären [27].

Stabilisierung der Ergebnisse nach endovaskulärer Therapie

Die Reinterventionsrate nach EVAR beträgt aktuell immer noch bis zu 20 % innerhalb eines Follow-up von 5 Jahren [16,55,64]. Derzeit existieren noch keine anerkannten medikamentösen Therapiestrategien, die die Langzeitergebnisse des Verfahrens verbessern. Allerdings rückt gerade nach EVAR die potenzielle Stabilisierung der Aortenwand in den Mittelpunkt des Interesses. In einer prospektiven Studie konnte etwa eine Korrelation der Plasmaaktivität von MMP mit dem Auftreten von Endoleaks gezeigt werden [56]. Falls eine medikamentöse Stabilisierung der Aortenwand klinisch möglich wäre, hätte diese umso größere Bedeutung für das AAA nach EVAR.

Diskussion

Therapieziel des AAA ist und bleibt die Prävention der Ruptur [55]. Bis dato ist die möglichst elektive Ausschaltung des AAA bei entsprechender Größe etabliert, wobei die Daten immer besser eine sehr genaue Indikationsstellung erlauben [11,16,51,57,64]. In Zukunft erscheint auch eine Prävention des AAA oder zumindest eine nichtoperative Prophylaxe der Ruptur möglich und ist daher keine Illusion mehr. Tierexperimentelle Daten werden zunehmend hinsichtlich einer Beeinflussung von oxidativem Stress, Proteolyse und Inflammation generiert (◘ Tab. 11.1). Diese Daten sind bereits in großer Zahl potenziell klinisch relevant und zeigen die Möglichkeit, eine Stagnation des AAA-Wachstums oder sogar eine Verringerung der Aneurysmagröße bis zur vollständigen Rückbildung des AAA zu erreichen.

Das hat insofern Bedeutung, als beispielsweise eine Verringerung der Expansionsrate eines AAA mit 4,0 cm Maximaldurchmesser um 50 % die Zeit bis zur erforderlichen Ausschaltung des Aortenaneurysmas mit hoher Wahrscheinlichkeit um mehr als 10 Jahre verlängert, was bei vielen Patienten deren Lebenserwartung überschreitet [8,53]. Die Lebensqualität dieser Patienten mit »small aneurysm«, für das bis dato die Beobachtung eines dennoch rupturgefährdeten und damit lebensbedrohlichen Befundes etabliert ist, könnte sich daher verbessern, wenn eine potenziell wirksame und vielleicht sogar »kurative« Therapie alternativ angeboten werden könnte [8,53].

Die Rechtfertigung für klinische prospektiv randomisierte Studien leitet sich ab von den derzeit verfügbaren Daten für eine Therapie mit Doxycyclin [54,67] und auch – bei jedoch bereits problematischer ethischer Vertretbarkeit einer solchen Interventionsstudie – für Statine. Prinzipiell gibt es auch gute Gründe für eine Interventionsstudie mit einer Reihe weiterer spezifischer Medikationen, wie etwa mit JNK als Zielparameter [5].

Weiterhin ist durch entsprechende Medikation die Senkung der perioperativen Komplikationen sowie der Mortalität bei Operation wegen AAA nachgewiesen, obwohl eine konsequente Umsetzung der medikamentösen kardiovaskulären Risikoreduktion bei AAA-Patienten teilweise noch weit von der Realität entfernt ist [41].

Ob die Erkenntnis einer genetischen Prädetermination hinsichtlich der Entstehung eines Aortenaneurysmas einmal klinische Konsequenzen haben kann, bleibt fraglich. Bis dato stellt das Genom jedenfalls den vielleicht bedeutendsten nichtmodifizierbaren Risikofaktor dar [1,50,54,65]. Dagegen existieren eine Reihe modifizierbarer Risikofaktoren auch neben dem Nikotin [21].

Bei dem heute zu fordernden Screening sind für den Fall der Detektion eines AAA im Wesentlichen zwei Möglichkeiten eines typischen klinischen Szenarios gegeben [22]:

Fall 1: Der Patient mit einem »small aneurysm« profitiert zunächst am meisten von einer Senkung des kardiovaskulären Risikos bei gleichzeitiger Stabilisierung der Aortenwand und Verringerung der Wachstumsgeschwindigkeit des Aneurysmas. Die therapeutischen Konsequenzen umfassen in diesem Fall die Kontrolle einer arteriellen Hypertonie, optimal durch Medikation mit einem ACE-Hemmer, weiterhin die Medikation mit einem Statin und einem Thrombozytenaggregationshemmer, die Einstellung des Nikotinkonsums und die sonographische Kontrolldiagnostik in von der Aneurysmagröße abhängigen Intervallen.

Fall 2: Der Patient mit einem nach heutigen Kriterien operationspflichtigen AAA profitiert vor allem von der Reduktion des perioperativen Risikos. Von nachgewiesenem Nutzen ist die Medikation mit einem ACE-Hemmer und Statin. Für ß-Blocker ist die Datenlage erneut nicht eindeutig. Eine pulmonale Vorbereitung des Patienten erscheint ebenfalls sinnvoll.

Literatur

1. Abedi NN, Davenport DL, Xenos E, Sorial E, Minion DJ, Endean EG (2009) Gender and 30-day outcome in patients undergoing endovascular aneurysm repair (EVAR): an analysis using the ACS NSQIP dataset. J Vasc Surg 50: 486–491
2. Allaire E, Hasenstab D, Kenagy RD, Starcher B, Clowes MM, Clowes AW (1998) Prevention of aneurysm development and rupture by local overexpression of plasminogen activator inhibitor-1. Circulation 98: 249–255
3. Allaire E, Forough R, Clowes MM, Starcher B, Clowes AW (1998) Local overexpression of TIMP-1 prevents aortic aneurysm degeneration and rupture in a rat model. J Clin Invest 102: 1413–1420

4. Allaire E, Muscatelli-Groux B, Guinault AM, Pages C, Goussard A, Mandet C, Bruneval P, Melliere D, Becquemin JP (2004) Vascular smooth muscle cell endovascular therapy stabilizes already developed aneurysms in a model of aortic injury elicited by inflammation and proteolysis. Ann Surg 239: 417–427
5. Aoki H, Yoshimura K,Matsuzaki M (2007) Turning back the clock: regression of abdominal aortic aneurysms via pharmacotherapy. J Mol Med 85: 1077–1088
6. Armstrong PJ, Franklin DP, Carey DJ, Elmore JR (2005) Suppression of experimental aortic aneurysms: comparison of inducible nitric oxide synthase and cyclooygenase inhibitors. Ann Vasc Surg 19: 248–257
7. Ashton HA, Buxton MJ, Day NE, Kim LG, Marteau TM, Scott RA, Thompson SG, Walker NM; Multicentre Aneurysm Screening Study Group (2002) The multicentre aneurysm screening study (MASS) into the effect of abdominal aortic aneurysm screening on mortality in men: a randomised controlled trial. Lancet 360 (9345): 1531–1539
8. Baxter BT, Terrin MC, Dalman RL (2008) Medical management of small abdominal aortic aneurysms. Circulation 117: 1883–1889
9. Bergoeing MP, Arif B, Hackmann AE, Ennis TL, Thompson RW, Curci JA (2007) Cigarette smoking increases aortic dilatation without affecting matrix metalloproteinase-9 and -12 expresssion in a modified mouse model of aneurysm formation. J Vasc Surg 45: 1217–1227
10. Brady AR, Thompson SG, Fowkes FG, Greenalgh RM, Rowell JT (2004) Abdominal aortic aneurysm expansion: risk factors and time intervals for surveillance. Circulation 110: 16–21
11. Brown LC, Thompson SG, Greenhalgh RM, Powell JT, on behalf of the UK Small Aneurysm Trial Participants (2008) Fit patients with small abdominal aortic aneurysms (AAAs) do not benefit from early intervention. J Vasc Surg 48: 1375–1381
12. Cornuz J, Sidoti Pintp C, Tevaearai H, Egger M (2004) Risk factors for asymptomatic abdominal aortic aneurysm: systematic review and meta-analysis of population-based screening studies. Eur J Public Health 14: 343–349
13. Dai J, Losy F, Guinault AM, Pages C, Anegon I, Desgranges P, Becquemin JP, Allaire E. Overexpression of transforming growth Factor-ß1 stabilizes already formed aortic aneurysms. A first approach to induction of functional healing by endovascular gene therapy. Circulation 2005;112: 1008–1015
14. Diehm N, Schmidli J, Dai-Do D, Baumgartner I (2005) Current evidence and prospects for medical treatment of abdominal aortic aneurysms VASA 34: 217–223
15. Dutton RP, Mackenzie CF, Scalea TM (2002) Hypotensive resuscitation during active hemorrhage: impact on in-hospital mortality. J Trauma 52: 1141–1146
16. Egorova N, Giacovelli JK, Gelijns A, Greco G, Moskowitz A, McKinsey J, Kent KC (2009) Defining high-risk patients for endovascular aneurysm repair: A national analysis. J Vasc Surg. 50: 1271–1279.e1
17. Evans J, Powell JT, Schwalbe E, Loftus IM, Thompson MM (2007) Simvastatin attenuates the activity of matrix metalloprotease-9 in aneurysmal aortic tissue. Eur J Vasc Endovasc Surg 34: 302–303
18. Feeney JM, Burns K, Staff I, Bai J, Rodrigues N, Fortier J, Jacobs LM (2009) Prehospital HMG Co-A reductase inhibitor use and reduced mortality in ruptured abdominal aortic aneurysm. J Am Coll Surg 209: 41–46
19. Gavrila D, Li WG, McCormick ML, Thomas M, Daugherty A, Cassis LA, Miller FJ Jr, Oberley LW, Dellsperger KC, Weintraub ML (2005) Vitamin E inhibits abdominal aortic aneurysm formation in angiotensin-infused apolipoprotein E-deficient mice. Arterioscler Thromb Vasc Biol 25: 1671–1677
20. Golledge J, Muller J, Daugherty A, Norman P (2006) Abdominal aortic aneurysm: pathogenesis and implications for management. Arterioscler Thromb Vasc Biol 26: 2605–2613
21. Golledge J, Clancy P, Jamrozik K, Norman PE (2007) Obesity, adipokines, and abdominal aortic aneurysm: Health in Men study. Circulation 116: 2275–2279
22. Golledge J, Powell JT (2007) Medical management of abdominal aortic aneurysm. Eur J Vasc Endovasc Surg 34: 267–273
23. Golledge J, Tsao PS, Dalman RL, Norman PE (2008) Circulating markers of abdominal aortic aneurysm presence and progression. Circulation 118: 2382–2392
24. Grigoryants V, Hannawa KK, Pearce CG, Sinha I, Roelofs KJ, Ailawadi G, Deatrick KB, Woodrum DT, Cho BS, Henke BK, Stanley JC, Eagleton MJ, Upchurch GR (2005) Tamoxifen up-regulates catalase production, inhibits vessel wall neutrophil infiltration, and attenuates development of experimental abdominal aortic aneurysms. J Vasc Surg 41: 108–114
25. Grootenboer N, Bosch JL, Hendriks JM, van Sambeek MR (2009) Epidemiology, aetiology, risk of rupture and treatment of abdominal aortic aneurysms: does sex matter? Eur J Vasc Endovasc Surg 38: 278–284
26. Grzela T, Brawura-Biskupski-Samaha R, Jelenska MM, Szmidt J (2008) Low molecular weight heparin treatment decreases MMP-9 plasma activity in patients with abdominal aortic aneurysm. Eur J Vasc Endovasc Surg 35: 159–161
27. Hackam DG, Thiruchelvam D, Redelmeier DA (2006) Angiotensin-converting enzyme inhibitors and aortic rupture: a population-based case-control study. Lancet 368 (9536): 659–65
28. Hellenthal FA, Buurman WA, Wodzig WK, Schurink GW (2009) Biomarkers of abdominal aortic aneurysm progression. Part 1: extracellular matrix degeneration. Nat Rev Cardiol 6: 464–474
29. Hellenthal FA, Buurman WA, Wodzig WK, Schurink GW (2009) Biomarkers of abdominal aortic aneurysm progression. Part 2: inflammation. Nat Rev Cardiol 6: 543–552
30. Inoue N, Muramatsu M, Jin D, Takai S, Hayashi T, Katayama H, Kitaura Y, Tamai H, Miyazaki M (2009) Involve-

ment of vascular angiotensin II-forming enzymes in the progression of aortic abdominal aneurysms in angiotensin II- infused ApoE-deficient mice. J Atheroscler Thromb 16: 164–171
31. Isenburg JC, Simionescu DT, Starcher BC, Vyavahare NR (2007) Elastin stabilization for treatment of abdominal aortic aneurysms. Circulation 115: 1729–1737
32. Johanning JM, Franklin DP, Han DC, Carey DJ, Elmore JR (2001) Inhibition of inducible nitric oxide synthase limits nitric oxide production and experimental aneurysm expansion. J Vasc Surg 33: 579–586
33. Kalyanasundaram A, Elmore JR, Manazer JR, Golden A, Franklin DP, Galt SW, Zakhary EM, Carey DJ (2006) Simvastatin suppresses experimental aortic aneurysm expansion. J Vasc Surg 42: 117–124
34. Kaschina E, Schrader F, Sommerfeld M, Kemnitz UR, Grzesiak A, Krikov M, Unger T (2008) Telmisartan prevents aneurysm progression in the rat by inhibiting proteolysis, apoptosis and inflammation. J Hypertens 26: 2361–2373
35. Kertai MD, Boersma E, Westerhout CM, van Domburg R, Klein J, Bax JJ, van Urk H, Poldermans D (2004) Association between long-term statin use and mortality after successful abdominal aortic aneurysm surgery. Am J Med 116: 96–103
36. King VL, Trivedi D, Gitlin JM, Loftin CD (2006) Selective cyclooxygenase-2-inhibition with celecoxib decreases angiotensin II-induced abdominal aortic aneurysm formation in mice. Arterioscler Thromb Vasc Biol 26: 1137–1143
37. Lawrence DM, Singh RS, Franklin DP, Carey DJ, Elmore JR (2004) Rapamycin suppresses experimental aortic aneurysm growth. J Vasc Surg 40: 334–338
38. Lederle FA, Wilson SE, Johnson GR, Reinke DB, Littooy FN, Acher CW, et al. (2002) Immediate repair compared with surveillance of small abdominal aortic aneurysms. N Engl J Med 346: 1437–1444
39. Leurs LJ, Visser P, Laheij RJ, Buth J, Harris PL, Blankensteijn JD (2006) Statin use is associated with reduced all-cause mortality after endovascular abdominal aortic aneurysm repair. Vascular 14: 1–8
40. Liao S, Miralles M, Kelley BJ, Curci JA, Borhani M, Thompson RW (2001) Suppression of experimental abdominal aortic aneurysms in the rat by treatment with angiotensin-converting enzyme inhibitors. J Vasc Surg 33: 1057–1064
41. Lloyd GM, Newton JD, Norwood MG, Franks SC, Bown MJ, Sayers RD (2004) Patients with abdominal aortic aneurysm: are we missing the opportunity for cardiovascular risk reduction? J Vasc Surg 40: 691–697
42. Manning MW, Cassis LA, Daugherty A (2003) Differential effects of doxycycline, a broad-spectrum matrix metalloproteinase inhibitor, on angiotensin II-induced atherosclerosis and abdominal aortic aneurysms. Arterioscler Thromb Vasc Biol 23: 483–488
43. Martin-McNulty B, Tham DM, da Cunha V, Ho JJ, Wilson DW, Rutledge JC, Deng GG, Vergona R, Sullivan ME, Wang YX (2003) 17-Beta-estradiol attenuates development of angiotensin II-induced abdominal aortic aneurysm in apolipoprotein E-deficient mice. Arterioscler Thromb Vasc Biol 23: 1627–1632
44. McArdle GT, McAuley DF, McKinley A, Blair P, Hoper M, Harkin DW (2009) Preliminary results of a prospective randomized trial of restrictive versus standard fluid regime in elective open abdominal aortic aneurysm repair. Ann Surg 250: 28–34
45. Miyake T, Aoki M, Masaki H, Kawasaki T, Oishi M, Kataoka K, Ogihara T, Kaneda Y, Morishita R (2007) Regression of abdominal aortic aneurysms by simultaneous inhibition of nuclear factor κB and Ets in a rabbit model. Circ Res 101: 1175–1184
46. Mosorin M, Juvonen J, Biancari F, Satta J, Surcel HM, Leinonen M, Saikku P, Juvonen T (2001) Use of doxycyclin to decrease the growth rate of abdominal aortic aneurysms: a randomised, double-blind, placebo-controlled pilot study. J Vasc Surg 34: 606–610
47. Parodi FE, Mao D, Ennis TL, Bartoli MA, Thompson RW (2005) Suppression of experimental abdominal aortic aneurysms in mice by treatment with pyrrolidine dithiocarbamate, an antioxidant inhibitor of nuclear factor-kappaB. J Vasc Surg 41: 479–89
48. POISE Study Group, Devereaux PJ, Yang H, Yusuf S, Guyatt G, Leslie K, Villar JC, et al. (2008) Effects of extended-release metoprolol succinate in patients undergoing non-cardiac surgery (POISE trial): a randomised controlled trial. Lancet 371: 1839–1847
49. Poldermanns D, Boersma E, Bax JJ, Thomson IR, van de Ven LL, Blankensteijn JD, et al. (1999) The effect of bisoprolol on perioperative mortality and myocardial infarction in high-risk patients undergoing vascular surgery: Dutch Echocardiographic Cardiac Risk Evaluation Applying Stress Echocardiography Study Group. N Engl J Med 341: 1789–1794
50. Powell JT (2006) Genes predisposing to rapid aneurysm growth. Ann N Y Acad Sci 1085: 236–41
51. Powell JT, Brown LC, Greenhalgh RM, Thompson SG (2008) The rupture rate of large abdominal aortic aneurysms. Is this modified by anatomical suitability for endovascular repair? Ann Surg 247: 173–179
52. Propranolol Aneurysm Trial Investigators (2002) Propranolol for small abdominal aortic aneurysms: results of a randomized trial. J Vasc Surg 35: 72–79
53. Rentschler M, Baxter BT (2006) Pharmacological approaches to prevent abdominal aortic aneurysm enlargement and rupture. Ann N Y Acad Sci 1085: 39–46
54. Sandford RM, BownMJ, London NJ, Sayers RD (2007) The genetic basis of abdominal aortic aneurysms: a review. Eur J Vasc Endovasc Surg 33: 381–90
55. Sakalihasan N, Limet R, Defawe OD (2005) Abdominal aortic aneurysm. Lancet 365: 1577–1589
56. Sangiorgi G, D'Averio R, Mauriello A, Bondio M, Pontillo M, Castelvecchio S, Trimarchi S, Tolva V, Nano G, Rampoldi V, Spagnoli LG, Inglese L (2001) Plasma levels of metalloproteinases-3 and -9 as markers of successful

abdominal aortic aneurysm exclusion after endovascular graft treatment. Circulation 104: I288-I295
57. Schermerhorn ML, O'Malley J, Jhaveri A, Cotterill P, Pomposelli F, Landon BE (2008) Endovascular vs. open repair of abdominal aortic aneurysms in the Medicare population. N Engl J Med 358: 464–474
58. Schouten O, van Laanen JH, Boersma E, Vidakovic R, Feringa HH, Dunkelgrün M, Bax JJ, Koning J, van Urk H, Poldermans D (2006) Statins are associated with a reduced infrarenal abdominal aortic aneurysm growth. Eur J Vasc Endovasc Surg 32: 21–26
59. Schouten O, Boersma E, Hoeks SE, Benner R, van Urk H, van Sambeek MR, Verhagen HJ, Khan NA, Dunkelgrun M, Bax JJ, Poldermans D (2009) Dutch Echocardiographic Cardiac Risk Evaluation Applying Stress Echocardiography Study Group. Fluvastatin and perioperative events in Patients undergoing vascular surgery. N Engl J Med 361: 989–989
60. Steinmetz EF, Buckley C, Shames ML, Ennis TL, Vanvickle-Chavez SJ, Mao D, Goeddel LA, Hawkins CJ, Thompson RW (2005) Treatment with simvastatin suppresses the development of experimental abdominal aortic aneurysms in normal and hypercholesterolemic mice. Ann Surg 241: 92–101
61. Sukhija R, Aronow WS, Sandhu R, Kakar P, Babu S (2006) Mortality and size of abdominal aortic aneurysm at long-term follow-up of patients not treated surgically and treated with and without statins. Am J Cardiol 97: 279–280
62. The UK Small Aneurysm Trial Participants (1998) Mortality results for randomised controlled trial of early elective surgery or ultrasonographic surveillance for small abdominal aortic aneurysms. Lancet 352: 1649–1655
63. The UK Small Aneurysm Trial Participants (2002) Long-term outcomes of immediate repair compared with surveillance of small abdominal aortic aneurysms. N Engl J Med 346: 1445–1452
64. The UK Small Aneurysm Trial Participants (2007) Patient fitness and survival after abdominal aortic aneurysm repair in patients from the UK EVAR trials. Br J Surg 94: 709–716
65. Thompson AR, Drenos F, Hafez H, Humphries SE (2008) Candidate gene association studies in abdominal aortic aneurysm disease: a review and meta-analysis. Eur J Vasc Endovasc Surg 35: 19–30
66. Thompson RW, Baxter BT (2006) MMP inhibition in abdominal aortic aneurysms. Rationale for a prospective randomised trial. Ann N Y Acad Sci 1085: 159–178
67. Upchurch GR (2005) Gene therapy to treat aortic aneurysms. Right goal, wrong strategy. Circulation 112: 939–940
68. Vammen S, Lindholt JS, Ostergaard L, Fasting H, Henneberg EW (2001) Randomized double-blind controlled trial of roxithromycin for prevention of abdominal aortic aneurysm expansion. Br J Surg 88: 1066–1072
69. van Kuijk JP, Flu WJ, Witteveen OP, Voute M, Bax JJ, Poldermans D (2009) The influence of statins on the expansion rate and rupture risk of abdominal aortic aneurysms. J Cardiovasc Surg (Torino) 50: 599–609
70. Veith FJ, Ohki T, Lipsitz EC, Suggs WD, Cynamon L (2003) Endovascular grafts and other catheter-directed techniques in the management of ruptured abdominal aortic aneurysms. Semin Vasc Surg 16: 326–331
71. Verma S, Lindsay TF (2006) Regression of aortic aneurysms through pharmacologic therapy? N Engl J Med 354: 2067–2068
72. Vinh A, Gaspari TA, Liu HB, Dousha LF, Widdop RE, Dear AE (2007) A novel histone deacetylase inhibitor reduces abdominal aortic aneurysm formation in Angiotensin II-infused Apolipoprotein E-deficient mice. J Vasc Res 45: 143–152
73. Wang YX, Martin-McNulty B, da Cunha V, Vincelette J, Lu X, Feng Q, Malks-Miller M, Mahmoudi M, Schroeder M, Subramanyam B, Tseng JL, Deng GD, Schirm S, Johns A, Kauser K, Dole WP, Light DR (2005) Fasudil, a Rho-kinase inhibitor, attenuates angiotensin II-induced abdominal aortic aneurysm in apoplipoprotein E-deficient mice by inhipiting apoptosis and proteolysis. Circulation 111: 2219–2226
74. Wilson WR, Evans J, Bell PR, Thompson MM (2005) 3hydroxy3methylglutaryl (HMG)-coenzyme A (CoA) reductase inhibitors (statins) decrease MMP-3 and MMP-9 concentrations in abdominal aortic aneurysms. Eur J Vasc Endovasc Surg 30: 259–262
75. Yoshimura K, Aoki H, Ikeda Y, Fujii K, Akiyama N, Furutani A, Hoshii Y, Tanaka N, Ricci R, Ishihara T, Esato K, Hamano K, Matsuzaki M (2005) Regression of abdominal aortic aneurysm by inhibition of c-Jun N-terminal kinase. Nature Med 11: 1330–1338

Gefäßverletzungen

H. Wenk

Vascular Injuries

Zusammenfassung

Bei den Gefäßverletzungen werden arterielle und venöse Läsionen unterschieden. Abhängig vom Verletzungsmechanismus sind verschiedene Gefäßoperationen zur Versorgung erforderlich: von der direkten Naht über Reanastomosierung, Thrombektomie und Defektüberbrückung bis zur endovaskulären Chirurgie kommt das gesamte gefäßchirurgische Repertoire zur Anwendung.

Die Verletzungen unterscheiden sich durch ihr Auftreten als Unfall, Gewaltanwendung oder als iatrogenes Trauma. Gefäßverletzungen bei Kindern verdienen wegen spezieller Operationstechniken besondere Beachtung.

Summary

Vascular injuries are discriminated in arterial and venous lesions. Different operations for treatment are required, depending on the mechanism of the vascular trauma: Direct suturing, re-anastomosis, thrombectomy, bypass and endovascular surgery should be in the operative repertoire.

Vascular injuries can be differentiated by the mechanism of occurence: Accidents, violence or iatrogenic trauma are the typical injuries. Vascular injuries in children should be recognized critically, because growth requires special operative techniques.

Einleitung

Gefäßverletzungen können das Leben des Betroffenen oder ein Organ (bzw. eine Extremität) akut gefährden. Zur Vermeidung von Sekundärschäden ist eine zeitnahe Diagnostik und Behandlung essenziell.

Glücklicherweise kann sich dieses Kapitel auf Gefäßverletzungen in Friedenszeiten beschränken, unterschieden werden Verletzungen durch Unfälle, Gewalt und iatrogene Probleme, die meistens Folge kardiologischer oder radiologischer Interventionen sind. Diese betreffen die Aorta aber in der Regel nicht. Im Krieg sieht die Verteilung ganz anders aus. Rich hat 1971 über den Vietnamkrieg berichtet und fand unter 1000 Gefäßverletzungen 5 % an den Halsschlagadern, 34 % an der oberen und 57 % an der unteren Extremität. Nur 4 % betrafen Thorax und Abdomen (zitiert nach [6]).

Nach Heberer werden perforierende und nichtperforierende, offene und geschlossene Arterienverletzungen unterschieden. Perforierende Verletzungen können durch Schnitt, Schuss und Stich erzeugt werden. Nichtperforierende Verletzungen entstehen durch Kontusion, Kompression, Überdehnung und Dezeleration.

Im Folgenden sollen die arteriellen und die venösen Gefäßverletzungen, Verletzungen bei Kindern und Erwachsenen, Verletzungen durch Gewalt, Unfälle und ärztliche Eingriffe besprochen werden.

Arterielle Gefäßverletzungen

Die Verletzung einer Arterie führt zu einer pulsatilen Blutung, die schnell gestillt werden muss [1].

Zunächst ist eine sofortige provisorische Blutstillung (am Unfallort) durchzuführen. Diese sollte prinzipiell durch digitale Kompression oder durch Anlegen einer Blutdruckmanschette, die über den systolischen Druck aufgepumpt wird, erreicht werden. Diese Maßnahmen sind bei aortalen Gefäßverletzungen natürlich nur mit Einschränkung effektiv.

Die definitive Blutstillung ist der Klinik vorbehalten: Zunächst ist zu entscheiden, ob eine Ligatur ausreichend oder eine Rekonstruktion erforderlich ist. Muss rekonstruiert werden, so kann die glatte Schnittverletzung durch direkte Naht versorgt werden. Bei begrenzten Gefäßläsionen können End-zu-End-Anastomosen durchgeführt werden. Längsrisse erfordern die Rekonstruktion mit einer (Venen-)Patchplastik.

In 15 % der Fälle sind wegen einer längerstreckigen Verletzung Interponate erforderlich, wenn möglich, sollte autologe Vena saphena magna verwendet werden. Steht diese (auch an der Gegenseite) nicht zur Verfügung, kann auf dünnwandige PTFE-Prothesen ausgewichen werden. ◘ Abb. 12.1 zeigt eine schwere komplexe periphere Gliedmaßenverletzung aus der Landwirtschaft, bei der zum Extremitätenerhalt ein Gefäßersatz der Arterie und der Vene mit PTFE erforderlich war.

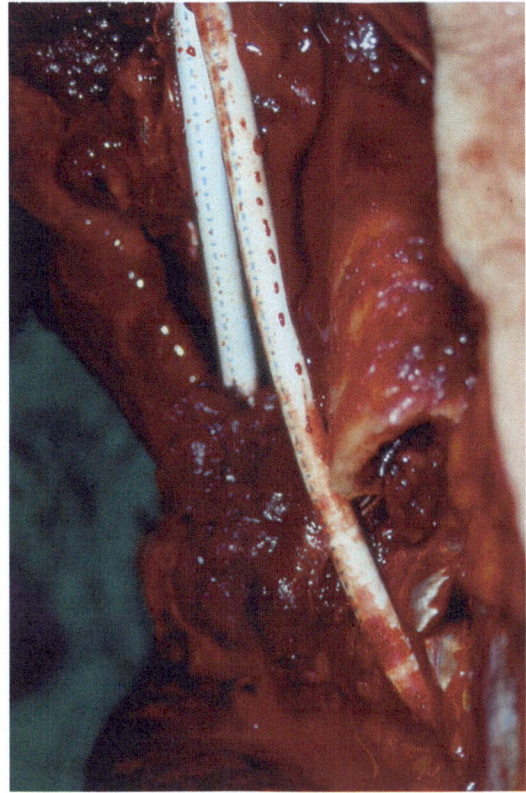

Abb. 12.1 Komplexe arterielle und venöse Gefäßverletzung. (Aus [2])

Nach Zehle [6] gelten für die Versorgung von arteriellen Gefäßen folgende Grundsätze:
- Die Gefäßrekonstruktion sollte so früh wie möglich durchgeführt werden,
- Freilegung und Mobilisierung soweit, dass eine spannungsfreie Anastomose möglich wird,
- Verwendung von Vene für Distanzdefekte, alternativ PTFE oder Dracon,
- vor Reanastomosierung Thrombektomie oder Angiographie,
- End-zu-End-Anastomosen nach Möglichkeit in Einzelknopftechnik,
- regionale distale und proximale Heparinisierung,
- größere Begleitvenen sollten wiederhergestellt werden,
- Interponate bedürfen einer ausreichenden Weichteildeckung,
- postoperative Ruhigstellung,
- Fasziotomie bei gleichzeitigem Muskel- oder Knochentrauma (bei V. a. Kompartementsyndrom).

Venenverletzungen

Venenverletzungen finden sich bei 14–66 % als Begleitverletzungen arterieller Traumata. Proximal von Knie- und Ellenbogengelenk sollte eine Rekonstruktion angestrebt werden. Bei Kombinationsverletzungen sollte man zunächst die Vene rekonstruieren.

Venenverletzungen können auch im Rahmen von Operationen auftreten, hier ist im Thorax die Verletzung der Vena brachiocephalica bei der Sternotomie zu nennen. Im Abdomen überwiegt die Verletzung der Vena cava inferior im Konfluenzbereich der Beckenvenen, verursacht als Zugangstrauma bei laparoskopischen Operationen, Bandscheibenoperationen oder lumbaler Sympathektomie.

Katheter- oder Punktionsverletzungen erfordern in der Regel keine chirurgische Intervention. Cavaverletzungen durch Cavafilter gehören der Vergangenheit an.

Verletzungen bei Kindern

Verletzungen bei Kindern bedürfen besonderer Aufmerksamkeit. Kindliche Gefäße haben eine wesentlich höhere Kontraktilität und sind dementsprechend schwieriger handzuhaben. Die gute Kollateralisierung macht anantomische Rekonstruktionen teilweise entbehrlich, sodass diese (meistens bei inadäquatem Längenwachstum der betroffenen Extremität) als sekundäre Rekonstruktion vor dem letzten Wachstumsschub vorgenommen werden kann [5].

Abb. 12.2 zeigt die Problematik bei einem schulpflichtigen Kind, das nach einer Ballondilatation einer Aortenisthmusstenose als Zugangstrauma einen Verschluss der A. Iliaca externa rechts erlitt. Die Rekonstruktion erfolgte mit einem autologen Veneninterponat, für die Gefäßanastomosen wurden Einzelknopfnähte bevorzugt.

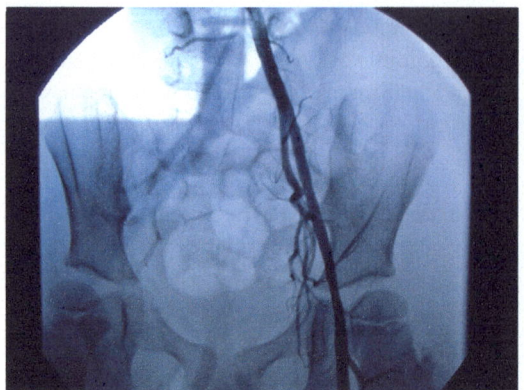

Abb. 12.2 Iliakaverletzung nach Ballondilatation einer Aortenisthmusstenose

Grundsätzlich sollte beachtet werden:
- Jeder Verdacht auf eine arterielle Gefäßverletzung sollte duplexsonographisch oder angiographisch abgeklärt werden,
- Rekonstruktion innerhalb der Ischämietoleranzzeit,
- mikroskopische Nahttechnik, monofiles Nahtmaterial, Einzelknopfnähte,
- Venenbypass etwas »oversized«, Kunststoffprothesen nur bei vitaler Indikation,
- regelmäßige Kontrolluntersuchungen bis zum Abschluss des Längenwachstums.

Verletzungen durch Gewalt, Unfälle und iatrogene Verletzungen

Verletzungen der Aorta beim Polytrauma sind vergleichsweise selten. Heberer fand unter 407 Polytraumen nur 3 aortale Verletzungen, Trede bei 425 polytraumatisierten Patienten 5 abdominale Gefäßverletzungen, die stets die Nierenarterien betrafen.

Die Letalität der Aortenverletzungen liegt bei 30–60 % und hängt von der Höhe der Läsion ab, Verletzungen im Abschnitt V haben eine Sterblichkeitsrate von 53 %, die des Abschnitts III und IV eine Letalität von 75–95 %.

Stumpfe Aortenverletzungen sind zumeist Folge eines Dezelerationstraumas (◘ Abb. 12.3). Unterschieden werden reine Dezelerationstraumen (z. B. Liftabsturz) von Dezelerations-Kompressionstraumen (z. B. Autoauffahrunfall). Je nach Unfallmechanismus kommt es zu einer axialen Zerrung der Aorta im Bereich des fixierenden Lig. Botalli oder an der Aorta ascendens.

Weitere Verletzungsmechanismen werden durch begleitende Wirbelfrakturen, Einspießung von Rippen oder saggitale Kompression (Überrolltrauma) erklärt.

Typisch für Dezelerationstraumen sind Aortenrupturen unterhalb des Aortenbogens. Diese Rupturen oder Abrisse waren zu Zeiten der offenen Chirurgie mit einer sehr hohen Letalität belastet. Für solche Verletzungen hat sich die endovaskuläre Versorgung mit einer Stentprothese als sehr segensreich erwiesen. Die ◘ Abb. 12.3 und 12.4 zeigen einen Fall einer Aortenruptur im Rahmen eines Polytraumas (Aortenruptur, Milzruptur, periphere Verletzungen nach Motorradunfall), der primär erfolgreich mit einer Stentprothese versorgt werden konnte.

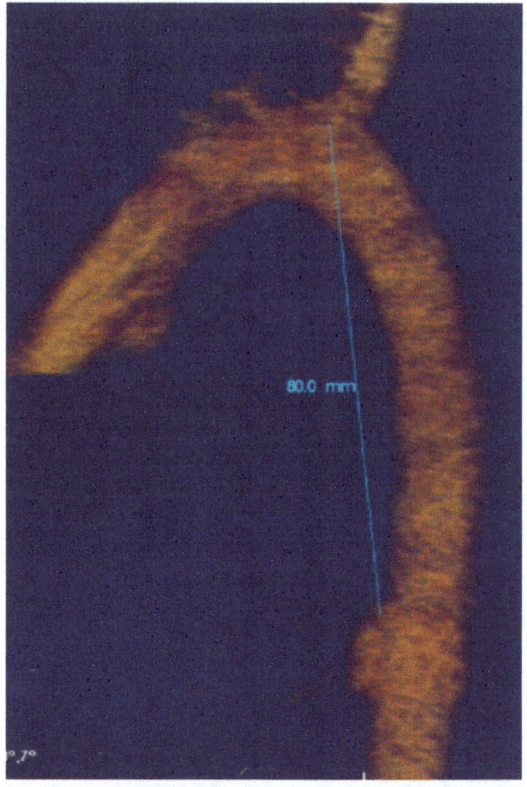

Abb. 12.3 Aortenruptur Abschnitt III bei Dezelerationstrauma

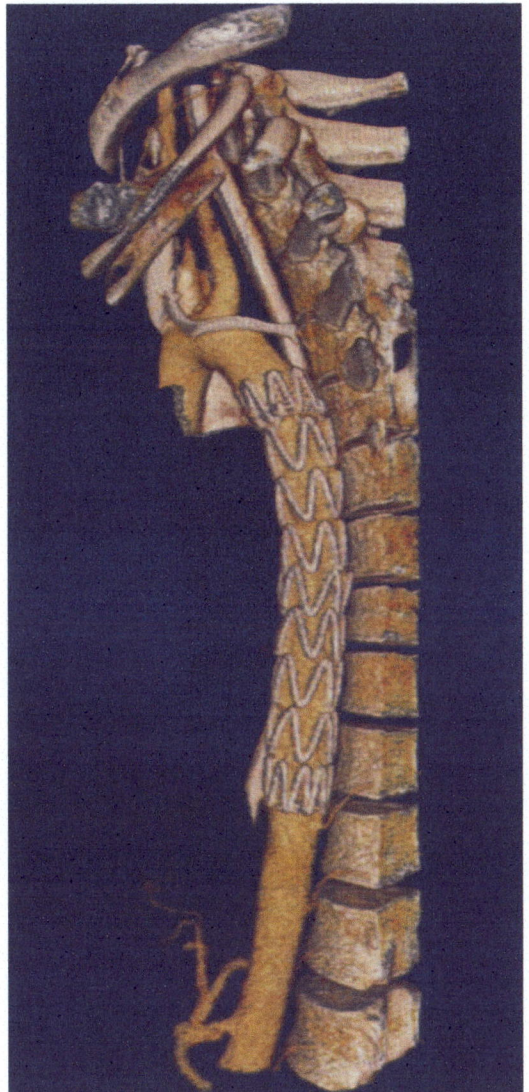

◘ **Abb. 12.4** Stentprothesenimplantation bei thorakaler Aortenruptur

zugang das risikoärmere Verfahren darstellt, ist in der minimal-invasiven Viszeralchirurgie noch nicht definitiv geklärt.

Die Häufigkeit aortaler Trokarverletzungen wird in der Literatur zwischen 0,01 und 0,2 % angegeben.

Aortenverletzungen kommen darüber hinaus in der orthopädischen Chirurgie vor, insbesondere in der Wirbelsäulenchirurgie (Zugangsverletzungen, Verletzungen durch Implantate). Eigene Beobachtungen erstrecken sich auch auf Gefäßwandschäden durch Hitze bei Verwendung von Knochenzement, der bei der Aushärtung eine exotherme Reaktion mit Temperaturentwicklungen bis 80 °C durchläuft [4].

Thermische Schäden können auch durch die Applikation von Hochfrequenzstrom bei der laparoskopischen Chiurgie auftreten. Wir beobachteten ein falsches Aneurysma der Arteria hepatica nach laparoskopischer Cholezystektomie mit Arrosion des Ductus hepatocholedochus und konsekutiver Hämobilie [3].

Zur Versorgung aortaler und arterieller Gefäßverletzungen werden in 35 % der Fälle End-zu-End-Anastomosen, in 26 % direkte Nähte, in 15 % Veneninterponate und in 4 % Protheseninterpositionen angegeben.

Am Klinikum Bremen-Nord waren die Verletzungen zu 48 % durch Unfälle und Gewalt, zu 32 % iatrogen und zu 16 % autoaggressiv bedingt [4].

Literatur

1. Heinrich P, Fleischer G (1996) Arterienverletzungen. Verlag für Medizin und Technik, Reinbeck
2. Henne-Bruns D, Dürig M, Kremer B (2008) Chirurgie, 3. Aufl. Thieme, Stuttgart
3. Pieper W, Fink O, Wenk H (2006) Gefäßverletzungen/Vascular Injuries. International Vascular Workshop XXVII (Abstractband)
4. Wenk H, Neudeck F, Wellmann K, Steinbach G, Khoshbeen A (2001) Iatrogene, accidentelle und autoaggressive Verletzungen großer Gefäße. 167. Tagung der Vereinigung Nordwestdeutscher Chirurgen
5. Wenk H (2006) Gefäßverletzungen bei Kindern. Deutsch-Österreichisch-Ungarischer Gefäßkongress, Graz
6. Zehle A (1987) Periphere und abdominale Gefäßverletzungen. In: Heberer G, van Dongen RJAM (Hrsg) Gefäßchirurgie. Springer, Berlin Heidelberg New York

Die laparoskopische Chirurgie kann Aortenverletzungen beim Trokarersteinstich oder bei Benutzung der Veres-Nadel hervorrufen. Hier ist meistens der Abschnitt V oder die Aortenbifurkation mit Beteiligung der rechten Arteria iliaca betroffen (meistens steht der Operateur bei Operationsbeginn auf der linken Patientenseite). Venöse Begleitverletzungen sind häufig. Ob die Benutzung der Veres-Nadel oder der primär offene Trokar-

Teil II Operationen an der thorakalen Aorta

13 Zugangswege zur thorakalen und thorakoabdominalen Aorta – 103
M. Gawenda, J. Brunkwall

14 Offene thorakoabdominale Aneurysmaausschaltung bei Marfan-Syndrom – 111
G. Mommertz, F. Sigala, S. Langer, T. A. Koeppel, W. H. Mess, G. W. H. Schurink, M. J. Jacobs

15 Debranching the aorta to facilitate TEVAR: Evolving techniques and strategies – 121
F. J. Criado

16 Ergebnisse nach endovaskulärer Stentgraftimplantation bei arteriosklerotischen Aorta-descendens-Aneurysmen – 135
M. Dorfmeister, R. Gottardi, A. Juraszek, T. Dziodzio, D. Zimpfer, J. Dumfarth, M. Schoder, M. Funovics, J. Lammer, M. Czerny, M. Grimm

17 Komplikationen nach thorakaler und thorakoabdomineller Stentgraftversorgung – 141
R. Jakob, F. Oertel, G. Leissner, K. Wölfle

18 Two year single center experience of thoracic endovascular aortic repair using the EndoFit Thoracic Stent Graft – 151
L. Qu, D. Raithel

19 Der Einsatz gebranchter Stentgraftprothesen bei thorakoabdominellen Aneurysmen – 163
J. Teßarek

20 Thorakale Konversion – Strategien nach erfolgloser endovaskulärer Therapie – 173
S. Langer, G. Mommertz, F. Sigala, T. A. Koeppel, G. W. Schurink, M. Jacobs

21	A combined vascular and endovascular approach for treating aortic arch pathology – 183	

M. Czerny, M. Grimm

22	Management von Komplikationen bei thorakaler endovaskulärer Aortenstentgraftimplantation (TEVAR) – 191	

T. Umscheid, E. Cording, T. Dill

23	Spätparaplegie nach Versorgung eines Endoleaks einer langstreckigen aortalen Stentgraftprothese – 197	

O. Tsiosta, B. Luther, T. Nowak

24	Spätergebnisse nach Stentgraftimplantation bei penetrierendem Aortenulkus der thorakalen Aorta – 203	

M. Dorfmeister, R. Gottardi, J. Holfeld, J. Dumfarth, D. Zimpfer, M. Funovics, M. Schoder, J. Lammer, E. Wolner, M. Czerny, M. Grimm

25	Die endovaskuläre Therapie des traumatischen Aortenabrisses – 209	

S. Ockert, H.-H. Eckstein

26	Endovaskuläre Therapie der akuten und chronischen Stanford-Typ-B-Dissektion – 219	

U. Burger, A. Hyhlik-Dürr, P. Geisbüsch, D. Böckler

27	Erfolgreiche endovaskuläre Therapie bei Aortendissektion und dissezierter Nierenarterie – 231	

T. Nowak, B. Luther, U. Kempf, H. Krasniqi

28	Kostenanalyse der konventionellen chirurgischen Therapie vs. endovaskulärer Stentgraftimplantation bei Aneurysmen der Aorta descendens – 237	

M. Dorfmeister, R Gottardi, M. Funovics, M. Schoder, J. Holfeld, D. Zimpfer, J. Lammer, M. Grimm,

29	Akute aortoösophageale Fistel – endovaskuläre Notfalltherapie – 243	

W. Hanna, A. Lutterer, P. Reimer, M. Storck

Zugangswege zur thorakalen und thorakoabdominalen Aorta

M. Gawenda, J. Brunkwall

Surgical approach to thoracic and thoracoabdominal aorta

Zusammenfassung

Während der isolierte thorakale und der isolierte abdominale Zugang grundsätzlich verschieden sind, haben alle thorakoabdominalen Zugänge Gemeinsamkeiten. Der Unterschied ergibt sich aus der Höhe des verwendeten Interkostalraumes, der Art der medialen viszeralen Rotation sowie dem Ausmaß der Zwerchfelldurchtrennung. Die Qualität des Zugangs kann in der Folge über den Operationsfortgang mitentscheiden. Zu berücksichtigen ist die Traumatisierung durch den Zugangsweg bei Operationen an der thorakoabdominalen Aorta, der in Abhängigkeit von der aortalen Pathologie und dem Gesamtzustand des Patienten gewählt werden sollte.

Summary

Surgery of the descending thoracic and thoracoabdominal aorta necessitates the thorough selection of the approach due to the specific aortic pathology. Even though, the selection seems to be simple, it may be difficult when the lesion seems limited and/or when the comorbidities of the patient leads to a compromise between achieving the ideal surgical exposure and limiting the trauma needed to reach it. The aim of this chapter is to describe the thoracic, abdominal, and thoracoabdominal approaches to the descending thoracic and thoracoabdominal aorta.

Einleitung

Chirurgische Eingriffe an der thorakalen und thorakoabdominalen Aorta bedürfen einer angemessenen Exposition des Patienten unter Berücksichtigung der zu behandelnden Pathologie. Bei der Entscheidung über die Invasivität des Zugangs muss dabei auch die Belastbarkeit des Patienten berücksichtigt werden, sodass ein Kompromiss zu finden ist zwischen dem potenziell idealen Zugang mit bestmöglicher Übersicht und der anzustrebenden geringstmöglichen Traumatisierung für den Patienten.

Ziel dieses Kapitels ist die Beschreibung thorakaler und thorakoabdominaler Zugänge zur Aorta descendens thoracalis sowie zur thorakoabdominalen Aorta.

Thorakaler Zugang

Posterolaterale Thorakotomie

Die posterolaterale Thorakotomie stellt den bevorzugten Zugang zur Aorta descendens thoracalis dar. Der Patient lagert in einer rechtsseitigen Dekubitusposition bei Unterlagerung einer weichen Rolle auf Höhe der Skapulaspitze mit leichtgradiger linksseitiger Rotation des Beckens zur fakultativ möglichen Exposition der Leistengefäße. Die Intubationsnarkose mittels Doppellumentubus erlaubt die Ein-Lungen-Ventilation. Die temporäre Exklusion der linken Lunge während des Eingriffs erleichtert die Exposition der Aorta und vermeidet potenzielle Komplikationen, bedingt durch die Retraktion der ventilierten Lunge (Lungenkontusion mit möglicher sekundärer Einblutung bei Operation unter Heparinisierung, mediastinale Verlagerungen mit kardialer Kompromittierung).

Der Operateur ist auf der linken Seite des Patienten platziert. Je nach Höhe der Thorakotomie erstreckt sich die Hautinzision vom dorsalen Rand der Skapula (interskapulovertebral) bogenförmig um die Skapulaspitze bis zum knorpeligen Rippenrand (anteriore Begrenzung des 6. oder 7. ICR) oder Sternum (anteriore Begrenzung des 4. oder 5. ICR).

Eine Durchtrennung bzw. Einkerbung von Mm. latissimus dorsi, rhomboideus et serratus anterior ist notwendig zur ausreichenden Exposition.

Die Höhe der Thorakotomie ist abhängig von der Topographie der Aortenpathologie. Über den 4. ICR sind isthmusnahe Läsionen zu erreichen, der 6. ICR ist für die mittlere Region der deszendierenden Aorta, der 7. ICR für die distale Region der Aorta zu wählen. Im letzteren Fall erlaubt die anteriore Durchtrennung des Rippenknorpels mit Retraktion des Zwerchfells (*cave:* Milzverletzung) einen übersichtlichen Zugang zur distalen Aorta descendens thoracalis.

Gelegentlich empfohlen wird der Zugang zur Aorta descendens über eine Doppelthorakotomie im 4. ICR und 7. ICR [8]. Aufgrund der doch eingeschränkten Übersicht über die gesamte Länge der Aorta descendens und die potenziellen Komplikationen (Thoraxwandnekrose, Thoraxwandinstabilität infolge Fraktur der intermediären Rippen) sollte dies jedoch Ausnahmefällen vorbehalten sein. Festzuhalten ist, dass ein guter Zugang zur Aorta descendens geschaffen wird bei Ausführung einer posterolateralen Thorakotomie im 6. ICR mit Durchtrennung des anterioren knorpeligen Ansatzes und des dorsalen Rippenhalses der benachbarten Rippen.

Die Thorakotomie erfolgt im Allgemeinen interkostal. Eine Rippenresektion kann bei Rethorakotomien angezeigt sein, um eine extrapleurale Präparation vorzunehmen, oder bei älteren Patienten mit rigidem Thorax. Die Separation der Pleura erfolgt interpleural, nur ausnahmsweise extrapleural. Nach Mobilisation der Lunge und ventraler Retraktion wird die Aorta nach vertikaler Inzision der mediastinalen Pleura freigelegt. Der Isthmus aortae wird nach Durchtrennung der links lateral kreuzenden Vena intercostalis superior erreicht. Anschließend kann die Mobilisation des linksseitigen Nervus vagus mit der darüberliegenden Pleura erfolgen. Der Nervus laryngeus recurrens sinister schlingt sich um das Ligamentum arteriosus, während der Nervus vagus distal hinter den linken Pulmonalisstamm zieht. Der Nervus phrenicus kreuzt den Nervus vagus lateral und verläuft ventral des Perikards absteigend vor dem Lungenhilus nach distal.

Das mittlere Drittel der Aorta descendens thoracalis wird nach Spaltung der mediastinalen Pleura nach distal erreicht. Zur Exposition des distalen Drittels der Aorta descendens thoracalis ist die Durchtrennung des linken Ligamentum pulmonale notwendig. Die Kontrolle der distalen deszendierenden Aorta wird durch die Durchtrennung des linken Zwerchfellschenkels mit Retraktion des intakt belassenen sonstigen Zwerchfells ermöglicht.

Die linksseitige posterolaterale Thorakotomie erlaubt somit die vollständige Exposition der Aorta descendens. Zudem ist nach vertikaler Spaltung des Perikards ventral des Nervus phrenicus eine ausreichende Freilegung des Herzens und der herznahen Gefäßursprünge gegeben – und damit die Möglichkeit zur Kannülierung (linker Vorhof, linke Pulmonalvene, Spitze linker Ventrikel, Aortenwurzel) oder internen Herzmassage und -defibrillation. Darüber hinaus erlaubt dieser Zugang die Exposition der zentralen Abschnitte der A. subclavia bis zum Musculus scalenus anterior und der ersten Zentimeter der A. carotis communis sinister. Der Zugang zur A. subclavia im weiteren Verlauf ist erst nach interthorakaler Resektion der ersten Rippe möglich [10].

Anteriore Zugänge

Anterolaterale Thorakotomie und mediane Sternotomie

Anteriore Zugänge zur Aorta descendens, als anterolaterale Thorakotomie oder als mediane Sternotomie, finden nur in Ausnahmefällen Anwendung. Sie erlauben eine nur eingeschränkte Exposition der Aorta descendens oberhalb und unterhalb des linken Lungenhilus. Die Verwendung eines Doppellumentubus mit Ein-Lungen-Ventilation ist bei diesem Zugang nicht essenziell, da die Retraktionsmöglichkeiten hinsichtlich der Lunge an sich eingeschränkt sind. Die Patientenpositionierung erfolgt in Linksseitenlage mit flektiertem Arm in erhöhter Armschiene. Die Platzierung des Operateurs kann der persönlichen Präferenz folgen, in Abhängigkeit von der Notwendigkeit der Verlängerung der zervikalen Inzision zur Exposition der supraaortalen Gefäße. Ansonsten steht der Operateur linksseitig bei Ausführung der anterolateralen Thorakotomie und rechtsseitig bei Sternotomie.

Die hohe anterolaterale Thorakotomie beginnt mit der Hautinzision direkt im 4. interkostalen Raum, bei Frauen in der submammären Falte. Der Musculus pectoralis major wird ebenso wie der Musculus serratus anterior durchtrennt, dabei ist die Schonung des in der medianen Axillarlinie verlaufenden Nervens zu beachten. Die Eröffnung der Thoraxhöhle erfolgt im 4. ICR. Der Zugang zum Aortenisthmus ist begrenzt. Eine Verbesserung ist unter Durchtrennung des knorpeligen Rippenansatzes zu erreichen. Eine Exposition des Aortenbogens erfordert die zusätzliche Erweiterung über eine mediane Sternotomie oder die quere Durchtrennung des Sternums mit rechtsseitiger anterolateraler Thorakotomie im 3. ICR [5].

Die Durchtrennung des Ligamentum triangulare der Lunge nach anterolateraler Thorakotomie im 7. ICR erlaubt die Exposition der Aorta descendens unterhalb des Lungenhilus. Verbesserte Einsicht wird erlangt nach Durchtrennung des Knorpelansatzes der Rippen mit Retraktion der Thoraxwand.

Die mediane Sternotomie erlaubt bei Ausführung einiger zusätzlicher Manöver die Exposition des Aortenisthmus: asymmetrische Retraktion des Sternums (Mammaria interna Retraktor), vertikale Eröffnung der Pleura im kostomediastinalen Recessus, Anschlingen des Arcus aortae zwischen A. carotis communis und A. subclavia sinistra. Diese Maßnahmen gestatten die rechts ventrale Verlagerung des Aortenbogens. Zusätzliche kaudale Retraktion der kollabierten Lunge – nach Identifikation der Nervi vagus et phrenicus – ermöglicht die Durchtrennung des Ligamentum arteriosum unter Schonung des linksseitigen Nervus recurrens. Der Zugang zur deszendierenden Aorta thoracica wird eingeschränkt durch den linken Pulmonalisstamm. Die Kontrolle der distalen Aorta descendens wird durch die Kombination der Sternotomie mit der anterolateralen Thorakotomie im 3. ICR deutlich verbessert. Falls dies vorgesehen ist, hat eine entsprechende Lagerung des Patienten zu erfolgen. Beste Übersicht liefert dieser kombinierte Zugang zur Exposition des Isthmus aorticus.

Zugang zur distalen Aorta descendens thoracalis liefert die mediane Sternotomie in Kombination mit vertikaler Eröffnung des dorsalen Perikards. Nach Isolation des Ösophagus ist die Aorta direkt zugänglich. Dies erfolgt unter Ventralverlagerung des Herzens, was jedoch einen kardiopulmonalen Bypass voraussetzt [4]. Die Kombination mit der oberen medianen Laparotomie erlaubt den aortalen Zugang auch ohne Herzverlagerung. Nach vertikaler Inzision des Zwerchfells, des Perikards, unter Durchtrennung des Ligamentum triangulare hepatis links, kann die Aorta descendens bis zum Ursprung des Truncus coeliacus zugänglich gemacht werden.

Die anterioren Wege zur Aorta descendens ergeben sämtlich einen schmalen, tiefen Zugang mit nur unzureichender Übersicht und empfehlen sich deshalb nur für limitierte Prozeduren und in wenigen Fällen. Vorteilhaft können sie sich jedoch bei Patienten in Rückenlage und im Notfall erweisen oder bei Eingriffen mit gleichzeitiger Notwendigkeit der Exposition der supraaortalen Gefäße oder der unteren Extremitäten. Dennoch stellen diese Zugangswege immer einen Kompromiss dar, sodass ein zweizeitiges Vorgehen oder eine zwischenzeitliche Umlagerung anzustreben ist, falls die lokale Situation es erlaubt.

Abdominale Zugänge

Die abdominalen Verfahren gewähren lediglich einen Zugang zur distalen Aorta descendens thoracalis oder den proximalen Anteilen der Aorta abdominalis.

Laparotomie

Der distale Teil der Aorta descendens thoracalis oder auch die suprazöliakale Aorta können über eine supraumbilikale mediane Inzision erreicht werden [4,7]. Eine weiche Rolle wird in Höhe des thorakolumbalen Übergangs der Wirbelsäule unterlegt. Der Operateur befindet sich auf der linken Seite des Patienten. Nach Eröffnung des Abdomens erfolgt die Durchtrennung der Ligamentum triangulare hepatis nach medial bis zur suprahepatischen Vene, sodass der linke Leberlappen nach rechts verlagert werden kann. Das Ligamentum minus wird durchtrennt. Das Crus sinister des Zwerchfells wird längs gespalten, wodurch der Zugang zur Aorta über etwa 10 cm erreicht wird, unter Schonung der Pleurahöhle und des Ductus thoracicus.

Die Ausführung einer medialen viszeralen Rotation ist notwendig, um Zugang zur abdominalen Aorta zu erlangen. Diese aortale Exposition wird alternativ ventral oder dorsal der linken Niere erreicht [6,11] – in Abhängigkeit von der zu behandelnden Läsion, Voroperationen oder anatomischen Varianten (retroaortale linke Nierenvene). Die Aorta wird nach Durchtrennung des linken Schenkels des Zwerchfells unter kraniokaudaler Präparation erreicht.

Die Laparotomie belastet den Patienten nur gering. Da sie in Rückenlage ausgeführt wird, erlaubt sie sämtliche anderen chirurgischen Manöver an Hals, Abdomen und unteren Extremitäten. Dennoch bleibt der Zugang zur distalen thorakalen Aorta limitiert. Eine mögliche Erweiterung kann erzielt werden durch Kombination der Laparotomie mit einer anterolateralen Thorakotomie im 6. ICR. Zu berücksichtigen ist, dass der Zugang vergleichsweise traumatisch ist und die beabsichtigte zusätzliche Exposition beschränkt bleibt, da sich Rippen und Rippenbogen als störend erweisen. Zu bevorzugen ist die partielle vertikale Sternotomie bis zum 4. ICR. Diese Inzision, welche das Perikard und die Pleura schont, ist weniger belastend für den Patienten und erlaubt die Exposition der Aorta descendens thoracalis ohne Herzverlagerung.

Lumbaler Zugang

Dieser Zugang, extraperitoneal und extrapleural durchgeführt, ist in der Vergangenheit für viele Gruppen zum Standard in der Chirurgie der supra- und pararenalen abdominalen Aorta geworden [1,12,14]. Der Patient wird in rechts lateraler Dekubituslagerung platziert mit einer weichen Rolle unter der lumbalen Region. Der Operateur befindet sich linksseitig. Die Inzision folgt dem Verlauf der 11. Rippe, die schräge Bauchmuskulatur wird bis zum lateralen Rand des Musculus rectus abdominis durchtrennt. Die Inzision durchtrennt das dorsale und ventrale Blatt der Rektusaponeurose, womit die mediale Verlagerung des Muskels erlaubt wird. Alternativ kann die Inzision nach distal geführt werden unter Durchtrennung der Aponeurose der schrägen Bauchmuskulatur am Lateralrand des Musculus rectus abdominis. Das Viszeralpaket wird von der Muskelfaszie lateral, dem Musculus psoas und dem links posterioren Teil des Zwerchfells gelöst und nach medial rotiert. Durch den retrokolischen und retrorenalen Raum wird direkt die abdominale Aorta erreicht. Die linke Nierenarterie ist zugänglich. Nach Durchtrennung der linksseitigen A. diaphragmatica inferior kann der linke Zwerchfellschenkel durchtrennt werden. Dies erlaubt den kontrollierten Zugang zur distalen Aorta descendens thoracalis unter Abdrängen der pleuralen Umschlagsfalte, wobei auf eine Schonung des Ductus thoracicus zu achten ist. Die ersten Zentimeter der viszeralen Gefäße können exponiert werden. Die rechtsseitige Nierenarterie ist mit diesem Zugang nicht erreichbar.

Der Zugang nach distal bis zur Aortenbifurkation ist mit dieser Vorgehensweise möglich. Der Ursprung der rechten A. iliaca communis wie auch der gesamten linken iliakalen Achse sind angehbar durch Verlängerung der Inzision entlang des Randes der Rektusscheide bis zum Schambein unter Durchtrennung der epigastrischen Gefäße und Belassung des Ureters am rotierten Viszeralpaket. Zugang zur rechten Iliakalarterie mit ihrer Bifurkation ist zu erlangen durch die zusätzliche abgangsnahe Durchtrennung der A. mesenterica inferior. Eine Erweiterung des Zugangs zur distalen deszendierenden thorakalen Aorta macht die hiatale Inzision des Zwerchfells mit Erweiterung zur thorakophrenolumbalen Inzision notwendig. Größerer Überblick ist zu erzielen durch eine Durchtrennung des Halses der 10. Rippe. Der Zugang zu den viszeralen Gefäßen kann durch Inzision des Musculus rectus abdominis (linksseitig oder beidseitig) verbessert werden. Die duodenopankreatische Blockrotation nach links erlaubt dann die Exposition der rechen Nierenarterie.

Thorakoabdominale Zugänge

Thorakophrenolumbaler Zugang

Die thorakophrenolumbale Inzision kombiniert die komplette posterolaterale Thorakotomie im 6. ICR mit dem vertikalen extraperitonealen pararektalen Zugang [9,13].

Der Patient befindet sich in rechts lateraler Dekubituslagerung mit Beckenrotation nach links zur möglichen Exposition der Leiste. Die Doppellumentubusbeatmung erfolgt, während der Operateur sich an der linken Seite des Patienten befindet. Die Hautinzision wird über Thorax und Abdomen gelegt, der knorpelige Rippenbogen wird zusammen mit den Seitenästen der A. mammaria interna durchtrennt. In der Peripherie kann das Zwerchfell fünf Zentimeter vom kostalen Ansatz entfernt über 10 cm inzidiert werden. Auf die komplette Durchtrennung des Zwerchfells kann zur Erhaltung der postoperativen Funktionsfähigkeit verzichtet werden, weil die kurze hiatale Inzision mit Anschlingen des Zwerchfells eine ausreichende Exposition der Aorta im thorakolumbalen Übergang erlaubt [3]. Die distale Thoraxwand wird nach distal retrahiert, während der Peritonealsack mach medial abgedrängt wird. Nun kann die stumpfe

Abdrängung nach distal im retrokolischen Raum bis zur infrarenalen Aorta und zur linken A. iliaca communis ausgeführt werden. Unter fortgesetztem Auslösen nach kranial retrokolisch und retrorenal kann die komplette mediale viszerale Rotation des Peritonealsackes unter Schonung insbesondere der Milz erfolgen. Anschließend ist das gesamte linksseitige Abdomen leer. Auf die komplette zirkuläre Durchtrennung des Zwerchfells wird wegen der postoperativen Funktionsstörung verzichtet. Unter Durchtrennung des linken Zwerchfellschenkels mit Einkerbung im Hiatus aorticus kann durch Anschlingen des Zwerchfells die ausreichende Mobilität zur Exposition der Aorta im thorakolumbalen Übergang erreicht werden [3].

Der Zugang zur distalen Aorta descendens thoracalis ist bei fehlenden pleuralen Adhäsionen einfach, die Doppellumentubusventilation erlaubt den Kollaps der Lunge. Pleurale Adhäsionen auf Grund der vorliegenden Pathologie oder vorangegangener Operationen können den Zugang erheblich erschweren. Meist sind diese Adhäsionen diaphragmal und lateral am stärksten ausgeprägt, während der anteriore kostomediastinale Sinus und der paraspinale Raum meist frei sind. Deshalb sollte an diesen Orten mit der Befreiung der Lunge begonnen werden. Adhäsionen an der Lungenspitze oder an der Basis der A. pulmonalis sollten nur bei einer dort notwendigen aortalen Exposition gelöst werden. Extrapleurale Präparationen sollten vor dem Hintergrund der späteren Heparinisierung auf Ausnahmen beschränkt bleiben. Lungenverletzungen sind unbedingt zu vermeiden.

Sobald die Lunge nach ventral retrahiert wird, erscheint die Aorta descendens unmittelbar unter der mediastinalen Pleura. Die Rückseite des linken Lungenhilus und des Hauptbronchus sind gut palpabel lokalisierbar, der Ösophagus ist mittels transnasaler ösophagogastraler Sonde oder transösophagealer Echosonde geschient. Die vertikale Inzision der Pleura unter fakultativer Durchtrennung des linken Ligamentum pulmonale gibt den Weg zur Aorta frei. Im unteren Drittel wird die Aorta descendens thoracalis oft von einer Vene gekreuzt, die durchtrennt werden muss.

Das angeschlungene Zwerchfell ermöglicht den Zugang zur Aorta infradiaphragmal. Die Durchtrennung der paraaortalen Nervi splanchnici und kreuzender lumbaler Venen gibt den Weg zur abdominalen Aorta frei. Sicherzustellen ist die Identifikation einer retroaortalen linken Nierenvene. Falls diese nicht durch die präoperative CT ausgeschlossen ist, kann einen suprarenale Präparation mit Identifikation der linken Nierenvene hilfreich sein. Bei retroaortaler linker Nierenvene sollte die linke Niere in situ belassen werden und die mediale viszerale Rotation ventral der Niere erfolgen. Die spätere Aortotomie erfolgt in diesem Falle ventral des Ostiums der linken Nierenarterie. Im Falle der gedoppelten Nierenvene mit ventralem und dorsalem Anteil wird die lumenschwächere Vene durchtrennt (meist die posteriore) und die lumenstärkere Vene ventral oder dorsal der linken Nierenarterie exponiert.

Die infrarenale Aorta ist meist von reichlich Fettgewebe mit guter Kapillarisation umgeben. Hämostase vor Aortotomie ist obligat. Ebenso obligat ist die Identifikation des linken Ureters über den gesamten lumbalen Verlauf bis zur Überkreuzung der Iliakalgefäße.

Dieser ausgedehnte Zugangsweg erlaubt die Exposition der gesamten deszendierenden Aorta sowie der abdominalen Aorta. Die Iliakalarterien sind links ebenso exponierbar wie die linke Nierenarterie. Lediglich die ersten Zentimeter der Viszeralgefäße sind zugänglich. Unzugänglich bleibt die rechte Nierenarterie. Übersicht über die ersten Zentimeter kann jedoch gewonnen werden, wenn die Wand des Aortenaneurysmas ostiumnah inzidiert und unter Zug an der Wand das die Nierenarterie umgebende Gewebe abpräpariert wird. Die periphere Ausklemmung exponiert dann den Stamm der rechten Nierenarterie.

Die rechte A. iliaca communis und ihre Bifurkation können extraperitoneal exponiert werden nach abgangsnaher Durchtrennung der A. mesenterica inferior. Die Freilegung der rechten Arteriae iliaca interna et externa machen eine zusätzliche rechts extraperitoneale Inzision notwendig. Die linke Femoralarterie ist über die distale Verlängerung der Inzision unter Retraktion oder Durchtrennung des Leistenbandes exponibel. Die Lagerung macht die Exposition der rechten Leistengefäße nahezu unmöglich. Zugang zur linken A. subclavia ist bei Durchtrennung des Halses der 5. Rippe zu erzielen.

Die diaphragmalen Inzisionen sind sorgfältig mittels U-förmiger 0-er Polypropylennähte zu vernähen, eventuell mit unterstützenden Teflon-Vliesen. Die Naht sollte zur Inversion Richtung Abdomen führen, um postoperative thorakale Blutungen zu vermeiden. Die Pleurahöhle wird mit zwei Lumen starken Drainagen drainiert, eine basal und eine apikal platziert. Der retroperitoneale Raum kann ebenfalls drainiert werden.

Thorakophrenolaparotomie

Die klassische Thorakophrenolaparotomie ist Einzelfällen vorbehalten. Dieser Zugang kombiniert die posterolaterale Thorakotomie im 6. ICR mit der medianen Laparotomie. Nachteilig wirkt sich die Evisceratio des Dünndarmkonvolutes nach rechts aus mit beträchtlichen Flüssigkeitsverlusten, zudem bedeutet sie einen erheblichen Zug am Mesenterialstiel. Vorteilhaft gegenüber dem thorakophrenolumbalen Verfahren ist der bessere Zugang zu den viszeralen Gefäßen, der rechten Nierenarterie und den rechtsseitigen Iliakalgefäßen. Die untere Thorakophrenolaparotomie, welche die anterolaterale Thorakotomie durch den 7. ICR mit der medianen Laparotomie kombiniert – mit dorsaler Inzision des Zwerchfells auf Höhe der Zwerchfellschenkel – erlaubt einen ausgezeichneten Überblick über das distale Drittel der deszendierenden thorakalen Aorta und die gesamte abdominale Aorta mit ihren Abgängen [2]. Der Patient wird in Rückenlage mit Rechtsrotation des linken Thorax (Rolle paravertrebral, linker Arm in Schiene eleviert) gelagert. Die anterolaterale Thorakotomie im 7. ICR wird – unter Durchtrennung des Musculus rectus abdominis sinister – nach distal in die Medianlinie der vertikalen Laparatomie geführt.

Falls Zugang nur zur kranialen abdominalen Aorta oder zur suprazöliakalen Aorta angestrebt ist, wird das Zwerchfell am Hiatus aortae eröffnet. Die zusätzliche Durchtrennung des linken Zwerchfellschenkels erlaubt den Zugang zur distalen Aorta descendens thoracalis. Das Anschlingen des Zwerchfells und Zug an diesem Zügel ermöglichen dann die vollständige Exposition der abdominalen Aorta und der unteren Hälfte der thorakalen Aorta. Die mediale viszerale Rotation unter Belassung der linken Niere in situ erlaubt die suffiziente Exposition der supra- und juxtarenalen Aorta und des Ursprungs der Viszeralarterien. Die linke Nierenvene kreuzt präaortal unterhalb der A. mesenterica superior und beider Nierenarterien. Die kaudale Verlagerung der linken Nierenvenen ermöglicht die Durchtrennung der Vena suprarenalis sowie die Kontrolle der infrarenalen Aorta, der retrokavalen Anteile der rechten Nierenarterie und des Anfangs der linken Nierenarterie. Besseren Überblick zur infrarenalen Aorta gewährt entweder der klassische lateroduodenale Zugang mit Separation des Mesocolon transversum oder die Mobilisation des linken Hemikolons. In beiden Fällen ist der Zugang zu den distalen Anteilen der rechten Nierenarterie eingeschränkt. Dieser kann durch die duodenopankreatische Rotation erreicht werden, die in Rückenlage des Patienten mit Tischrotation nach links leicht zu ermöglichen ist. Zugang zur A. mesenterica superior ist bis zum duodenojejunalen Übergang suffizient. Ein weiter distaler Zugang ist durch das Mesenterium direkt möglich.

Die komplette retrokolische, dorsal der Niere durchgeführte mediale viszerale Rotation erlaubt den vergleichweise einfachen und vollständigen Zugang zur abdominalen Aorta. Der Zugang zur linken Nierenarterie ist komplett, aber ein Zugang zur rechten Nierenarterie ist nicht möglich, die A. mesenterica superior ist nur über wenige Zentimeter darstellbar. Zudem bedeutet die mediale viszerale Rotation mit Retraktion des Viszeralpakets nach rechts eine mögliche Druckschädigung des Pankreas.

Literatur

1. Butler PE, Grace PA, Burke PE, Broe PJ, Bouchier-Hayes D (1993) Risberg retroperitoneal approach to the abdominal aorta. Br J Surg 80: 971–973
2. Elkins R, DeMeester TR, Brawley RK (1971) Surgical exposure of the upper abdominal aorta and its branches. Surgery 70: 622–627
3. Engle J, Safi HJ, Miller CC, 3rd, et al. (1999) The impact of diaphragm management on prolonged ventilator support after thoracoabdominal aortic repair. J Vasc Surg 29: 150–156
4. Ergin MA, O'Connor JV, Blanche C, Griepp RB (1983) Use of stapling instruments in surgery for aneurysms of the aorta. Ann Thorac Surg 36: 161–166

5. Kouchoukos NT, Mauney MC, Masetti P, Castner CF (2004) Single-stage repair of extensive thoracic aortic aneurysms: experience with the arch-first technique and bilateral anterior thoracotomy. J Thorac Cardiovasc Surg 128: 669–676
6. Mattox KL, McCollum WB, Jordan GL Jr., Beall AC Jr., DeBakey ME (1974) Management of upper abdominal vascular trauma. Am J Surg 128: 823–828
7. May J, Patrick W, Harris J (1980) Transabdominal exposure of the thoracic aorta. Surg Gynecol Obstet 151: 803–805
8. Minale C, Splittgerber FH, Wendt G, Messmer BJ (1994) One-stage intrathoracic repair of extended aortic aneurysms. J Card Surg 9: 604–613
9. Pokrovsky AV, Karimov SI, Yermolyuk RS, Thursunov BZ, Asamov RE (1991) Thoracophrenolumbotomy as an approach of choice in reconstruction of the proximal abdominal aorta and visceral branches. J Vasc Surg 13: 892–896
10. Pretre R, Spiliopoulos A, Megevand R (1989) Transthoracic approach in the thoracic outlet syndrome: an alternate operative route for removal of the first rib. Surgery 106: 856–860
11. Reilly LM, Ramos TK, Murray SP, Cheng SW, Stoney RJ (1994) Optimal exposure of the proximal abdominal aorta: a critical appraisal of transabdominal medial visceral rotation. J Vasc Surg 19: 375–389; discussion: 389–390
12. Ricotta JJ, Williams GM (1980) Endarterectomy of the upper abdominal aorta and visceral arteries through an extraperitoneal approach. Ann Surg 192: 633–638
13. Stoney RJ, Wylie EJ (1973) Surgical management of arterial lesions of the thoracoabdominal aorta. Am J Surg 126: 157–164
14. Williams GM, Ricotta J, Zinner M, Burdick J (1980) The extended retroperitoneal approach for treatment of extensive atherosclerosis of the aorta and renal vessels. Surgery 88: 846–855

Offene thorakoabdominale Aneurysmaausschaltung bei Marfan-Syndrom

G. Mommertz, F. Sigala, S. Langer, T. A. Koeppel, W. H. Mess, G. W. H. Schurink, M. J. Jacobs

Thoracoabdominal aortic aneurysm repair in patients with Marfan syndrome

Zusammenfassung

In diesem Kapitel wird das klinische Ergebnis nach Operationen thorakaler (TAA) und thorakoabdominaler (TAAA) Aortenaneurysmen bei Patienten mit Marfan-Syndrom analysiert.

Methode: Während eines 6-Jahres-Zeitraums wurden 206 Patienten aufgrund eines TAA oder TAAA operiert. Bei 22 von ihnen wurde ein Marfan-Syndrom nachgewiesen, ihr Durchschnittsalter betrug 40 Jahre. Sechs Patienten hatten ein thorakales Aortenaneurysma, bei einem davon war der gesamte Bogen und bei zwei Patienten der distale Hemibogen mitbetroffen. Die TAAA wurden nach Crawford klassifiziert, dabei fanden sich 11 Typ-II-TAAA (2 den gesamten Bogen betreffend, 3 mit distaler Hemibogenbeteiligung), 4 Typ-III- und ein Typ-IV-TAAA. Alle Patienten hatten bereits eine Aortendissektion erlitten, und 15 Patienten waren schon einmal voroperiert worden. Die Patienten wurden nach unserem Standardprotokoll operiert: lumbale Liquordrainage, distale Aorten- und selektive Organperfusion sowie Monitoring motorisch evozierter Potentiale. Patienten mit simultaner Aortenbogenrekonstruktion (via Linksthorakotomie) wurden zusätzlich mittels transkranieller Dopplersonographie und EEG überwacht. Bei vier Patienten war ein Herz-Kreislauf-Stillstand mit moderater Kühlung erforderlich.

Ergebnisse: Kein Patient verstarb während des Krankenhausaufenthaltes. Es traten keine postoperativen Majorkomplikationen wie Paraplegie, Nierenversagen, Schlaganfall oder Myokardinfarkt auf. Die durchschnittliche Beatmungszeit lag bei 1,5 Tagen. Folgende Minorkomplikationen wurden beobachtet: revisionspflichtige Nachblutung (1), Pneumonie (2) und ARDS (1). Während der Nachbeobachtung von jetzt durchschnittlich 38 Monaten überlebten alle Patienten. Die CT-Kontrollen zeigten kein neues oder falsches Aneurysma, mit Ausnahme eines Patienten, der sechs Jahre nach einer TAAA-Typ-II-Operation ein viszerales Patchaneurysma entwickelt.

Schlussfolgerung: Die offen chirurgische Therapie der thorakalen und thorakoabdominalen Aortenaneurysmen bei Patienten mit Marfan-Syndrom erzielt exzellente kurz- und mittelfristige Ergebnisse. In dieser Serie führte das chirurgische Protokoll mit Liquordrainage, selektiver Organ- und distaler Aortenperfusion sowie Monitoring motorisch evozierter Potentiale zu einer nur geringen Morbidität und 100 %iger Überlebensrate. Diese Ergebnisse sollten in der Diskussion über endovaskuläre Therapieoptionen bei Patienten mit Marfan-Syndrom berücksichtigt werden.

Summary

We assessed the surgical outcome of descending thoracic aortic aneurysm repair (DTAA) and thoracoabdominal aortic aneurysm (TAAA) repair in patients with Marfan syndrome.

Methods: During a six years period, 206 patients underwent DTAA and TAAA repair. In 22 patients, Marfan syndrome was confirmed. The median age was 40 years with a range between 18 and 57 years. The extend of the aneurysms included 6 DTAA (1 with total arch, 2 with distal hemi-arch), 11 type II TAAA (2 with total arch, 3 with distal hemi-arch), 4 type III and one type IV TAAA. All patients suffered from previous type A (n=6) or type B (n=16) aortic dissection and 15 already underwent aortic procedures like Bentall (n=7) and ascending aortic replacement (n=8). All patients were operated on according to the standard protocol with cerebrospinal fluid drainage, distal aortic and selective organ perfusion and monitoring motor evoked potentials. In patients undergoing simultaneous arch replacement (via left thoracotomy), transcranial Doppler and EEG assessed cerebral physiology during antegrade brain perfusion. In four patients circulatory arrest under moderate hypothermia was required.

Results: In-hospital mortality did not occur. Major postoperative complications like paraplegia, renal failure, stroke and myocardial infarction were not encountered. Median intubation time was 1.5 days (range 0.33-30 days). Other complications included bleeding requiring surgical intervention (n=1), arrhythmia (n=2), pneumonia (n=2) and respiratory distress syndrome (n=1). At a median follow-up of 38 months all patients were alive. Using CT surveillance, new or false aneurysms were not detected, except in one patient who developed a visceral patch aneurysm six years after open type II repair.

Conclusion: Surgical repair of descending and thoracoabdominal aortic aneurysms provides excellent short- and mid-term results in patients with Marfan syndrome. In this series, a surgical protocol with cerebrospinal fluid drainage, distal aortic and selective organ perfusion and monitoring motor evoked potentials resulted in low morbidity and absent mortality. These outcomes of open surgery should be considered when discussing endovascular aneurysm repair in Marfan patients.

Einleitung

Das Marfan-Syndrom ist eine systemische Erkrankung des Bindegewebes aufgrund einer Mutation des extrazellulären Matrixproteins Fibrillin1 [11] und wurde durch Antoine Bernard Marfan, einem Professor für Kinderheilkunde in Paris, 1887 zum ersten Mal beschrieben. Die Inzidenz des klassischen Marfan-Syndroms beträgt etwa 2–3 pro 10.000 Personen; Gray [6] berichtete über einen Marfan-Patienten auf 9802 Lebendgeburten in Schottland. Das Marfan-Syndrom kann sich im Auge, im Skelett und im Herz-Kreislauf-System manifestieren, wobei die Beteiligung des Herzens und der großen Gefäße die Haupttodes- und Morbiditätsursache darstellen [17]. Der Großteil fataler Ereignisse bei unbehandeltem Marfan-Syndrom tritt während des jungen Erwachsenenlebens ein, die durchschnittliche Lebenserwartung wird auf 32 Jahre geschätzt [16]. Die frühe Diagnose und Entwicklungen der medikamentösen wie auch chirurgischen Therapie haben die Lebenserwartung deutlich verbessert, vor allem bei Vorliegen von Aortendissektionen und Aneurysmen [5, 18, 20].

Die kardialen und vaskulären Komplikationen verringern die Lebenserwartung, wenn sie nicht behandelt werden [16]. Eine große Rolle spielt dabei die medikamentöse Therapie, vor allem die Langzeitbehandlung mit Betablockern, welche in einer prospektiven Studie [19] nachweislich die Rate von Aortendilatation und die Häufigkeit weiterer aortaler Komplikationen reduziert.

Typischerweise betreffen die ersten Herz- und Gefäßoperationen bei Marfan-Patienten die Aortenwurzel oder die Aorta ascendens aufgrund einer Dilatation oder Typ-A-Dissektion. Verbleibende Dissektionen im Aortenbogen und/oder in der Aorta descendens bzw. der thorakoabdominalen Aorta können zu einer Aneurysmabildung führen; dies macht deutlich, dass bei den CT- bzw. MRT-Kontrollen die Abbildung der gesamten Aorta sinnvoll ist [15].

Der elektive, prophylaktische Ersatz eines Aortensegmentes wird empfohlen bei:
- rapidem Zuwachs des Diameters (>0,5–1,0 cm/Jahr),
- wenn Symptome auftreten,
- wenn der Querdurchmesser 5,0–6,0 cm erreicht hat oder
- wenn der Diameter doppelt so groß ist wie der eines nicht erkrankten Aortensegmentes [15].

Zurzeit ist der elektive Ersatz der thorakalen bzw. thorakoabdominalen Aorta bei Patienten mit Marfan-Syndrom ein sicheres Verfahren in erfahrenen Zentren, dennoch verbleiben signifikante Risiken für Tod, Paraplegie und Nierenversagen, die nicht verschwiegen werden dürfen [2]. Mit der Einführung endovaskulärer Therapieoptionen für Aneurysmen der thorakalen Aorta haben diese zunehmend – vor allem aufgrund ihres signifikant geringeren chirurgischen Traumas – an Interesse gewonnen. Eine spezielle Befürchtung betrifft die Interaktion der Stentprothese mit der sehr fragilen Aortenwand bei Marfan-Patienten. Zudem sind Marfan-Patienten (relativ) jung, und es stellt sich die Frage, ob die für TAAA ungeprüfte Technologie für diese Patienten gerechtfertigt ist. Aus diesem Grund haben wir das klinische Ergebnis nach Operation thorakaler und thorakoabdomineller Aortenaneurysmen an Patienten mit Marfan-Syndrom analysiert und das kurz- wie auch das mittelfristige Überleben beobachtet.

Patienten und Methoden

Während eines 6-Jahres-Zeitraums wurden 206 Patienten aufgrund eines TAA oder TAAA operiert. Bei 22 Patienten wurde ein Marfan-Syndrom durch genetische oder histologische Untersuchungen nachgewiesen. Das Durchschnittsalter dieser 22 Patienten betrug 40 Jahre (18–57 Jahre). Sechs Patienten hatten ein thorakales Aortenaneurysma. Bei einem dieser Patienten war der gesamte Aortenbogen und bei zwei Patienten der distale Hemibogen mitbetroffen. Letzteres bedeutete, dass die linke A. carotis communis und die linke A. subclavia aus dem Aneurysma hervorgingen, was eine Klemmung zwischen dem Truncus brachiocephalicus und der linken Karotis notwendig machte. Für die Beschreibung der TAAA haben wir die Crawford-Klassifikation benutzt: 11 Patienten hatten ein Typ-II-TAAA (2 mit einem Aneurysma des kompletten Aortenbogens und 3 mit distaler Hemibogenbeteiligung), 4 Patienten hatten ein Typ-III- und ein Patient ein Typ-IV-TAAA (Tab. 14.1). Der durchschnittliche Querdurchmesser der Aneurysmen betrug 5,8 cm (4,8–10 cm). Alle Patienten hatten bereits eine Typ- A- (n=6) oder Typ-B-Aortendissektion (n=16) erlitten, und 15 waren bereits an der Aorta voroperiert (Bentall: 7, Aszendensersatz: 8). Drei Patienten wurden aufgrund einer akuten Typ-B-Dissektion operiert. Zwei Patienten kamen im Stadium der Ruptur notfallmäßig zur Operation.

Der physische Zustand der jungen Marfan-Patienten war im Vergleich zur Non-Marfan-Gruppe sehr viel besser (Tab. 14.2). Abgesehen von dem Altersunterschied (Durchschnittsalter 40 vs. 66 Jahre) waren alle Komorbiditätsfaktoren bei den Marfan-Patienten deutlich seltener. Zwei Marfan-Patienten hatten präoperativ eine Niereninsuffizienz, einer der beiden war bereits dialyseabhängig.

Die präoperative Risikoeinschätzung umfasste eine Echokardiographie und ein Myokard-SECT unter Persantin-Belastung. Bei den Patienten mit geplanter Aortenbogenrekonstruktion mit notwendigem Herzstillstand wurde zusätzlich eine Koronarangiographie durchgeführt.

Die Endpunkte der vorliegenden Studie waren das postoperative kurz- und mittelfristige Überleben, Fehlen von Paraplegie/Paraparesis oder Schlaganfall, Nierenversagen und neue wie falsche Aneurysmen.

Chirurgisches Protokoll

Bei allen Patienten kam das gleiche Protokoll zur Anwendung. Die Intubation erfolgte mit einem Doppellumentubus oder einem selektiven Block des linken Hauptbronchus, um einen linksseitigen Lungenkollaps zu ermöglichen. Der Liquordruck wurde über einen intrathekalen Katheter gemessen, der während der Operation und später auf der Intensivstation bis zum dritten postoperativem Tag belassen wurde. Sobald der Liquordruck auf über 10 mmHg anstieg, wurde die Drainage auf freien Ablauf gestellt. Transkranielle elektrische Stimuli wurden zum Monitoring der motorisch evozierten Potentiale ausgelöst. Diese Technik, welche bereits im Detail beschrieben wurde [8–10], erlaubt eine kontinuierliche Einschätzung der Rückenmarksfunktion und ist Basis für die protektiven wie auch chirurgischen Maßnahmen zur Verhinderung einer Paraplegie. Diese Strategien können sein: Reimplantation von Interkostal- und Lumbalarterien

Tab. 14.1 Ausdehnung der Aneurysmen bei Patienten mit Marfan-Syndrom

	Anzahl der Patienten	Gesamter Aortenbogen erkrankt	Distaler Aortenbogen erkrankt
TAA	6	1	2
TAAA II	11	2	3
TAAA III	4		
TAAA IV	1		
Total	22	3	5

TAA thorakales Aortenaneurysma, *TAAA* thorakoabdominelles Aortenaneurysma

wie auch das Kreislaufmanagement, um die Rückenmarksintegrität zur erhalten.

Die Patienten sind in Halbrechtsseitenlage auf einer Vakuummatratze gelagert. Die Thorakolaparotomie wird durch den 6. Interkostalraum (8. Interkostalraum bei dem Patienten mit dem Typ-IV-TAAA) durchgeführt. Ihr schließt sich die sehr begrenzte Inzision des Zwerchfells und die Eröffnung der Zwerchfellschenkel an. Bei den Patienten, die eine simultane Aortenbogenrekonstruktion benötigten, wurde der 5. Interkostalraum geöffnet. Eine Schlaufe um das Zwerchfell ermöglicht dessen Bewegung, und die Aorta kann – ohne komplette Durchtrennung des Zwerchfells – exponiert werden. Nach einer mäßigen Heparinisierung (0,5 mg/kg; ACT um 200 s) wird die distale Aortenperfusion mit einer Kannülierung der linken Lungenvene und der linken A. femoralis communis durch eine Zentrifugalpumpe etabliert. Eine arterielle Blutdruckmessung wird über die rechte A. femoralis angelegt. Bei dem Patienten mit dem Typ-IV-TAAA haben wir die extrakorporale Zirkulation über eine femorofemorale Kannülierung durchgeführt.

Generell erfolgt die Rekonstruktion von proximal nach distal. Bei ausgedehnten (chronischen) Typ-B-Dissektionen mit Einbeziehung der Iliakalarterien haben wir es jedoch vorgezogen, die Rekonstruktionsrichtung wegen der unvorhersehbaren Änderungen der Organperfusion mittels des retrograden Flusses durch die dissezierten Iliakalarterien und die Aorta umzukehren. Diese Strategie ist nur dann durchführbar, wenn die infrarenale Aorta einen temporären Klemmplatz bietet. Eine aortobiiliakale Bifurkationsprothese wird zunächst distal anastomosiert und nachfolgend der Hauptkörper ausgeklemmt und als arterieller Einstrombereich kannüliert. Wenn dann die extrakorporale Zirkulation gestartet wurde, wird die Aortenrekonstruktion zuerst abdominell, dann

◻ **Tab. 14.2** Komorbidität der Marfan-Gruppe im Vergleich zur Non-Marfan-Gruppe

	Patienten mit Marfan-Syndrom	Non-Marfan-Patienten
n	22	184
Alter (Median; Jahre)	40	66
BMI (Median)	24	26
Adipositas	4,5 %	19,6 %
FEV1<21	4,5 %	31,8 %
COPD	4,5 %	30,6 %
Diabetes mellitus	0 %	12,5 %
Hyperlipoproteinämie	13,6 %	43,5 %
Myokardinfarkt	4,5 %	23,4 %
Aortenklappeninsuffizienz	18,2 %	1,6 %
Periphere arterielle Verschlusskrankheit	0 %	19,1 %
Niereninsuffizienz (Kreatinin>1,2 mg/dl)	9 %	26,6 %
Arterielle Hypertension	81,8 %	91,8 %
Vorausgegangene Aortendissektion	100 %	25,6 %
Rezidivoperation	68,1 %	32,6 %

BMI Body-Mass-Index, *FEV1* forciertes exspiratorisches Volumen, *COPD* »chronic obstructive pulmonary disease«

thorakal durchgeführt. Der Patient wird während dieser Phase der Operation auf 32–33 °C abgekühlt und am Ende der Rekonstruktion aktiv wieder aufgewärmt. Ein 4-armiges Kannülierungssystem wird an den Linksherzbypass angeschlossen; die vier Katheter haben jeweils an ihren distalen Enden Ballons, mit denen die Viszeral- und Nierenarterien selektiv perfundiert werden. Die Katheter sind zusätzlich mit individuellen Drucksensoren – zur druckgesteuerten Perfusion der einzelnen Äste – wie auch mit Ultraschallflussmessern zur Volumenflussmessung ausgestattet. Bei den TAA und den Typ-II-TAAA ist die proximale Klemmposition von der Ausdehnung des Aneurysmas abhängig. Auf jeden Fall wird die Aorta nach Durchtrennung des Ductus arteriosus komplett vom Ösophagus abgelöst. Wenn eine sequenzielle Klemmung möglich erscheint, werden die einzelnen Klemmplätze vorbereitet. Im Abdomen wird die Aorta von retrozöliakal und retrorenal angegangen. Nach Umklappen der linken Niere wird die linke Nierenarterie präpariert und mit einer Schlinge gesichert. Wenn dann die Aortenklemmen gesetzt sind, erfolgt die Durchtrennung der Aorta, und die proximale Anastomose wird genäht; der distale Aortenperfusionsdruck wird dabei im Durchschnitt bei 60 mmHg oder höher gehalten. Basierend auf der Urinproduktion und der Amplitude der motorisch evozierten Potentiale wird der distale Aortenperfusionsdruck gegebenenfalls auch gesteigert.

Da natives Aortengewebe bei Marfan-Patienten ein Risiko für neuerliche Aneurysmen birgt [4], haben wir versucht, das native Aortengewebe weitestgehend zu resezieren, das hat häufig dazu geführt, dass individuelle Bypässe zu den Viszeral-, Nieren- und supraaortischen Arterien notwendig wurden (Abb. 14.1). Um ein Abknicken der Bypässe (vor allem zur linken Nierenarterie) zu vermeiden, wurden die Bypässe ausreichend lang belassen, damit sie eine Schlaufenformation einnehmen können.

Bei den Patienten mit Einbeziehung des Aortenbogens wurde ein simultaner Aortenersatz durch denselben chirurgischen Zugang (Linksthorakotomie) durchgeführt. Die drei Patienten mit komplettem Aortenbogenersatz hatten bereits einen Ersatz der Aorta ascendens erhalten. Unter Zuhilfenahme der totalen extrakorporalen Zirkulation und Einsatz eines Vents in der linken Herzkammer wurden diese Patienten auf 28 °C heruntergekühlt. Nachfolgend wurde die Aorta descendens ausgeklemmt und der Aortenbogen geöffnet. Anschließend wurde ein Foley-Katheter in die Aorta ascendens eingebracht, der Ballon aufgeblasen und die Kardioplegielösung in das Herz appliziert. Währenddessen haben wir die selektive antegrade zerebrale Perfusion mit Hilfe der gleichen Kathe-

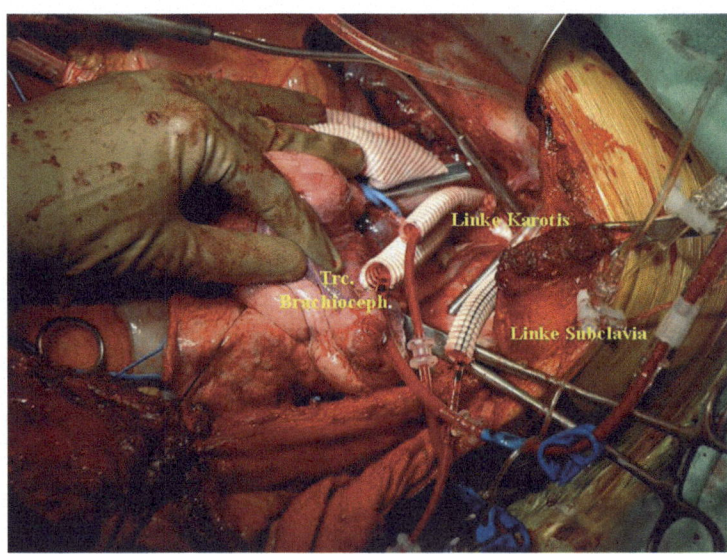

Abb. 14.1 Intraoperatives Bild eines TAAA mit Beteiligung des gesamten Aortenbogens; deutlich sichtbar sind die selektiven Bypässe zu den supraaortalen Arterien

ter, die für die selektive Organperfusion benutzt werden, im Truncus brachiocephalicus und der linken A. carotis communis installiert. Der totale antegrade zerebrale Fluss erreicht etwa 10 ml/kg/min mit einem Mitteldruck von 60 mmHg. Mit Hilfe einer transkraniellen Dopplersonographie und eines Elektroenzephalogramms wurde die zerebrale Perfusion und Funktion beider Hemisphären kontinuierlich überwacht.

Ergebnisse

Die mittlere Dauer der Operationen bei den Marfan-Patienten betrug 413 min (160–720 min; sd: 122,43). Die mittlere Klemmzeit lag bei 137 min (40–527 Minuten; sd: 100,37), die durchschnittliche Dauer der Linksherzbypasses bei 188 min (60–486 Minuten; sd: 89,76). Letzteres beinhaltet die Anlage der selektiven Katheter in die supraaortalen Arterien, individuelles Bypassen dieser Gefäße, Reimplantation der Interkostalarterien, individuelle Bypässe zu den Viszeral- und Nierenarterien, distale Anastomose und, wenn nötig, Reimplantation der Lumbalarterien. Die verschiedenen Zeitintervalle unterscheiden sich im Vergleich zu den Non-Marfan-Patienten nicht wesentlich (Tab. 14.3). Bei etwa 70 % der Patienten waren Bypässe zu den Viszeral- und Nierenarterien notwendig, das erklärt die etwas längeren Linksherzbypasszeiten, da alle diese Arterien während der Rekonstruktion selektiv perfundiert werden. Bei 18 % unserer Patienten wurden aufgrund einer Amplitudensenkung der motorisch evozierten Potentiale die wichtigen Interkostalarterien reimplantiert. Es traten keine perioperativen Komplikationen auf. Während der gesamten Operation war – unabhängig von den Klemmzeiten – die Urinproduktion nicht unterbrochen. Am Ende der Prozeduren waren die motorisch evozierten Potentiale bei allen Patienten adäquat.

Majorkomplikationen

Kein Patient verstarb während der Operation oder während des Krankenhausaufenthaltes. Eine viszerale Ischämie trat ebenfalls nicht auf. Kein Patient entwickelte eine Paraplegie/Paraparese oder einen Schlaganfall, weder temporär noch dauerhaft oder verzögert. Der mittlere Serumkreatininwert vor der Operation lag bei 125 mmol/l, er gipfelte postoperativ in einem durchschnittlichen Wert von 130 mmol/l und fiel bis zur Entlassung auf durchschnittlich 92 mmol/l ab. Zwei Patienten litten bereits vor der Operation aufgrund einer Aortendissektion mit konsekutiver Kompression der Nierenarterien an einer Niereninsuffizienz; bei keinem der beiden Patienten verschlechterte sich die Nierenfunktion durch die Operation. Im Gegenteil: Einer der beiden Patienten war bereits vor der Operation dialysepflichtig, durch die selektiven Bypässe zu den beiden Nierenarterien wurde die Nierenfunktion aber soweit gebessert, dass eine Dialyse seit der Operation nicht mehr notwendig war.

Minorkomplikationen

Zwei Patienten (9 %) entwickelten eine Pneumonie, ein Patient zeigte Zeichen eines ARDS. Alle

Tab. 14.3 Prozedurbezogene Zeiten im Vergleich zwischen Marfan-Gruppe und Non-Marfan-Gruppe

	Patienten mit Marfan-Syndrom	Non-Marfan-Patienten
n	22	184
Mediane OP-Dauer (min) *Min./Max.; sd*	413 160/720; 122,43	333 150/720; 122,13
Mediane Klemmdauer (min) *Min./Max.; sd*	109 40/527; 100,37	84 24/858; 95,25
Mediane Zeit der ECC (min) *Min./Max.; sd*	180 60/486; 89,77	128 35/635; 70,91

ECC extrakorporale Zirkulation

drei Patienten benötigten eine längere Betamungszeit. Die mittlere Beatmungszeit betrug 1,5 Tage (0,33–30 Tage; sd: 8,46).

Zwei Patienten hatten eine therapierefraktäre kardiale Arrhythmie, kein Patient erlitt jedoch einen Myokardinfarkt. Ein Patient musste aufgrund einer Nachblutung revidiert werden.

Genesung

Die mittlere Dauer der Intensivpflichtigkeit lag bei 5 Tagen (1–45 Tage; sd: 12,21). Die mittlere Beatmungszeit betrug 1,5 Tage in der Marfan-Gruppe und 2 Tage in der Non-Marfan-Gruppe (◘ Tab. 14.4). Der mittlere Krankenhausaufenthalt war in der Marfan-Gruppe 24 Tage und in der Non-Marfan-Gruppe 29,5 Tage lang. In einem mittleren Beobachtungszeitraum von jetzt 38 Monaten (2–72 Monate) haben alle Patienten überlebt, bislang war keine Reoperation notwendig, und kein Patient benötigt zurzeit eine Hämodialyse. Die CT-Kontrolle konnte bislang kein neues oder falsches Aneurysma aufdecken mit Ausnahme eines Patienten, der jetzt – sechs Jahre nach TAAA-Typ-II-Rekonstruktion – ein Aneurysma am viszeralen Patch entwickelt. Alle Patienten haben ihre Arbeit wieder aufgenommen und sind in ihren Alltag mit allen Aktivitäten zurückgekehrt.

Diskussion

Diese klinische Studie demonstriert, dass die offene Operation thorakaler und thorakoabdomineller Aortenaneurysmen bei Marfan-Patienten mit nur geringer Morbidität und ohne Mortalität einhergeht und auch im Langzeitverlauf exzellente Ergebnisse erbringt. Generell haben sich die Ergebnisse der degenerativen TAAA während der letzten zwanzig Jahre aufgrund neuer, verbesserter, protektiver Techniken wie distale Aortenperfusion, selektive Organperfusion, Liquordrainage und Neuromonitoring [3, 10, 14] signifikant verbessert.

Die größte individuelle Erfahrung umfasst 2286 Patienten mit TAAA und einem Durchschnittsalter von 66,1 Jahren [3]. Die Mehrheit dieser Patienten litt an degenerativen Aneurysmen, aber 3,4 % hatten eine akute Aortendissektion; 23,9 % litten an einer chronischen Dissektion, und 6,1 % hatten eine Ruptur des TAAA. Mit Hilfe des oben beschriebenen multimodalen Zugangs wurden folgende Ergebnisse erzielt: eine 30-Tage-Überlebensrate von insgesamt 95 %, ein neurologisches Defizit von 3,8 % und ein Nierenversagen bei 5,6 % der Patienten. Dabei sollte hervorgehoben werden, dass es sich um ein sehr erfahrenes Zentrum mit einem hohen Durchsatz von TAAA-Operationen handelt.

Dieselben Kollegen berichteten über 137 Patienten mit nachgewiesenem Marfan-Syndrom und 163 Patienten mit Verdacht auf ein Marfan-Syndrom, an denen 398 Operationen durchgeführt wurden. Das Durchschnittsalter dieser Patienten betrug 39 Jahre. Die 30-Tages-Mortalität betrug 4,3 %, und die Marfan-Gruppe zeigte im weiteren Verlauf einen dauerhafteren Erfolg als diejenigen, bei denen lediglich ein Verdacht auf ein Marfan-Syndrom bestand (kein Reinterventionsbedarf innerhalb von 10 Jahren: 90,3 %/82,0 %; p=0,001) [13]. Von diesen 300 Patienten litten 31 Patienten an einem TAA und 178 an einem TAAA. Die int-

◘ Tab. 14.4 Dauer von Intensivpflichtigkeit, Beatmung und Krankenhausaufenthalt im Vergleich zwischen Marfan-Patienten und Non-Marfan-Patienten

	Marfan-Patienten	Non-Marfan-Patienten
Intensivstationsaufenthalt (Median; Tage) *Min./Max.; sd*	5 1/45; 12,28	5 0,1/55; 11,54
Beatmungsdauer (Median; Tage) *Min./Max.; sd*	1,5 0,33/30; 8,46	2 0,01/49; 9,56
Krankenhausaufenthalt (Median; Tage) *Min/max; sd*	24 8/43; 9,73	29,5 2/61; 9,9

raoperative Mortalitätsrate war kleiner als 6 % und die Rate an Majorkomplikationen inklusive Nierenversagen betrug 6 %, inklusive neurologischer Defizite 4 %. Die Autoren schlussfolgerten, dass die operative Therapie aortaler Erkrankungen bei Marfan-Patienten exzellente Ergebnisse und Langzeitüberlebenszeiten erbringt.

Vor kurzer Zeit berichteten Kalkat et al. über die chirurgischen Ergebnisse bei Marfan-Patienten mit Aortendissektionen und Aneurysmen. Die Zahl ihrer Gruppe war ähnlich der unsrigen, und auch die Ergebnisse waren vergleichbar: keine Mortalität, kein Nierenversagen und keine Paraplegie [12]. Offensichtlich stellen die Marfan-Patienten eine Gruppe mit jüngerem Lebensalter, was definitiv zu den sehr guten operativen Ergebnissen beiträgt. Albornoz et al. [1] untersuchten die genetische Komponente und phänotypische Eigenschaften von Patienten mit thorakalen Aortenaneurysmen und Aortendissektionen und demonstrierten ein Erbprofil bei 22 % der Non-Marfan-Patienten. Diese familiäre TAA-Gruppe war signifikant jünger als die Gruppe mit sporadisch aufgetretenen TAA, jedoch nicht so jung wie die Marfan-Patienten (mittleres Alter 58/66/27 Jahre). Diese Alterskategorien sind denen unserer Patienten sehr ähnlich, das Durchschnittsalter in der Marfan-Gruppe war 40 Jahre, das der Non-Marfan-Patienten 64 Jahre. In unserer Kohorte waren, abgesehen von den Altersunterschieden, die Non-Marfan-Patienten mit aortalen Erkrankungen deutlich häufiger von Begleiterkrankungen betroffen, die Komorbidität beinhaltete Hyperlipoproteinämie, Adipositas, reduzierte Lungenvolumina, Diabetes, Myokardinfarkte, periphere arterielle Verschlusskrankheit, Niereninsuffizienz und arterielle Hypertension.

Eine relevante Frage zielt auf die Rolle der endovaskulären Therapie bei Marfan-Patienten mit TAA und TAAA. Die endovaskuläre Ausschaltung von degenerativen abdominellen Aortenaneurysmen ist mittlerweile ein etabliertes minimal-invasives Verfahren. Die Behandlung von atherosklerotischen thorakalen Aortenaneurysmen, komplizierten Dissektionen, traumatischen Rupturen und falschen Aneurysmen hat sich ebenfalls zugunsten der endovaskulären Therapie gewandelt. Auch die thorakoabdominellen Aortenaneurysmen werden zunehmend mit Hilfe endovaskulärer oder hybrider Verfahren behandelt, wobei letzteres durch ein »Debranching« der großen Abgänge aus der Aorta mit nachfolgender endovaskulärer Ausschaltung des Aneurysmas charakterisiert ist. Es ist offensichtlich, dass diese experimentellen Interventionen enorme Vorteile hinsichtlich des chirurgischen Traumas beinhalten, zurzeit ist jedoch über die Langzeitergebnisse dieser Verfahren noch nichts bekannt. Wie verhält es sich also mit diesen Prozeduren bei Marfan-Patienten? Im Moment gibt es nur wenige Erfahrungen mit Stentprothesen in der Aorta von Patienten mit Marfan-Syndrom. Eine kleine Serie beinhaltet sechs Patienten, die nach einer mittleren Beobachtungszeit von 51 Monaten in nur zwei Fällen eine komplette Beseitigung der Dissektion und Rekonstruktion der gesamten Aorta demonstrieren konnte, wohingegen bei zwei Patienten eine chirurgische Konversion erfolgte und bei einem weiteren Patienten eine solche geplant ist. Ein Patient verstarb 12 Monate nach der endovaskulären Therapie [7].

Bei Patienten mit Bindegewebserkrankungen variiert die Festigkeit der Aortenwand erheblich, und die langfristige Wechselwirkung der radiären Kräfte der Stentprothesen mit der Aortenwand ist nicht bekannt. Retrograde Dissektion und Aortenperforationen sind ebenso wie andere schwerwiegende Komplikationen bereits aufgetreten, und zwar auch bei Non-Marfan-Patienten. Verbesserungen der Technologie werden diese Probleme wahrscheinlich lösen können, aber solange Langzeitergebnisse nicht bekannt sind, glauben die Autoren, dass Marfan-Patienten mit Aortenaneurysmen offen operiert werden sollen, vorzugsweise in Zentren mit großer Erfahrung und in denen die Schutzmaßnahmen, wie sie weiter oben beschrieben wurden, in das chirurgische Protokoll übernommen wurden. Bei Patienten mit Rezidiverkrankungen der Aorta kann eine erneute Sternotomie oder Thorakotomie zu einer deutlichen Risikoerhöhung hinsichtlich Blutung, Herz- und Lungenverletzung und konsekutiv erhöhter Mortalität führen. Bei diesen Patienten kann das Gesamtrisiko durch endovaskuläre Techniken reduziert werden und ist daher als Alternative zu erwägen.

Schlussfolgerung

Die offene Operation thorakaler und thorakoabdomineller Aortenaneurysmen erbringt exzellente kurz- und mittelfristige Ergebnisse bei Patienten mit Marfan-Syndrom. Nach unserer Erfahrung resultiert ein chirurgisches Protokoll mit Liquordrainage, distaler Aorten- und selektiver Organperfusion sowie Monitoring der motorisch evozierten Potentiale in einer nur geringen Morbidität und hundertprozentiger Überlebensrate. Diese Ergebnisse und die Erfahrungen anderer rechtfertigen es, die offene Operation zurzeit als »Goldstandard« bei Patienten mit primären TAA und TAAA zu bezeichnen.

In Zukunft können endovaskuläre Verfahren auch bei Marfan-Patienten erwogen werden, wenn die mittel- und langfristigen Ergebnisse ähnlich effizient und dauerhaft sind. Komplexe TAA und TAAA erfordern eine adäquate Infrastruktur und ein multidisziplinäres Team, welches das gesamte Spektrum an Schutzmaßnahmen anbieten kann, um diese guten Resultate zu erzielen.

Literatur

1. Albornoz G, Coady MA, Roberts M, Davies RR (2006) Tranquilli M, Rizzo JA, Elefteriades JA. Familial thoracic aortic aneurysms and dissections-incidence, modes of inheritance, and phenotypic patterns. Ann Thorac Surg 82: 1400–1405
2. Coselli JS, LeMaire SA, Conklin LD, Koksoy C, Schmittling ZC (2002) Morbidity and mortality after extent II thoracoabdominal aortic aneurysm repair. Ann Thorac Surg 73: 1107–1115
3. Coselli JS, Bozinovski J, LeMaire SA (2007) Open surgical repair of 2286 thoracoabdominal aortic aneurysms. Ann Thorac Surg 83: S862–S864
4. Dardik A, Perler BA, Roseborough GS, Williams GM (2001) Aneurysmal expansion of the visceral patch after thoracoabdominal aortic replacement: an argument for limiting patch size? J Vasc Surg 34: 405–409
5. Finkbohner R, Johnston D, Crawford ES, Coselli J, Milewicz DM (1995) Marfan syndrome. Long-term survival and complications after aortic aneurysm repair. Circulation 91: 728–733
6. Gray JR, Bridges AB, Faed MJ, Pringle T, Baines P, Dean J, Boxer M (1994) Ascertainment and severity of Marfan syndrome in a Scottish population. J Med Genet 31: 51–54
7. Ince H, Rehders TC, Petzsch M, Kische S, Nienaber CA (2005) Stent-grafts in patients with marfan syndrome. J Endovasc Ther 12: 82–88
8. Jacobs MJ, de Mol BA, Elenbaas T, Mess WH, Kalkman CJ, Schurink GW, Mochtar B (2002) Spinal cord blood supply in patients with thoracoabdominal aortic aneurysms. J Vasc Surg 35: 30–37
9. Jacobs MJ, Mess WH (2003) The role of evoked potential monitoring in operative management of type I and type II thoracoabdominal aortic aneurysms. Semin Thorac Cardiovasc Surg 15: 353–364
10. Jacobs MJ, Mess W, Mochtar B, Nijenhuis RJ, Statius van Eps RG, Schurink GW (2006) The value of motor evoked potentials in reducing paraplegia during thoracoabdominal aneurysm repair. J Vasc Surg 43: 239–246
11. Judge DP, Dietz HC (2005) Marfan's syndrome. Lancet 366 (9501): 1965–1976
12. Kalkat MS, Rahman I, Kotidis K, Davies B, Bonser RS (2007) Presentation and outcome of Marfan's syndrome patients with dissection and thoraco-abdominal aortic aneurysm. Eur J Cardiothorac Surg 32: 250–254
13. LeMaire SA, Carter SA, Volguina IV, Laux AT, Milewicz DM, Borsato GW, Cheung CK, Bozinovski J, Markesino JM, Vaughn WK, Coselli JS (2005) Spectrum of aortic operations in 300 patients with confirmed or suspected Marfan syndrome. Ann Thorac Surg 81: 2063–2078
14. MacArthur RG, Carter SA, Coselli JS, LeMaire SA (2005) Organ protection during thoracoabdominal aortic surgery: rationale for a multimodality approach. Semin Cardiothorac Vasc Anesth 9: 143–149
15. Milewicz DM, Dietz HC, Miller DC (2005) Treatment of aortic disease in patients with Marfan syndrome. Circulation 111: e150–e157
16. Murdoch JL, Walker BA, Halpern BL, Kuzma JW, McKusick VA (1972) Life expectancy and causes of death in the Marfan syndrome. N Engl J Med 286: 804–808
17. Ramirez F, Dietz HC (2004) Therapy insight: aortic aneurysm and dissection in Marfan's syndrome. Nat Clin Pract Cardiovasc Med 1: 31–36
18. Roseborough GS, Williams GM (2000) Marfan and other connective tissue disorders: conservative and surgical considerations. Semin Vasc Surg 13: 272–282
19. Shores J, Berger KR, Murphy EA, Pyeritz RE (1994) Progression of aortic dilatation and the benefit of long-term beta-adrenergic blockade in Marfan's syndrome. N Engl J Med 330: 1335–1341
20. Silverman DI, Burton KJ, Gray J, Bosner MS, Kouchoukos NT, Roman MJ, Boxer M, Devereux RB, Tsipouras P (1995) Life expectancy in the Marfan syndrome. Am J Cardiol 75: 157–160

Debranching the Aorta to Facilitate TEVAR: Evolving Techniques and Strategies

F. J. Criado

»Debranching« der Aorta zur Vereinfachung der (T)EVAR: Technische Entwicklungen und Strategien

Summary

Techniques for thoracic endovascular aortic repair (TEVAR) have advanced rapidly in the last decade, becoming a major force in the field of thoracic aortic surgery. Endograft implantation in the aorta can be relatively simple and straighforward but only when a non-branched segment is involved. In the majority of instances, TEVAR procedures take place within or adjacent to major branches that need to be managed or relocated.

Debranching strategies therefore are a most important aspect of TEVAR planning and execution. Additionally, taking a new look at aortic anatomy in this context offers the opportunity to enhance clarity and facilitate documentation and recording: the aortic arch and visceral segment zone maps are offered as new practical tools that can provide a »new language« for anatomical definitions and endograft landing designation in this new era of endovascular repair.

This chapter offers a current review of commonly used concepts and techniques that have proved useful to deal with important aortic branches to facilitate or enable endograft intervention for treatment of aneurysms and other aortic pathologies.

Zusammenfassung

Aufgrund einer rasanten Entwicklung der technischen Möglichkeiten der endovaskulären Therapie von Erkrankungen und Läsionen der thorakalen Aorta (TEVAR) im letzten Jahrzehnt hat diese Methode inzwischen entscheidende Bedeutung für die Chirurgie der thorakalen Aorta erlangt. Wenn keine arteriellen Aufzweigungen berücksichtigt werden müssen, kann die Implantation einer Stentprothese in die Aorta relativ einfach und unkompliziert sein. In der Mehrzahl der Fälle sind bei TEVAR jedoch Aortensegmente betroffen, aus denen relevante Arterien entspringen oder die in unmittelbarer Nähe solcher Hauptarterien liegen. Für die Erhaltung dieser Arterien sind bestimmte Methoden einschließlich deren Transposition erforderlich.

Strategien für ein solches Debranching sind daher wesentliche Aspekte der Planung und Durchführung der TEVAR. Darüber hinaus eröffnet die neue Betrachtung der Anatomie der Aorta in diesem Zusammenhang die Möglichkeit, die Klarheit der Dokumentation und Aufzeichnung zu erhöhen und zu vereinfachen: Die »Landkarten« der Zoneneinteilung des Aortenbogens und des viszeralen Aortensegments werden als neue praktische Hilfsmittel im Sinne einer »neuen Sprache« eingeführt, um anatomische Definitionen und die beabsichtigten Landezonen für Stentprothesen in dieser neuen Ära der endovaskulären Therapie einheitlich zu verstehen.

Dieses Kapitel bietet einen Überblick über die gegenwärtig üblichen Konzepte und Techniken, die sich im Umgang mit Seitenästen der Aorta bewährt haben, um die endovaskuläre Therapie von Aneurysmata und anderen Erkrankungen der Aorta zu ermöglichen.

Introduction

It seems clear today (January 2010) that thoracic endovascular aortic repair (TEVAR) will rapidly become the preferred form of intervention for the treatment of a large number of patients presenting with life-threatening pathologies such as aneurysms, dissection, and traumatic injuries. It would not be an exaggeration to state that *thoracic aortic surgery will never be the same* as the impact of the endovascular less-invasive revolution is felt on this and every other aspect of cardiovascular care. The newly developed stent-graft technologies are now being embraced with an equal degree of enthusiasm by patients, aortic specialists, and the medical community at large.

The aorta is of course a large and very notorious component of the human body as it carries the entire life-sustaining blood supply to all organs and tissues. To the uninitiated, aortic anatomy might appear to be simple and straightforward: just a large-caliber tube or conduit where repair could be conceived and executed adhering to centuries-old »plumbing principles«… But nothing could be further from the truth! While endovascular repair of non-branched segments can indeed be »easy and simple« (◘ Fig. 15.1), the reality is that aortic pathologies predominantly occur in or adjacent to branched segments where the presence of critical vessels complicates performance of endograft repair significantly. *De-branching* tech-

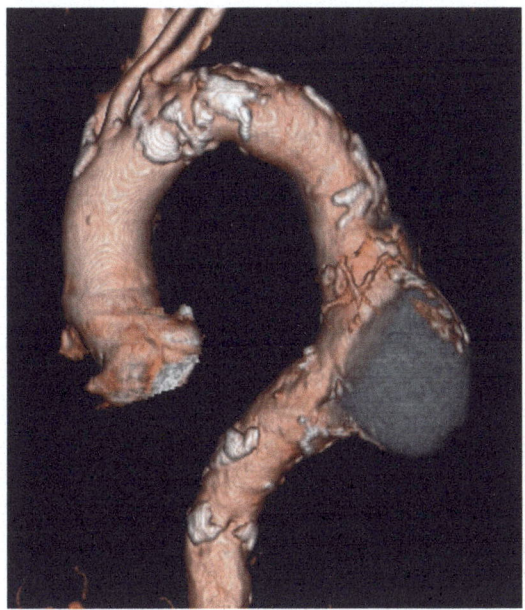

Fig. 15.1 Aneurysm in non-branched segment of descending thoracic aorta

niques have therefore evolved to address the need for bypassing or re-locating aortic branches in order to expand applicability of endovascular treatment to a larger proportion of patients who present with aneurysms (and other lesions) involving the aortic arch and visceral aortic segments.

The objective of this chapter is to describe current developments with aortic debranching in the context of TEVAR procedures. The arch and the visceral segment are quite different in this regard, mainly because of branch-vessel access considerations: the arch branches are easily accessible from the neck or even through a median sternotomy incision, whereas visceral and renal arteries are located very deep in the abdomen so debranching here often involves performance of a major intracavitary operation.

Debranching the Aortic Arch

The aortic arch is widely acknowledged to be »the Achilles' heel« of TEVAR, and the branch vessels are the main reason for such designation. Mapping

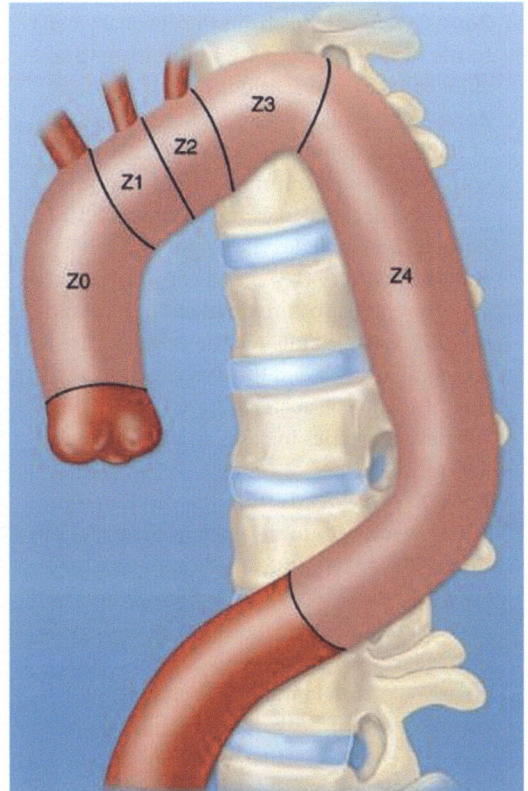

Fig. 15.2 The re-defined arch zone map

the arch into anatomical zones has proven useful to define and document (and report) the all-important proximal endograft fixation site [6,18]. In the author's 13-year experience with nearly 500 TEVAR implants, almost 75% of all procedures have involved a proximal fixation site within arch zones 1, 2, or 3 (see below) powerfully reflecting on the marked tendency of thoracic aortic diseases to occur in or adjacent to the arch region.

The arch map was most recently enhanced with a more clear definition of the various zones [5]. It is hoped that such recent development will further consolidate its value as it is intended to serve as the foundation for a »common language« to be used by operators everywhere at the time of TEVAR procedure planning, documentation and reporting. Here a complete description of the various zones in the current map is given in brief (Fig. 15.2):

- **Zone 0 (Z-0)** extends from the coronary ostia to the distal margin of the innominate (brachiocephalic) artery origin;
- **Zone 1 (Z-1)** follows, and includes the origin of the left common carotid artery. Patients with »bovine« or common-origin anatomy should be designated as *not* having a Z-1;
- **Zone 2 (Z-2)** includes the origin of the left subclavian artery (LSA) and constitutes a very common target for proximal endograft landing. Z-2 may also include the origin of the left vertebral artery when this vessel originates directly from the aorta and even the bilateral subclavian arteries in cases where there is an aberrant RSA;
- **Zone 3 (Z-3)** extends from the distal margin of the LSA origin to the apex in the distal portion of the arch, also termed (appropriately) *the arch knuckle* with the implicit geometric and anatomical challenges that an endograft device faces when placed in or across such an area. Potential pitfalls and complications include the bird-beak deformity of the upper end of the stent-graft, malapposition to the aortic wall with possible graft infolding or collapse, and type I endoleaks [4]. It is noteworthy that the pronounced bend where the distal arch transitions into the descending thoracic aorta may not be present in some cases. Such individuals lack Z-3, so Zone 4 (see below) begins immediately distal to the origin of the LSA. This configuration is often seen in young trauma victims presenting with a torn (but otherwise normal) aorta (◘ Fig. 15.3);
- **Zone 4 (Z-4)** is *no-man's land* where the extent of endograft coverage is largely »inconsequential« in terms of potential complications from excluded branches. It comprises the relatively long aortic segment that goes from the apex of the arch at the top down to the T8 level (approximately) at the bottom. The segment just below this (from T9 to T12) is quite different because the major blood supply to the lower spinal cord often originates from it.

Zone 2 captures much attention because it is a frequent proximal landing site during endografting. The potential consequences of endograft cover-

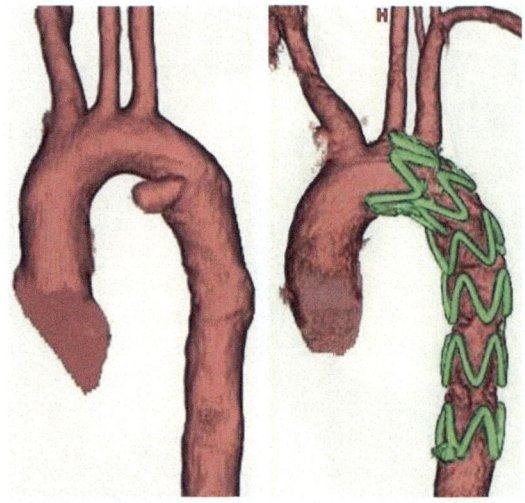

◘ **Fig. 15.3** Traumatic thoracic aortic injury (at the isthmus) repaired with Talent stent-graft

age of the LSA (without revascularization) are all ischemic in nature, potentially involving the hindbrain, the spinal cord, and the ipsilateral arm and hand (◘ Table 15.1). In regards to management of the LSA, opinions and practice trends seem to be coming back full circle at present as a majority of experts feel that simple overstenting is probably unsatisfactory or even unacceptable for most patients, and that revascularization should be performed frequently – if not routinely – to minimize or eliminate potentially serious brain and/or spinal cord complications [14]. Ipsilateral arm claudication is common after excluding the LSA (>30% incidence initially) but tends to be self-limited, with a majority of patients experiencing significant improvement or symptom resolution within a few months. The need to perform a reintervention for treatment of persistent symptoms of disabling arm claudication is rare: in our several-year personal experience with approximately 70 instances of LSA exclusion by endograft, we have encountered only 2 such examples. The indications for LSA revascularization (prior to or at the time of TEVAR) are now quite clear and almost universally agreed upon (◘ Table 15.2): prior LIMA operation (left internal mammary artery-to-coronary artery bypass operation), occluded or absent right vertebral artery, dominant left vertebral artery, and

Table 15.1 Potential consequences of LSA exclusion (overstenting)

- Hindbrain stroke
- Paraplegia
- Left arm claudication

Table 15.2 Indications for LSA revascularization

- Previous LIMA coronary bypass
- Dominant left vertebral artery
- Occluded or absent right vertebral artery
- Planned extensive endograft coverage of thoracic aorta

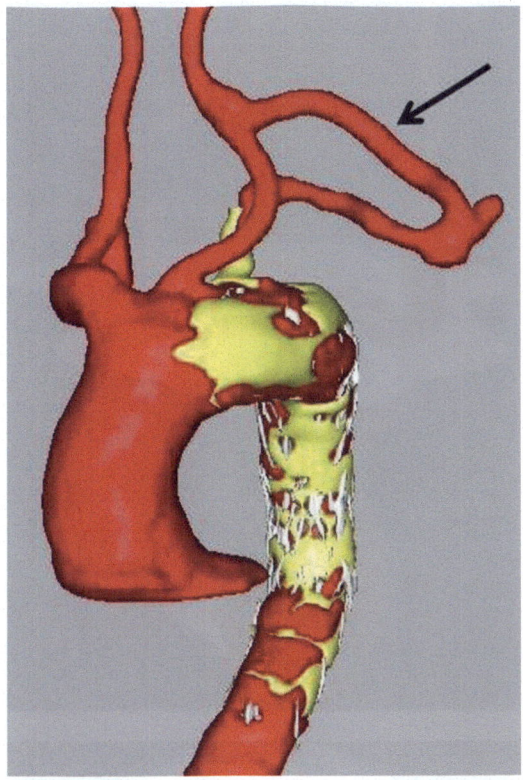

Fig. 15.4 Carotid-axillary bypass (with ringed graft tunneled under the clavicle)

planned extensive endograft coverage of the thoracic aorta. Less commonly, anatomical anomalies such as presence of an aberrant right subclavian artery (RSA) may also require preliminary revascularization. While the carotid-subclavian bypass is considered to be the standard technique for LSA revascularization, we have for many years preferred the carotid-axillary bypass instead (Fig. 15.4) because of technical ease and avoidance of potential lymphatic and nerve complications associated with surgical exposure of the subclavian artery [7]. It is usually performed using a ringed PTFE vascular graft that is tunneled under the clavicle.

More proximal device landing into the mid or proximal arch (Zone 1) implies the need for left carotid artery debranching. We have found the crossover right-to-left carotid-carotid retropharyngeal bypass (Fig. 15.5) to be the most satisfactory technique for such purpose. Ligation of the left CCA just below the graft anastomosis is an important component of the procedure. The operation has proven sound and safe, with excellent long-term durability.

While it is true that cervical bypasses work generally quite well and serve their purpose, they also imply the need for additional operative procedures, carry potential morbidity, and often delay performance of the definitive repair of the thoracic aorta by days or weeks. These ideas, together with personal experience in 2 cases (in early 2002) where unintentional endograft coverage of the left CCA occurred (Fig. 15.6), served as the foundation for a new perspective and, in turn, a change in practice vis-à-vis arch branch management during TEVAR [2]. It has evolved into a strategy that focuses on branch vessel preservation instead of debranching. The technique, conceived initially as a troubleshooting and rescue maneuver, consists of stenting the vessel origin to re-establish or preserve normal antegrade flow by creating an antegrade parallel channel (or »paragraft«) outside of the aortic endograft (Fig. 15.7). Essentially, the deployed bare-metal (or covered) stent achieves this objective by breaking the endograft seal to the aortic wall in the focal area adjacent to the vessel ostium thereby re-opening an antegrade channel for normal branch flow. Access for the procedure is via percutaneous retrograde catheterization of the left CCA or LSA. A similar approach (right-sided) can be used for stenting of the innominate artery. Typically, a micropuncture technique is used for

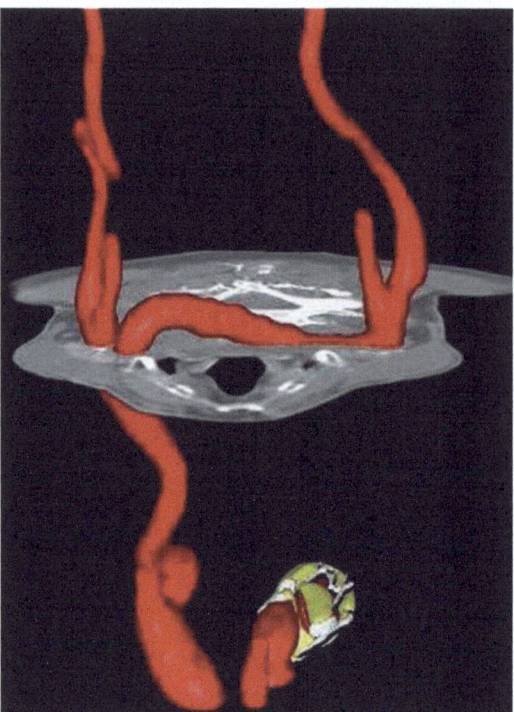

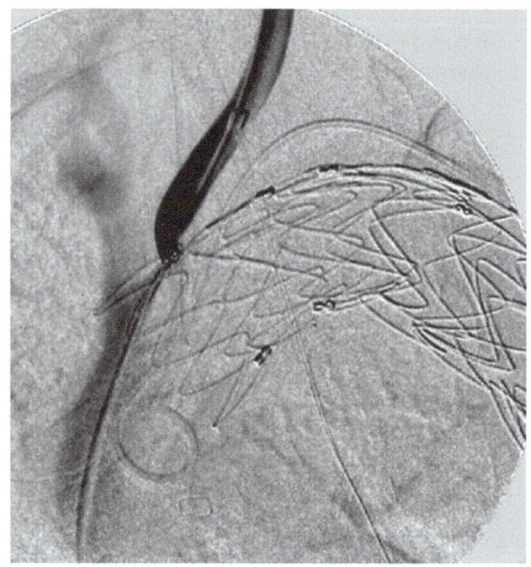

Fig. 15.6 Unintentional coverage of LCCA origin by endograft. Note 6F short sheath that was inserted via retrograde puncture of the LCCA

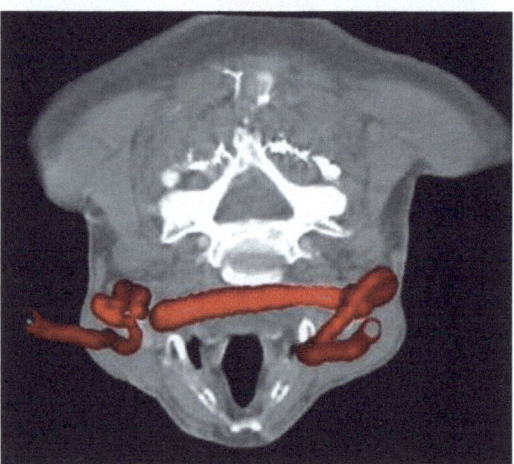

Fig. 15.5 Right-to-left retropharyngeal carotid-carotid crossover bypass

placement of a fine guidewire that is advanced into the ascending aorta. The wire can be placed »preemptively« in cases where encroachment of a given arch branch is possible (Fig. 15.8). If stenting becomes necessary, or when it is part of the operative plan, the micro-access wire is then exchanged for a more standard guidewire that supports placement of a short-length 6-F sheath. A 5 or 6 mm diameter angioplasty balloon is advanced retrograde (over the wire), inflated across the vessel origin, and used as a sizing tool to enable selection of an appropriate balloon-expandable bare-metal stent. In most cases, an 8 mm diameter by 29 (or 30) mm length device has been used. Choosing a larger self-expanding nitinol stent may have to be considered when dealing with a vessel that is >10 mm in diameter. In any case, the proximal end of the stent (residing inside the lumen of the aortic arch) must be positioned flush with the proximal edge of the endograft fabric (or more proximally) to ensure formation of a long enough antegrade channel for unimpeded normal flow into the branch vessel. The author's personal experience with such baremetal stent chimneys in the aortic arch amounts to 22 patients (LCCA in 9 and LSA in 13) who have had such procedure performed since April 2002. All cases involved use of either a Talent or Gore TAG thoracic stent-graft device. The chimney stents have remained patent over a mean follow-up time of 28 months (range 4-66), with only 3 showing ultrasound-duplex evidence of in-stent steno-

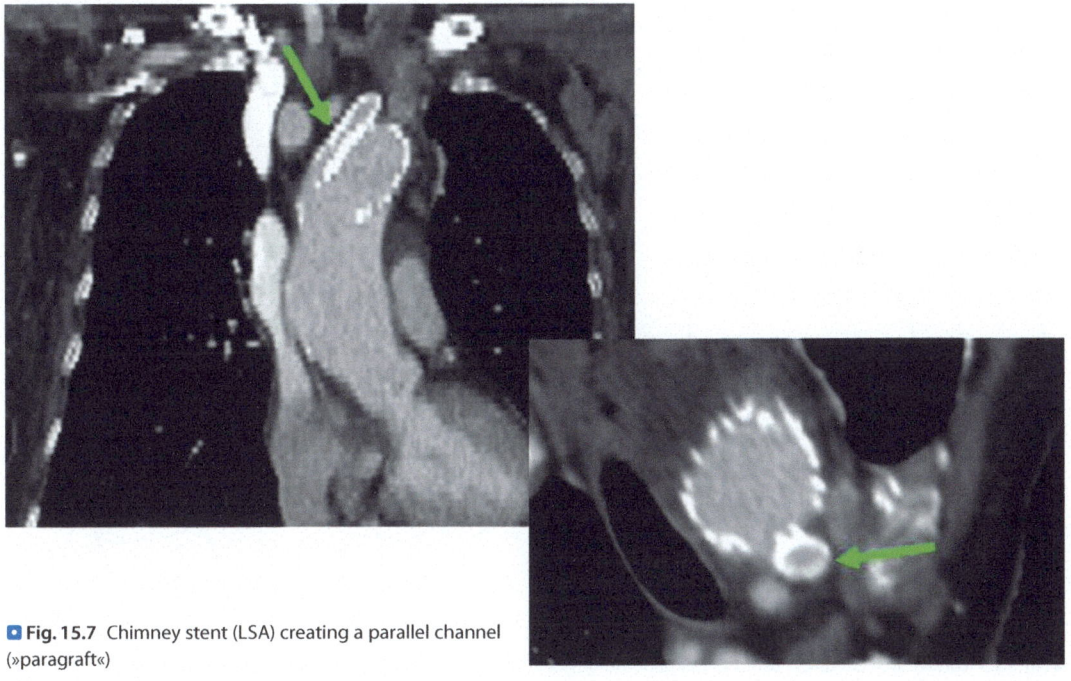

Fig. 15.7 Chimney stent (LSA) creating a parallel channel (»paragraft«)

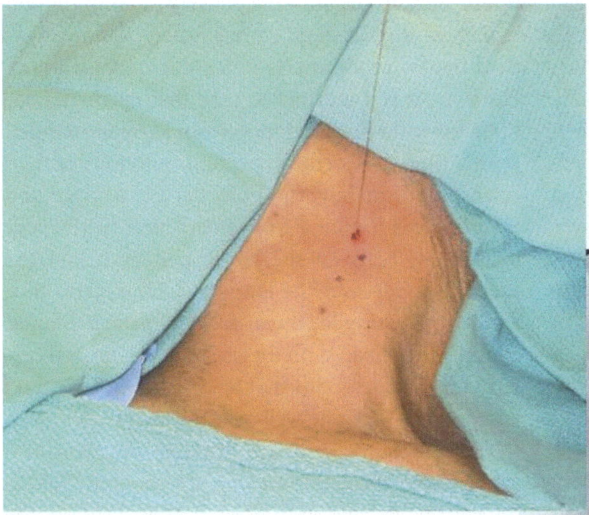

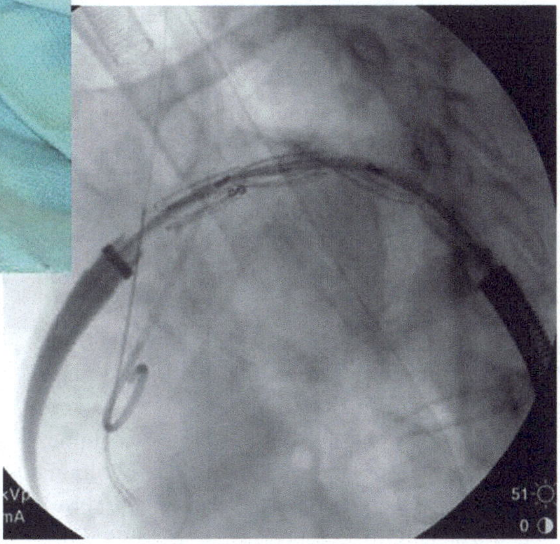

Fig. 15.8 A 0.018 in guidewire was inserted into LCCA via retrograde percutaneous micro-puncture, and advanced into the ascending aorta

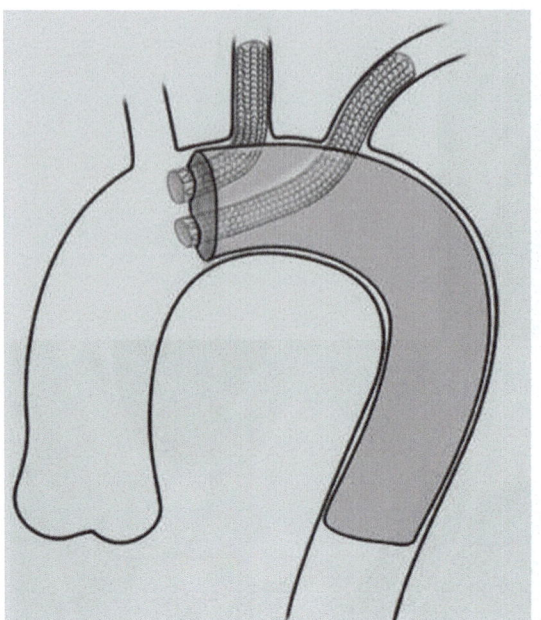 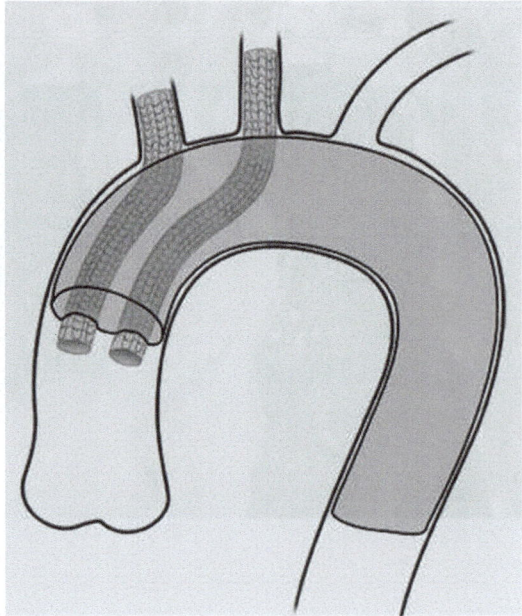

Fig. 15.9 Longer arch chimneys using self-expanding devices (Viabahn) that are relined with bare-metal nitinol stents

sis. None has required reintervention. The potential to create a proximal type I endoleak is real, and constitutes the most frequently voiced concern surrounding the chimney technique. Reassuringly though, we have not encountered a single such occurrence in the total experience just described. Furthermore, we have – essentially – encountered no complications or adverse events whatsoever related to these chimney stents, and feel quite encouraged to use them more liberally. The recently reported Malmo experience [15] is very much in line with our own. Proximal endoleaks can probably be avoided as long as there is still (in the aorta) a circumferential neck area for fixation and seal distal to the stent. Expansion of these concepts for the creation of longer conduits through the lumen of the aortic arch is beginning to be explored (◘ Fig. 15.9). Only a few such procedures have been performed using a self-expanding covered stent (Viabahn) that has been re-lined with bare metal nitinol stents to enhance crush resistance.

In short, it would be fair to state that chimney and snorkel stents (»grafts«) conduits are becoming increasingly well accepted as they continue to prove their worth, and this is especially so when used in a rescue scenario to preserve patency of an important branch in a procedural setting where a more standard bypass procedure is unfeasible or impractical. However, it is important to note that recommendations for widespread adoption would be ill-founded at this time as several important questions remain unanswered, mainly, the potential for damage and integrity loss resulting from interaction (with every heart beat) between the aortic endograft and the metal chimney over the long haul. Thus, extra-thoracic debranching for the majority of patients should continue to be based on the use of better-proven cervical bypass operations that tend to be well tolerated and do perform quite well over the long term.

The above-described techniques for *extra-thoracic partial-arch debranching* are generally felt to be reasonable and indicated if they lead to the creation of a >2-cm-long neck in Zone 1 (or more distally) for proximal endograft landing. However, when the lesion location or extent require landing in Zone 0 [3], *intra-thoracic total arch debranching* provides the only reasonable or viable technical approach. Most surgeons and experts concur that an ascending aorta-based bypass to the innominate and left CCA (or all 3 branches) performed

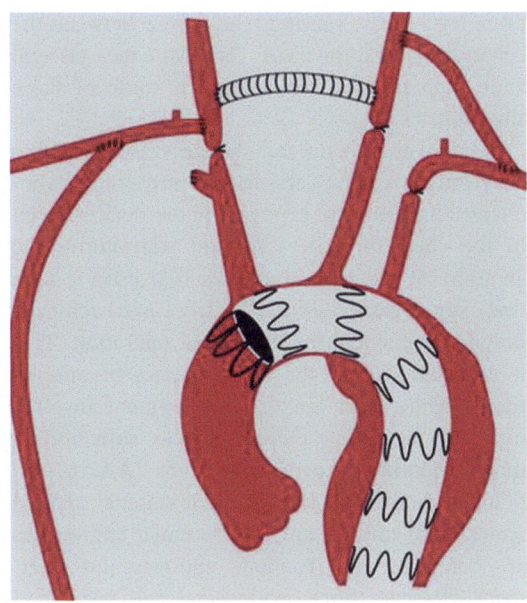

Fig. 15.10 Total extra thoracic debranching of the arch using right femoral artery as inflow source

through a median sternotomy approach is the best strategy in most cases. The operation involves only side clamping of the aorta and tends to be well tolerated. Finally, for the occasional patient who cannot have or withstand a median sternotomy/ascending aorta bypass and, at the same time, has good aortoiliac arterial inflow, there is yet one additional extra-anatomical and completely extra-thoracic option for total debranching [6]. It is based on the use of the femoral artery (or EIA) to construct a retrograde femoro-axillary bypass, with simultaneous axillary (or subclavian) artery to carotid bypass, a crossover graft to the opposite-side carotid artery, plus or minus bypass to the contralateral subclavian (or axillary) artery. Proximal ligation of all arch branches (below the graft anastomoses) is obviously necessary to prevent backflow endoleak (Fig. 15.10).

Debranching the Visceral Aorta

The term *visceral* is used here to describe the aortic segment that goes from the top of T9 cranially down to the infrarenal aorta distal to the lowermost renal artery caudally. It constitutes a critical area because it gives rise to the branches that carry blood supply to the lower spinal cord, as well as the kidneys and all intra-abdominal viscera. Thoracic (or thoracoabdominal) repair may necessitate endograft coverage of one or more such vessels, and unlike the open surgery scenario, branch revascularization or re-attachment is not a viable option during the endovascular procedure.

The newly developed *visceral aortic map* (Fig. 15.11) is composed of zones that were defined with a similar conceptual approach as that used to map the aortic arch. While it is likely to prove useful in the same manner as the arch map has (see above), the variability of the relationship between the aortic branches and the spinal vertebral anatomy constitutes a potential weakness [5]. These are the newly defined zones for the visceral segment:

- **V-3** is bound by the top of T9 cranially and the upper margin of the celiac artery origin (generally at the T12 level) caudally. It has been appropriately labeled *the vulnerable zone* (**V-Zone**) based on the knowledge that the major blood supply to the spinal cord arises between the levels of T9 and T12 in the overwhelming majority of patients [6]. The ability to identify such vessels preoperatively using sophisticated magnetic resonance imaging and/or computed tomographic angiography is an exciting and relatively new development. Operators will in the near future be able to use such information in some cases to avoid unnecessary aortic coverage and to spare potentially critical branch vessels to minimize the risk of spinal cord ischemia and paraplegia [10,12];
- **V-2** is the *celiac zone*, as it includes the origin of the celiac artery. It could be looked upon as the visceral counterpart to Z-2 in the arch;
- **V-1** is defined as the *mesenteric zone* by the presence of the origin of the superior mesenteric artery (SMA). Its arch parallel would be Z-1;
- **V-0** represents the *renal zone*, as it includes the origins of the renal arteries. In the context of thoracic or thoraco-abdominal endografting, it would the equivalent to Z-0 in the arch.

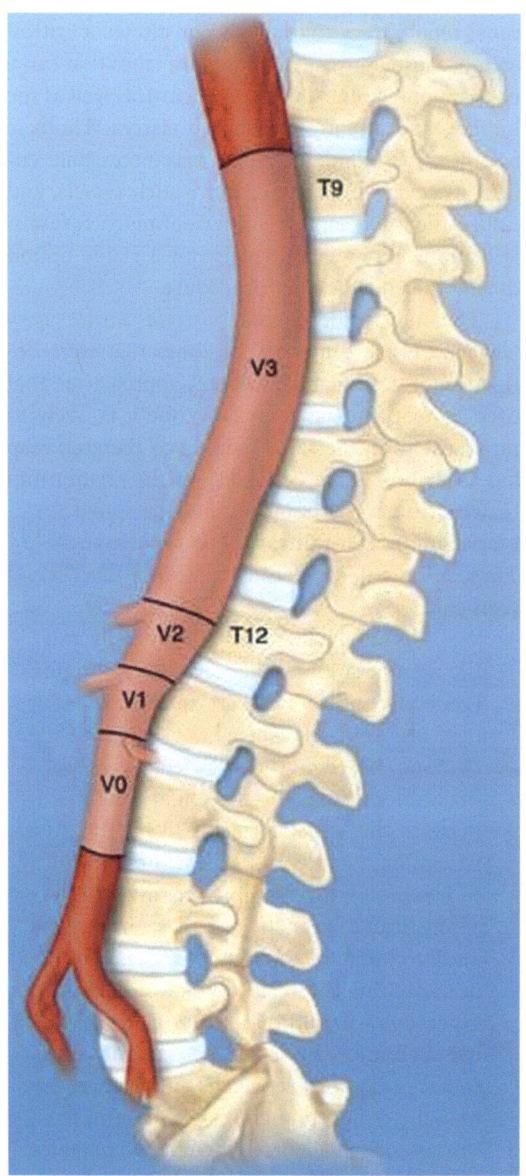

Fig. 15.11 Visceral zone map

same level or the varying relationship between the celiac artery and the SMA. Use of the new visceral zone map may prove difficult in some of these situations.

Unlike the aortic arch where vessel branches are relatively easily accessible via retrograde catheterization or surgical exposure in the neck, or even in the chest through a median sternotomy, the anatomy of the visceral and renal arteries is such that exposure and vascular control can be achieved only via a major intra-abdominal operation. This is especially so for the renal arteries because of their depth, short length, and frequent involvement in the inflammatory process surrounding many abdominal aortic aneurysms (AAA), particularly those that are large and juxtarenal. Hybrid (combined) surgical and endovascular approaches are being used to facilitate endovascular treatment of some thoracoabdominal and pararenal/paravisceral AAAs. The so-called »Octopus operation« (◘ Fig. 15.12) is an example of a total-visceral debranching procedure that consists of extra-anatomical, non-aortic origin bypasses to all 4 visceral and renal arteries. It enables endograft relining (repair) of the thoracoabdominal aorta, including the visceral segment. The operation can be performed using a conventional midline inframesocolic approach or a combination of that technique (to deal with the superior mesenteric and left renal arteries) and right-to-left visceral rotation to facilitate exposure of and anastomoses to the right renal artery and hepatic branch of the celiac artery. While the procedure does create the potential for successful endograft relining and repair of the full length of the thoraco-abdominal aorta, it is not without challenge and controversy because of the involved technical complexities, procedure length, and associated morbidity and mortality, which can be quite high [1]. Its role remains therefore unclear and controversial. Perhaps extra-anatomical debranching should be reserved for those patients who are truly unfit (medically) for open repair, or those in whom only 1 or 2 arteries require relocation, mainly the superior mesenteric artery (SMA) because it is unquestionably the easiest vessel to bypass extra-anatomically. Lachat et al. [8,11] have described an innovative technical solution to these problems that relies on the principle

Anatomical variants and anomalies involving the visceral segment are not as well documented as those in the arch and remain essentially unclassified. However, it is obvious that many patients present with something other than the normal pattern of visceral arterial anatomy, such as when the SMA and one or both renal arteries originate at the

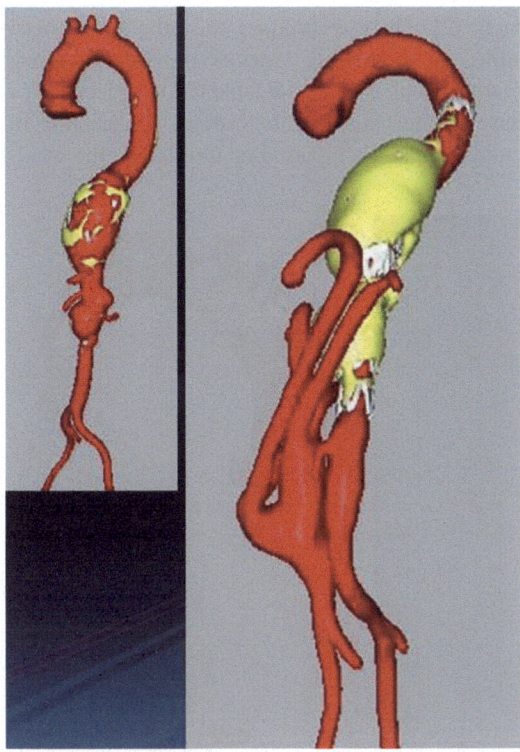

◻ **Fig. 15.12** Total debranching with iliac artery-based extra-anatomic bypasses to all visceral-renal arteries (»Octopus operation«)

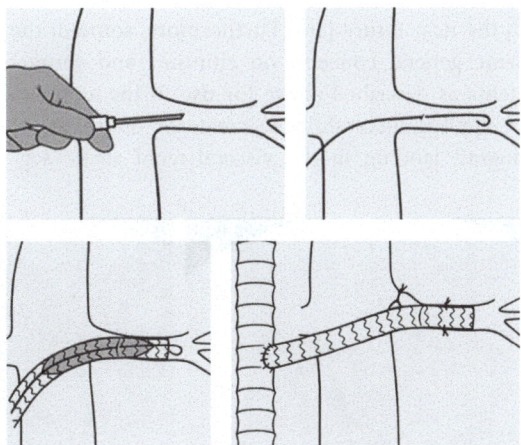

◻ **Fig. 15.13** Lachat's telescoping anastomotic technique requires only minimal vessel exposure, anterior-wall puncture, and a Seldinger-type approach for insertion of Viabahn device into the renal artery

of needle puncture/over-the-wire introduction and deployment of a small-diameter stent-graft (Viabahn) using a Seldinger-type approach that requires only limited vessel exposure. The graft can then be easily attached to an inflow source, such as an iliac-based bypass or similar (◻ Fig. 15.13). The technique is particularly attractive for dealing with the renal arteries, and Lachat and colleagues have reported very encouraging results. However, it may not be »ready for prime time« until other centers report similarly good results.

Another dilemma that occurs even more frequently relates to the safety (or not) of covering and excluding the celiac artery. A preponderance of opinion and experience suggest that most patients can tolerate it well. However, there have been several anecdotal reports of serious or even catastrophic complications resulting from celiac artery overstenting, so the issue remains unresolved [9].

Unfortunately, efforts such as selective and non-selective angiography with or without 'provocative' tests (balloon-mediated occlusion of the celiac and/or SMA), among others, have not proved predictive and seem to be of little real value. Our own personal experience has been encouraging, with 8 instances of celiac artery coverage by endograft and no clinically significant complication, but we must remain cautious and perform such a maneuver only when absolutely necessary and justified in the context of treating a complex life-threatening lesion. An additional concern relates to the anatomical proximity of the celiac and SMA origins that can lead to possible coverage of both vessels in the course of imprecise bottom-end deployment of a thoracic endograft. This has led us to adopt an adjunctive technique when facing such a situation: it consists of retrograde (transfemoral) catheterization of the SMA with placement of a catheter (over the wire) into the vessel that is kept in place until after deployment of the aortic endograft (◻ Fig. 15.14). Should the device encroach on the SMA origin, it would be relatively simple to rapidly dilate and stent the SMA origin to reestablish blood flow and avoid catastrophic intestinal ischemia. Such »reversed chimneys« or »periscopes« (◻ Fig. 15.15) may prove useful in a variety of situations and will likely receive more attention in the near future [16]. Furthermore, some of the same general concepts on chimney and snorkel stents as described above for use in the arch can be applied successfully to create or optimize endograft landing in the visceral-renal aortic segment [2]. These techniques and others have been added to a growing »menu« of visceral-branch management options (◘ Table 15.3) surgeons now have at their disposal to expand applicability of endovascular therapies. But ultimately, the avail-

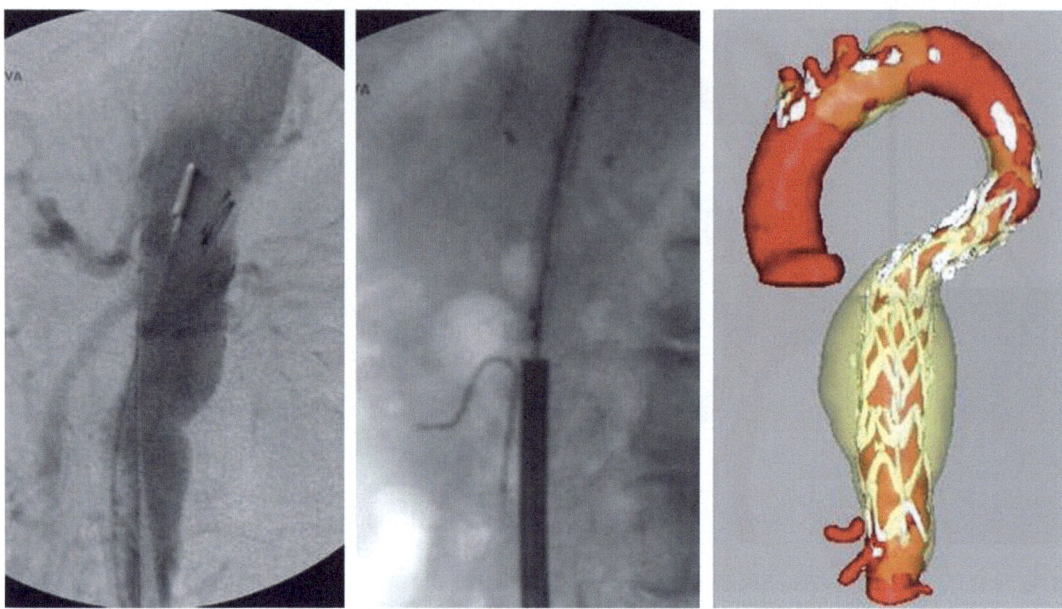

◘ **Fig. 15.14** Protective indwelling SMA catheter during thoracic endograft deployment

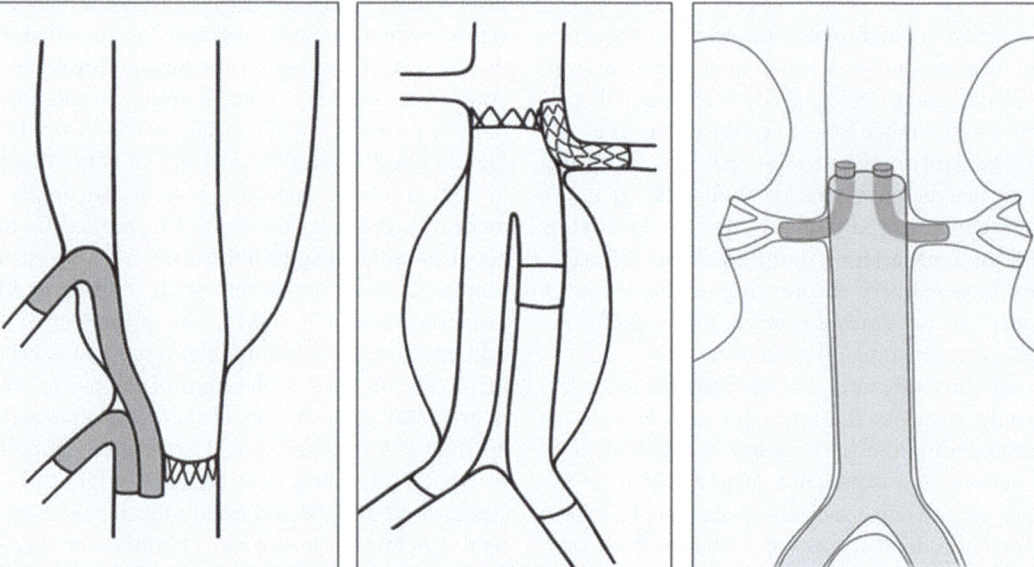

◘ **Fig. 15.15** Periscopes (left) and renal chimney stents (middle and right)

◨ **Table 15.3** Options for visceral-branch management

– Coverage (overstenting) of the celiac artery
– Debranching (extra-anatomic bypass) of celiac and/or SMA
– Total debranching of all 4 vessels (»Octopus«)
– Chimney and periscope grafts (stents)
– Fenestrated and branched endografts

ability of branched endograft technologies is what we all eagerly await to address many if not most such patients.

References

1. Black SA, Wolfe JH, Clark M, et al. Complex thoracoabdominal aortic aneurysms: endovascular exclusion with visceral revascularization. J Vasc Surg 2006;43:1081–1089.
2. Criado FJ, Queral LA. Carotid-axillary artery bypass: a ten-year experience. J Vasc Surg 1995;22:717–723.
3. Criado FJ. Conquering zone zero: expanding endograft repair in the aortic arch [editorial commentary]. J Endovasc Ther 2008;15:166.
4. Criado FJ. Commentary: Stent-graft conformity to the arch knuckle: hugging the lesser curvature re-visited. J Endovasc Ther 2009;16:603.
5. Criado FJ. Mapping the aorta: A new look at vascular anatomy in the era of endograft repair. J Endovasc Ther 2010 (in press).
6. Criado FJ, Barnatan MF, Rizk Y, et al. Technical strategies to expand stent-graft applicability in the aortic arch and proximal descending thoracic aorta. J Endovasc Ther 2002;9(suppl II):II-32–II38.
7. Criado FJ, Queral LA. Carotid-axillary artery bypass: a ten-year experience. J Vasc Surg 1995;22:717–723.
8. Donas KP, Lachat M, Rancic Z, et al. Early and midterm outcome of a novel technique to simplify the hybrid procedures in the treatment of thoracoabdominal and pararenal aortic aneurysms. J Vasc Surg 2009;50:1280–1284.
9. Gawenda M, Brunkwall J. When is safe to cover the left subclavian and celiac arteries. Part II: celiac artery. J Cardiovasc Surg (Torino) 2008;49:479–482.
10. Hyodoh H, Shirase R, Akiba H, et al. Double-subtraction maximum intensity projection MR angiography for detecting the artery of Adamkiewicz and differentiating it from the drainage vein. J Magn Reson Imaging 2007;26:359-365.
11. Lachat M, Mayer D, Criado FJ, et al. New technique to facilitate renal revascularization with use of telescoping self-expanding stentgrafts: Vortec. Vascular 2008;16:69–72.
12. Melissano G, Bertoglio L, Civelli V, et al. Demonstration of the Adamkiewicz artery by multidetector computed tomography analysed with the open-source software OsiriX. Eur J Vasc Endovasc Surg 2009;37:395-400.
13. Mitchell RS, Ishimaru S, Ehrlich MP, et al. First International Summit on Thoracic Aortic Endografting: roundtable on thoracic aortic dissection as an indication for endografting. J Endovasc Ther 2002;9(suppl II):II-98–II105.
14. Noor N, Sadat U, Hayes PD, et al. Management of the left subclavian artery during endovascular repair of the thoracic aorta. J Endovasc Ther 2008;15:168–176.
15. Ohrlander T, Sonesson B, Ivancev K, et al. The chimney graft: a technique for preserving or rescuing aortic branch vessels in stent-graft sealing zones. J Endovasc Ther 2008;15:427–432.
16. Rancic Z, Pfammatter T, Lachat M, et al. Persicope graft to extend distal landing zone in ruptured thoracoabdominal aneurysms with short distal necks. J Vasc Surg (in press).

Ergebnisse nach endovaskulärer Stentgraftimplantation bei arteriosklerotischen Aorta-descendens-Aneurysmen

M. Dorfmeister, R. Gottardi, A. Juraszek, T. Dziodzio, D. Zimpfer, J. Dumfarth,
M. Schoder, M. Funovics, J. Lammer, M. Czerny, M. Grimm

Endovascular Stent-Graft Placement in Atherosclerotic Aneurysms Involving the Descending Aorta – Long-Term Results

Zusammenfassung

Ziel dieser Studie war es, die Haltbarkeit und die Rate von Reinterventionen nach endovaskulärer Stentgraftinsertion bei arteriosklerotischen Aorta-descendens-Aneurysmen zu evaluieren.

Patienten und Methoden: Von 1996 bis 2007 wurden 100 Patienten mit dieser Diagnose behandelt. Dabei wurden folgende Ereignisse untersucht: Krankenhausmortalität, Auftreten von frühen und späten Endoleaks einschließlich der Rate dadurch notwendiger Reinterventionen sowie das Überleben der Patienten. Der mediane Nachbeobachtungszeitraum betrug 50 Monate (1–120 Monate).

Ergebnisse: Die Krankenhausmortalität betrug 9 %. Die Rate der sich spontan verschlossenen oder erfolgreich behandelten Endoleaks betrug 11%. Das Langzeitüberleben lag bei 96 %, 86 % und 69 % nach 1, 3 und 5 Jahren. Bei einer multivariaten Analyse erwiesen sich eine kurze proximale Landezone sowie eine hohe Anzahl an implantierten Stentgrafts als unabhängige Risikofaktoren für die Entstehung eines frühen oder späten Endoleaks. Das Auftreten eines späten Endoleaks zeigte sich als unabhängiger Risikofaktor in Hinblick auf das Überleben.

Schlussfolgerung: Die Haltbarkeit der endovaskulären Stentgraftinsertion bei arteriosklerotischen Aorta-descendens-Aneurysmen ist zufriedenstellend und die Rate an Reinterventionen gering. Eine ausreichend lange Landezone und eine geringe Anzahl an Stentgrafts sind wegweisend für den frühen und späten Erfolg.

Summary

To determine long-term durability and need for reinterventions after endovascular stent-graft placement in atherosclerotic aneurysms involving the descending aorta.

Patients and Methods: We performed a prospective follow-up analysis of a consecutive series of patients (n=100) undergoing endovascular stent-graft placement due to atherosclerotic aneurysms involving the descending aorta between 1996 and 2007. Outcome variables included death, occurrence of early and late endoleak formation, the rate of reintervention due to early and late endoleak formation and the survival of the patients. Median follow-up was 50 (1-120) months.

Results: In-hospital mortality was 9 %. Assisted primary endoleak rate was 11 %. Actuarial survival rates at 1, 3 and 5 years were 96 %, 86 % and 69 % respectively. A short proximal landing zone and a high number of implanted stent-grafts were identified as independent predictors of the occurrence of early and late endoleak formation. The occurrence of late endoleak formation appeared to be an independent predictor with regard to survival.

Conclusions: Long-term durability of endovascular stent-graft placement in atherosclerotic aneurysms involving the descending aorta is satisfying and the need for reintervention is acceptably low. An extensive landing zone and a low number of stent-grafts are mandatory for early and late success.

Einleitung

Bald nachdem sich die endovaskuläre Stentgraftimplantation in der Therapie von Aneurysmen der abdominellen Aorta erfolgreich etabliert hatte [1–4], hielt diese Methode auch Einzug in die Behandlung von Erkrankungen der thorakalen Aorta und erwies sich hier ebenfalls als sichere und effektive Behandlungsmethode [4–10].

Trotz des zunehmenden Einsatzes dieser neuen Therapieform für Aneurysmen der thorakalen Aorta [4,10,11] ist bislang nur wenig über das Langzeitverhalten von Stentgrafts, die den pulsatilen Flussbedingungen in der thorakalen Aorta kontinuierlich ausgesetzt sind, bekannt [4,12–15]. Besonderes Augenmerk liegt dabei auf der Entstehung von Endoleaks in jenen Bereichen der Aorta, welche eine hohe Exposition gegenüber Scherkräften aufweisen [4]. Auch andere Belastungen, wie Erweiterung oder Schrumpfen des Aneurysmasacks in der transversalen Achse und Ausdehnung oder Kontraktion in der longitudinalen Achse, wirken auf den Stentgraft ein [4,16–18]. Verschleißerscheinungen des Stentgraft-Materials könnten ebenfalls einen erheblichen Einfluss auf das Ergebnis ausüben [4].

Ziel dieser Studie war es, die Langzeithaltbarkeit von Stentgrafts und die Faktoren, welche das Auftreten von frühen und späten Endoleaks begünstigen, zu evaluieren und die Reinterventionsrate sowie das Ausmaß an sekundär kardiovaskulären Ereignissen und an onkologisch bedingten Eingriffen nach der endovaskulären Stentgraftimplantation bei Patienten mit arteriosklerotischen Aorta-descendens-Aneurysmen zu erheben.

Patienten und Methoden

Zwischen 1996 und 2007 führten die Autoren bei 100 Patienten mit einem Durchschnittsalter von 72 Jahren (zwischen 53 und 84 Jahren), welche an einem arteriosklerotischen Aneurysma der Aorta descendens erkrankt waren, eine endovaskuläre Stentgraftimplantation durch. Der durchschnittliche numerische EuroScore (European System for Cardiac Operative Risk Evaluation) dieser Patienten betrug 8,5, der durchschnittliche logistische EuroScore 17,5. 95 % der Patienten litten an Hypertonie, 52 % an COPD, und bei 24 % waren vor der Stentgraftimplantation kardiovaskuläre Ereignisse aufgetreten.

Die Daten für diese Studie wurden prospektiv gesammelt. Das Follow-up-Protokoll, in das alle Patienten eingeschlossen waren, sah eine CT-Angiographie (im Falle einer Kontrastmittelunverträglichkeit oder einer chronischen Niereninsuffizienz eine Magnetresonanzangiographie) sowie klinische und laborchemische Kontrollen 3, 6 und 12 Monate nach dem Eingriff vor, danach einmal jährlich [4].

An Stentgrafts wurden insgesamt sieben verschiedene Typen verwendet [4]: Gore Excluder, n = 31; Medtronic Talent, n = 24; Gore TAG, n = 22; Medtronic Valiant, n = 12; Bolton Relay, n = 11; Endomed, n = 3; Jotec Evita, n = 1.

Der benötigte Durchmesser der Stentgrafts wurde durch Vermessung des größten Durchmessers des proximalen oder distalen Halses mit anschließender Addition eines »Oversizing Faktors« von 10–20 % ermittelt [4].

Bei 42 % der Patienten hatte der proximale Hals des Aneurysmas weniger als 1,5 cm Länge, weshalb hier vor der endovaskulären Stentgraftimplantation die proximale Landezone durch eine Subklavia-Karotis-Transposition (n=13), eine Doppeltransposition (n=18) oder einen totalen Bogenumbau (n=11) verlängert wurde.

Ergebnisse

Bei 12 % der Patienten erfolgte die Stentgraftimplantation unter Notfallbedingungen. In dieser Gruppe verstarben zwei Patienten während des stationären Aufenthalts an Multiorganversagen bzw. Sepsis.

In 88 % der Fälle handelte es sich um elektive Eingriffe. Hier betrug die Krankenhausmortalität 7 %. Todesursachen waren Ruptur (n=2), Myokardinfarkt (n=3) und Multiorganversagen (n=2).

Bei vier Patienten traten vorübergehend neurologische Defizite (Lokalisation in der linken Hemisphäre) auf, welche sich jedoch bis zum Zeitpunkt der Entlassung komplett zurückgebildet hatten [4]. Bei zwei dieser Patienten war im Rahmen der Stentgraftimplantation unter Notfallbedingungen das Überstenten der A. sublcavia sinistra erforderlich gewesen. Ein Patient hatte einen Karotis-Subklavia-Bypass erhalten und erlitt einen Kleinhirninfarkt, wobei hier der Durchmesser der verwendeten autologen V. saphena magna grenzwertig gewesen war. Beim vierten Patienten wurde die Manipulation an der stark atherosklerotisch veränderten Aorta mit dem Auftreten des neurologischen Defizits in Zusammenhang gebracht [4].

Frühe Endoleaks vom Typ I und III beobachteten wir bei 23 % der Patienten. Die Rate der sich spontan verschlossenen oder erfolgreich behandelten Endoleaks betrug 11 % [4]. Die übrigen Patienten wurden aufgrund der fehlenden Möglichkeit eines weiteren endovaskulären Eingriffs observiert [4]. Vier dieser Patienten zeigten eine Zunahme des Durchmessers des Aneurysmasacks und wurden deshalb später konventionell operiert. Unterschiede bezüglich des Typs des verwendeten Stentgrafts stellten wir nicht fest [4].

Frühe Endoleaks vom Typ II traten bei 6 % der Patienten auf. Die Hälfte von ihnen zeigte eine Zunahme des maximalen Durchmessers des Aneurysmasackes. Aus diesem Grund wurde bei einem der Patienten eine Subklavia-Karotis-Transposition wegen einer retrograden Perfusion über die überstentete A. subclavia sinistra und bei einem anderen eine Embolisation von Interkostalarterien durchgeführt. Der dritte Patient zeigte eine Reperfusion des Aneurysmasackes über die oberste Interkostalarterie und wurde aufgrund dessen konventionell operiert [4].

Späte Endoleaks vom Typ I und III traten in 17 % der Fälle auf. Zehn dieser Endoleaks wurden erfolgreich behandelt [4], die eine Hälfte endovaskulär, die andere chirurgisch.

Bei 27 % aller Patienten innerhalb des Studienzeitraums waren sekundäre kardiovaskuläre oder onkologische Eingriffe nach der Stentgraftimplantation notwendig (Tab. 16.1).

Mittels einer multivariaten statistischen Analyse (Cox Proportional Hazard Model) wurde der Einfluss verschiedener Faktoren in Hinblick auf das Auftreten von frühen und späten Endoleaks sowie auf die Mortalität überprüft [4].

Folgende Faktoren standen statistisch nicht im Zusammenhang mit dem Auftreten von frühen oder späten Endoleaks [4]:
- Bogenbeteiligung,
- Beginn des Aneurysmas,
- Ausdehnung des Aneurysmas,
- supraaortale Transpositionen,
- distale Landezone,
- Jahr der Operation,
- Entstehung eines frühen Endoleaks.

Nachstehende Parameter hingegen zeigten statistisch einen deutlichen Einfluss auf das Auftreten von frühen oder späten Endoleaks [4]:
- proximale Landezone (frühes Endoleak: HR=6,5, p=0,011; spätes Endoleak: HR=4,4, p=0,014),
- Anzahl der Prothesen (frühes Endoleak: HR=11,2, p=0,001; spätes Endoleak: HR=6,7, p=0,010).

Hinsichtlich des Überlebens wurden folgende Faktoren überprüft [4]:
- numerischer EuroScore,
- logistischer EuroScore,
- Alter,

Table 16.1 Sekundäre kardiovaskuläre und onkologische Eingriffe

Infrarenale Aorten-Aneurysmen (chirurgisch saniert)	n=3
Iliakale Aneurysmen (chirurgisch saniert)	n=4
KHK (CABG)	n=3
pAVK (PTA u. Stent)	n=5
ACI-Stenose (TEA u. Patch)	n=2
Bronchus-Ca (Lobektomie)	n=4
Andere Malignome (chirurgisch behandelt)	n=6

- Geschlecht,
- Eignung für konventionelle Operation,
- Status bei Aufnahme,
- frühes Endoleak,
- spätes Endoleak.

Hier stellte sich heraus, dass lediglich das Vorhandensein eines späten Endoleaks das Überleben negativ beeinflusst (HR=4.8, p=0.029).

Fazit

Die Haltbarkeit von Stentgrafts bei atherosklerotisch bedingten Aorta-descendens-Aneurysmen ist zufriedenstellend und die Rate von aortabezogenen Reinterventionen gering [4].

Frühe Endoleaks vom Typ I und III fanden sich bei 23 % der Patienten. Diese Zahl scheint im Vergleich zu anderen Studien ziemlich hoch [12,15]. Der Großteil dieser Endoleaks verschloss sich jedoch aufgrund der Fähigkeit der Stentgrafts zur Selbstexpandierung spontan oder konnte erfolgreich durch »Overstenting« oder »Reballooning« behandelt werden [4].

Bei den übrigen Patienten wurden die vorliegenden Endoleaks in regelmäßigen Abständen kontrolliert, da es aus anatomischen oder funktionellen Gründen nicht möglich war, einen weiteren Eingriff vorzunehmen [4].

In 6 % der Fälle traten Endoleaks vom Typ II auf. Bei drei dieser Patienten konnte eine konstante Zunahme des maximalen Durchmessers des Aneurysmasacks beobachtet werden [4]. Deshalb erfolgte bei einem Patienten eine Subclavia-Carotis-Transposition wegen einer retrograden Perfusion des Aneurysmasacks über die überstentete A. subclavia sinistra, bei einem Patienten eine Embolisierung der speisenden Intercostalgefäße und beim dritten Patienten wegen einer Reperfusion über die oberste Intercostalarterie eine spätere konventionelle Operation [4].

Alle Patienten, die ein spätes Endoleak vom Typ I und III entwickelten (n = 17), hatten eine grenzwertige Anatomie hinsichtlich der proximalen oder distalen Landezone [4]. Diese Beobachtung macht den Stellenwert der Methoden zur Verlängerung der proximalen oder distalen Landezone vor der Stentgraftinsertion deutlich [4].

Bei vier Patienten traten vorübergehend neurologische Defizite (Lokalisation in der linken Hemisphäre) auf, welche sich jedoch bis zum Zeitpunkt der Entlassung komplett zurückgebildet hatten [4]. Bei zwei dieser Patienten war im Rahmen der Stentgraftimplantation unter Notfallbedingungen das Überstenten der A. subclavia sinistra notwendig gewesen, bei den übrigen Patienten wurden andere Ursachen mit dem Auftreten des neurologischen Defizits in Verbindung gebracht. [4]

Das absichtliche Überstenten der A. subclavia sinistra ist eine weit verbreitete Vorgehensweise [4,19]. Unsere Resultate zeigen jedoch, dass dieses Konzept mit Vorsicht zu genießen ist [4]. Die A. subclavia sinistra sollte nicht primär als das die linke obere Extremität versorgende Gefäß betrachtet werden (Kollateralen sind hierfür in der Regel ausreichend), sondern vielmehr in ihrer Bedeutung als an der Hirnperfusion beteiligtes Gefäß wahrgenommen und mit entsprechendem Respekt behandelt werden [4,20]. Außerdem kann eine retrograde Perfusion des Aneurysmasacks über die überstentete A.subclavia sinistra zur Entstehung eines Typ-II-Endoleaks führen [4,21].

Die Tatsache, dass bei 27 % aller Patienten innerhalb des Studienzeitraums nach der endovaskulären Stentgraftimplantation sekundäre kardiovaskuläre und onkologische Erkrankungen diagnostiziert und behandelt wurden, zeigt die Bedeutung einer engmaschigen Nachsorge für die Frühdiagnose und folglich für das rechtzeitige therapeutische Eingreifen bei diesen potenziell lebensbedrohlichen Erkrankungen.

Durch die multivariate statistische Analyse mittels »Cox Proportional Hazard Model« konnten wir zeigen, dass die Länge der proximalen Landezone und die Anzahl der implantierten Prothesen eine entscheidende Rolle bei der Entstehung von frühen und späten Endoleaks spielen [4]. Je kürzer die proximale Landezone (weniger als 1.5 cm Länge) und je höher die Anzahl der verwendeten Prothesen ist, desto größer ist die Wahrscheinlichkeit für das Auftreten von frühen und späten Endoleaks [4].

Diese Tatsache hebt einerseits die Bedeutung von supraaortalen Transpositionen vor der Stentgraftimplantation zur Verlängerung der proximalen Landezone hervor [4]. Andererseits wird deutlich, dass die Rate von frühen und späten Endoleaks durch die inzwischen erhältlichen längeren Prothesen und die damit verbundene Reduktion der pro Patient implantierten Prothesen noch sinken wird [4].

Ebenso fanden wir heraus, dass das Überleben der Patienten in dieser Studie nur durch das Vorhandensein eines späten Endoleaks negativ beeinflusst wird [4]. Die Tatsache, dass bei dem Großteil dieser Patienten weitere vaskuläre oder endovaskuläre Eingriffe aufgrund der anfänglichen Morphologie und der Ausdehnung des Aneurysmas nicht möglich waren, macht den Tod dieser Patienten durch eine spätere Ruptur wahrscheinlich [4].

Wir konnten also mit dieser Studie zeigen, dass die Haltbarkeit von Stentgrafts bei atherosklerotisch bedingten Descendensaneurysmen zufriedenstellend und die Rate von aortabezogenen Reinterventionen gering ist [4], dass eine engmaschige Nachsorge essentiell für die Frühdiagnose und die rechtzeitige Therapie von anderen Erkrankungen ist und, dass die Länge der proximalen Landezone und die Anzahl der implantierten Prothesen für die Entstehung von frühen und späten Endoleaks entscheidend sind [4].

Literatur

1. Parodi JC, Palmaz JC, Barone HD (1991) Transfemoral intraluminal graft implantation for abdominal aortic aneurysms. Ann Vasc Surg 5: 491–499

2. Blum U, Langer M, Spillner G, Mialhe C, Beyersdorf F, Buitrago-Tellez C, et al. (1996) Abdominal aortic aneurysms: preliminary technical and clincal results with transfemoral placement of endovascular self-expanding stent-grafts. Radiology 198: 25–31
3. Blum U, Voshage G, Lammer J, et al. (1997) Endoluminal stent-grafts for infrarenal aortic aneurysms. N Engl J Med 2336: 13–20
4. Czerny M, Grimm M, Zimpfer D, Rödler S, Gottardi R, Hutschala D, Lammer J, Wolner E, Schoder M (2007) Results after endovascular stent-graft placement in atherosclerotic aneurysms involving the descending aorta. Ann Thorac Surg 83: 450–455
5. Dake MD, Kato N, Mitchell RS, et al. (1999) Endovascular stent-graft placement for the treatment of acute aortic dissection. N Engl J Med 340: 1546–1552
6. Nienaber CA, Fattori R, Lund G, et al. (1999) Nonsurgical reconstruction of thoracic aortic dissection by stent-graft placement. N Engl J Med 340: 1539–1545
7. Dake MD, Miller DC, Semba CP, Mitchell RS, Walker PJ, Liddell RP (1994) Transluminal placement of endovascular stent-grafts for the treatment of descending thoracic aortic aneurysms. N Engl J Med 331: 1729–1734
8. Hutschala D, Fleck T, Czerny M, et al. (2002) Endoluminal stent-graft placement in patients with acute aortic dissection type B. Eur J Cardiothorac Surg 21: 964–969
9. Schoder M, Grabenwöger M, Hölzenbein T, et al. (2002) Endovascular stent-graft repair of complicated penetrating atherosclerotic ulcers of the descending thoracic aorta. J Vasc Surg 36: 720–726
10. Grabenwöger M, Hutschala D, Ehrlich M, et al. (2000) Thoracic aortic aneurysms: treatment with self-expandable stent grafts. Ann Thorac Surg 69: 441–445
11. Czerny M, Cejna M, Hutschala D, et al. (2004) Stent-graft placement in atherosclerotic descending thoracic aortic aneurysms: midterm results. J Endovasc Ther 11: 26–32
12. Riesenman PJ, Farber MA, Mendes RR, et al. (2005) Endovascular repair of lesions involving the descending thoracic aorta. J Vasc Surg 42: 1063–1074
13. Ricco JB, Cau J, Marchand C, et al. (2006) Stent-graft repair for thoracic aortic disease: results of an independent nationwide study in France from 1999 to 2001. J Thorac Cardiovasc Surg 131: 131–137
14. Demers P, Miller DC, Mitchell RS, et al. (2004) Midterm results of endovascular repair of descending thoracic aortic aneurysms with first-generation stent-grafts. J Thorac Cardiovasc Surg 127: 664–673
15. Criado FJ, Abul-Khoudoud OR, Domer GS, et al. (2005) Endovascular repair of the thoracic aorta: lessons learned. Ann Thorac Surg 80: 857–863
16. Harris P, Brennan J, Martin J, et al. (1999) Longitudinal aneurysm shrinkage following endovascular aortic aneurysm repair: a source of intermediate and late complications. J Endovasc Surg 6: 11–16
17. Harris P, Buth J, Mialhe C, et al. (1997) The need for clinical trials of endovascular abdominal aortic aneurysm repair: the Eurostar Project. J Endovasc Surg 4: 72–77
18. Hölzenbein TJ, Kretschmer G, Thurnher S, et al. (2001) Midterm durability of abdominal aortic aneurysm endograft repair: A word of caution. J Vasc Surg 33: S46–54
19. Criado FJ, Clark NS, Barnatan MF (2002) Stent graft repair in the aortic arch and descending thoracic aorta: A 4-year experience. J Vasc Surg 36: 1121–1128
20. Czerny M, Gottardi R, Zimpfer D, et al. (2006) Transposition of the supraaortic branches for extended endovascular arch repair. Eur J Cardiothorac Surg 29: 709–713
21. Zimpfer D, Schoder M, Fleck T, at al. (2005) Successful type II endoleak closure by subclavian-to-carotid artery transposition after stent-graft placement of a distal aortic arch aneurysm. Thorac Cardiovasc Surg 53: 322–324

Komplikationen nach thorakaler und thorakoabdomineller Stentgraftversorgung

R. Jakob, F. Oertel, G. Leissner, K. Wölfle

Complications in thoracic and thoracoabdominal stentgraft procedures

Zusammenfassung

Komplikationen treten bei endovaskulärer Versorgung thorakaler bzw. thorakoabdomineller Aortenaneurysmen bei bis zu 40 % aller Prozeduren peri- oder postoperativ auf. Schlaganfall und Paraplegie sind dabei schwerwiegende, die Lebensqualität erheblich einschränkende Probleme. Stentmigration, Stentbruch und Dislokation bei der Freisetzung stellen nicht selten eine erhebliche therapeutische Herausforderung dar. Ein bisher noch nicht gelöstes Problem ist die imperfekte Anpassung (Malalignement) des Stents im Aortenbogen. Aortendissektionen sind eine eigene pathologische Entität mit entsprechendem Komplikationsmuster.

Summary

Complications in TEVAR occur up to 40 % while or after procedure. Stroke and paraplegia are most important because of threatening quality of life most. Stentmigration, break of struts and dislocation while releasing mean major challenge to the therapy. Not yet completely solved are problems with mal – alignment in the aortic arch. The pattern of complications in aortic dissections are different from these above.

Einführung

Betreibt man Literaturrecherche zu diesem Thema, lassen sich bestenfalls Kasuistiken und Studien mit geringer Aussagekraft finden, eine systematische Abhandlung über Komplikationen und deren Vermeidung existiert derzeit mit wenigen Ausnahmen nicht. Im Fokus des wissenschaftlichen Interesses – und deshalb halbwegs gut untersucht – finden sich dabei die neurologischen Komplikationen Schlaganfall und Paraplegie, deren Auswirkungen auf die Lebensqualität der Patienten in aller Regel doch als sehr gravierend einzustufen sind.

Prospektive Studien bezüglich der Komplikationsvermeidung sind vom Ansatz her problematisch und deshalb nicht zielführend. Vorsichtige metaanalytische Betrachtungen beziffern die Gesamtrate aller Komplikationen mit bis über 40 %, wobei die Paraplegierate bei 3,4 % (0,0–10,0 %) liegt [4,14].

Die folgende Auflistung beruht sowohl auf der aktuellen Literatur wie auch auf eigenen Komplikationen bei der Implantation von über 100 thorakalen und thorakoabdominellen Stentprothesen.

Allgemeine Komplikationen

Auf allgemeine chirurgische und nichtchirurgische Komplikationen wie z.B. Wundheilungsstörungen, Niereninsuffizienz, Myokardinfarkt etc. wird an dieser Stelle nicht speziell eingegangen. Zum Thema Niereninsuffizienz lässt sich aus eigenen Erfahrungen mitteilen, dass Kreatininwerte bis 2,5 mg/dl postoperativ in keinem Fall zu einer Dialysepflichtigkeit, ja nicht einmal zu einem Anstieg des Ausgangswertes geführt hatten. Bei ausgefeilter Planung lässt sich die Kontrastmittelmenge nicht selten auf 20 ml beschränken.

Spezielle Komplikationen

Neurologische Komplikationen

Intensive und umfangreiche Beachtung findet die peri- und postoperative neurologische Morbidität im Rahmen der endovaskulären Versorgung im thorakalen und thorakoabdominellen Bereich. Zentrale (Schlaganfall) oder periphere Komplikationen (Paraplegie) treten dabei in 0,8–7,5 % der Fälle nach TEVAR (»thoracic endovascular aortic repair«) auf [7].

Paraplegie

Trotz zahlreicher Erklärungsansätze zur Ätiologie der spinalen Ischaemie liegen derzeit noch keine belastbaren Erklärungen vor. Als signifikante Risikofaktoren für eine postoperative Paraplegie allerdings gelten das Überstenten der A. subclavia links, Niereninsuffizienz, frühere abdominelle Aorteneingriffe und eine ausgedehnte Stentstrecke (mehr als 3 Stents). Ungünstig wirken sich perioperative Hypotension, Eingriffzeit und hoher Blutverlust aus [18]. Zur Vermeidung spinaler Ischämiesyndrome gilt es also, diese Determinanten zu beachten.

Ungeklärt, wenn auch stets neu gefordert, bleibt die Wertigkeit der Identifikation der A. Adamkiewicz – normvariant zwischen Th 7 und L2 befindlich – und deren unabdingbare Schonung [14].

Dissens herrscht bezüglich der Liquordrainage: Agieren mit präoperativ applizierter Drainage oder Reagieren bei Eintritt von spinalen Komplikationen? Immerhin sprachen sich 80 % befragter Experten anlässlich eines Meetings [6] für die präoperative Drainagenpositionierung aus. Nicht unerwähnt bleiben darf in diesem Zusammenhang allerdings die immerhin 4,3 % hohe, vorwiegend hämorrhagisch verursachte Komplikationsrate der Liquordrainage [21].

Spätestens bei postoperativ eingetretenen paraplegischen Symptomen empfiehlt sich die Anlage einer Liquordrainage zum Druckausgleich (<10 mm Hg). Parallel dazu sind hochnormale Blutdruckwerte anzustreben. Mittels Kernspintomographie lassen sich Hämatome detektieren, deren Entlastung per Laminektomie angestrebt werden muss [7].

Schlaganfall

Schlaganfallraten in Verbindung mit TEVAR werden mit 0–5 % angegeben [18]. Die Mortalitätsrate unter den Schlaganfallpatienten liegt bei erschreckenden 33 % während des stationären Aufenthalts [10].

In erster Linie scheint es sich hier um emboligene Ereignisse zu handeln. So gilt ein »shaggy« Aortenbogen als hochrisikoreich. Eine Gewichtung der Aortenbogenpathologie hinsichtlich des Risikos in 4 Schweregrade zeigt Gutsche auf [10]. Bei gefährdeten Patienten sollten Draht- und Kathetermanöver unter höchster Vorsicht eingesetzt werden, keinesfalls sollten die Materialien ohne radiologische Kontrolle vorgeführt werden!

Beim Bogen-Debranching sollte durch strukturiertes Handeln die Abklemmzeit der A. carotis auf ein Minimum beschränkt bleiben, besondere Vorsicht gilt der richtigen Reihenfolge der Flushmanöver bei komplexeren Bypasskonstruktionen. In der präoperativen Vorbereitung sind die Karotiden mittels farbcodierter Sonographie auf pathologische Veränderungen abzuklären.

Im eigenen Krankengut beobachten wir 2 passagere Kleinhirnischämien und einen etablierten Kleinhirninfarkt, sodass wir derzeit bei geplantem Covering der A. subclavia unabhängig von der Linksdominanz der A. vertebralis einen Karotis-Subclavia-Bypass anlegen. Außer bei Notfalleingriffen erfolgen Bypass-OP und Stent-OP sequenziell mit einem 3- bis 4-Tagesintervall, um die Bypassfunktion zu überprüfen. Etwa die Hälfte der befragten Spezialisten bevorzugen ebenfalls den sequenziellen Modus [6].

Eine therapiebedürftige Armischämie bzw. ein theoretisch denkbares Subclavian-Steal-Syndrom wurde in unserer Klinik nicht beobachtet.

Covering der A. subclavia

Die Optimierung der Landezone erfordert nicht selten ein Covering der A. subclavia. Bezüglich der im Vorlauf durchzuführenden Revaskularisation der A. subclavia existieren Empfehlungen von »gar nicht« bis »immer« (Evidenzgrad II, Level C) [3]. Die im EUROSTAR erfassten Daten bezüglich der Morbidität bei Covering der A. subclavia lassen trotz der bekannt hohen Patientenzahlen keine signifikante Aussage zu.

Bis evidenzbasierte Daten vorliegen, mag die Expertenbefragung beim TEVAR Roundtable [5] hilfreich sein: 80 % der Befragten gaben an, die linke A. subclavia zu revaskularisieren, wenn folgende Voraussetzungen gegeben sind: dominante Vertebralarterie links, fehlende Kollateralstrecke der distalen Vertebralis (»ends in PICA«), bei LIMA-Bypass oder ausgedehnter Stentstrecke. Ähnliche Vorschläge ergeben sich aus der Arbeitsgruppe um Noor [16], die zu den o. g. Parametern noch die beidseitig pathologische Veränderung der Carotis interna hinzufügt.

Zugangsprobleme

Hier gelten die allgemeinen messtechnischen Einschätzungen bezogen auf den Außendurchmesser der Stentschleuse. Bei schwierig dilatierbaren, zirkulären Stenosen empfiehlt sich die Verwendung eines Conduits auf A. iliaca communis oder distale Aorta, welches nach Beendigung der endovaskulären Prozedur bei gravierenden Beckenarterienstenosen gegebenenfalls als Bypass Verwendung findet. Bei Dissektion oder kompletter Zerreißung der A. iliaca externa gelten die Maßnahmen der Notfallrevaskularisation.

Probleme bei extremen Knickbildungen der Aorta

Bei erheblicher Elongation der Aorta ergeben sich nicht selten auch erhebliche Abknickungen bis hin zu spitzen Winkeln. An diesen kritischen Abschnitten lässt sich die Prothese lediglich noch stauchen, ein erneutes Vorschieben gelingt häufig nicht. Um derartige Knickbildungen der Aorta dennoch überwinden zu können, empfiehlt sich ein Ausspannen des steifen Drahtes über Leiste und Arm (»Wäscheleine«). Damit steigt die Führungsqualität erheblich an, die Prothese lässt sich auch über »kurvenreiche« Zugangswege einführen und an gewünschter Stelle freisetzen.

Bei Platzieren der Prothese in einem stark gewinkelten Aortenabschnitt selbst lässt sich bei abgeknickter Stentschleuse die Prothese evtl. nicht freisetzen. Das komplette Device kann in der Regel problemlos durch Rückzug geborgen werden.

Problematischer stellt sich folgende, selbst erlebte Situation dar: Bei dem Versuch, den schleusenlosen Stent (TAG) über einen Aortenknick vorzuführen, zerstört ein Kalkplaques den Haltefaden, es ereignet sich eine unkontrollierte Freisetzung des Stents an ungünstiger Position (Abschnitt 4 der Aorta). Sofern sich der Stent nicht komplett entfaltet – wie in unserem Fall – sollte eine Bergung über die so weit wie möglich vorgeführte Schleuse erfolgen (Abb. 17.1).

Sofern bei komplett freigesetztem Stent eine Verlegung der Ostien im Abschnitt 4 vorliegt, kann eine interventionelle Fenstrierung angestrebt werden, die allerdings in der Regel selbst durch Erfahrene Stunden in Anspruch nehmen kann. Die Bergung durch eine Aortotomie gilt je nach Aneurysmenkonfiguration als nicht unproblematisch und somit als Ultima ratio.

Als Therapiekonzept darf natürlich auch die Option einer antegraden Applikation der Prothese über ein Conduit (z. B. Aorta ascendens) nicht vernachlässigt werden. Die meisten im Handel befindlichen Stentgrafts sind auch in dieser Vorgehensweise anwendbar.

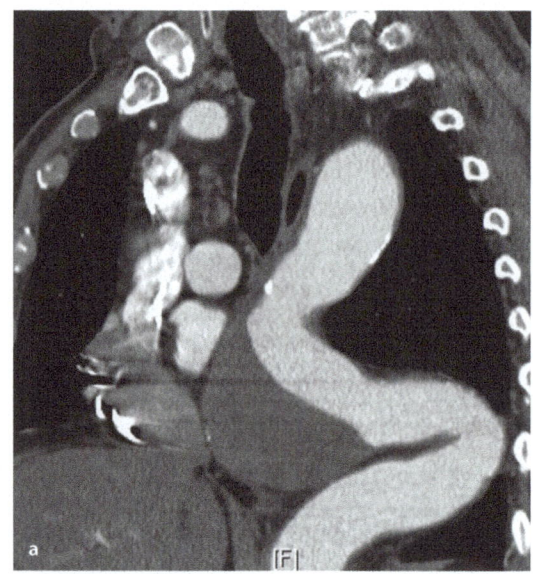

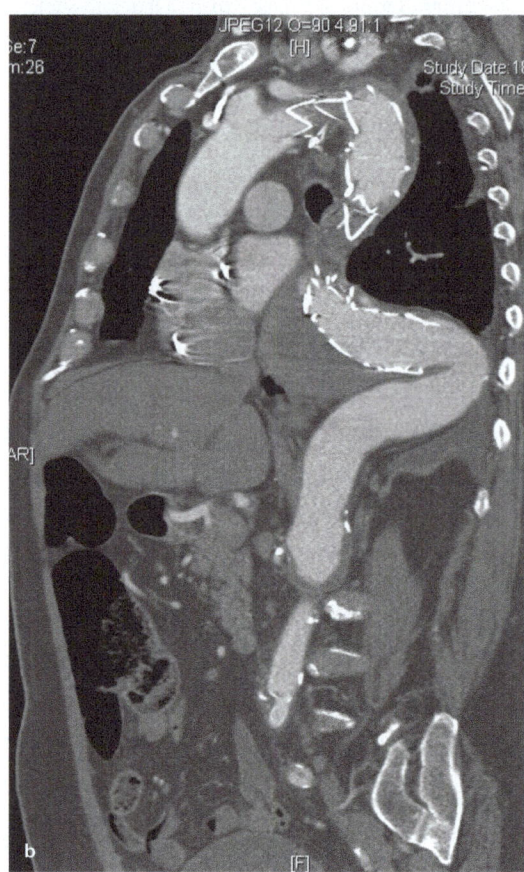

Abb. 17.1 a Extreme Knickbildung der distalen thorakalen Aorta, b Korrektur mit »Wäscheleinentechnik«

Ruptur bei mykotischen oder infizierten Prozessen

Bei infektbedingten Läsionen der Aorta bietet sich die endovaskuläre Versorgung zumindest als Bridging-Verfahren an. Befriedigende Langzeitergebnisse sind derzeit nicht bekannt. Problembehaftet stellt sich die Definition der Landezone dar. Es ist davon auszugehen, dass die vermeintlich solide Aortenwand in unmittelbarer Nähe der Pathologie keine ausreichende Stabilität bietet, sodass die ansonsten ausreichende Landezone von ca. 2 cm großzügig verlängert geplant werden sollte. Im eigenen Krankengut blicken wir auf zwei Patienten zurück, bei denen es zu einer Arrosionsblutung im Bereich der vermeintlich soliden Landezone kam, eine Blutung davon fulminant und letal.

Scheuerpenetration der Aortenwand durch Bare Metal Stents

Bei der zum Teil erheblich geschädigten Aortenwand und der daraus resultierenden eingeschränkten Stabilität insbesondere im Bogenbereich (hohe Rückstellkräfte des Grafts) sollte die Implantation von proximalen Bare Stents gut überlegt werden. Im eigenen Patientengut verloren wir einen Patienten, nachdem die Bare Springs im auslaufend aszendierenden Teil der Aorta nach Debranching und Bogenstentung die Aortenwand durchgescheuert hatten – die Blutungskomplikation konnte nicht

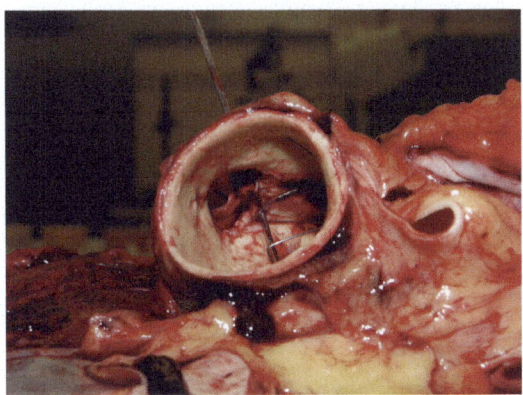

Abb. 17.2 Arrodierte Aortenwand durch Bare Metal Stents an der Anastomose der Aorta ascendens

mehr zeitgerecht versorgt werden (Abb. 17.2). Allerdings muss erwähnt werden, dass dieses Device mit nur fünf Stentstreben und erheblicher Rückstellgraft eines ungünstigen Anstellwinkels nicht mehr am Markt befindlich ist.

Migrationsbedingte Stentdislokation in das Aneurysma

Bei einer Patientin mit endovaskulär versorgtem, arteriosklerotischem Aneurysma zeigte sich in der Kontrolluntersuchung nach 2 Jahren – die Patientin entzog sich den vorhergehenden Kontrollterminen – eine Dislokation des proximalen Stentendes in das Aneurysma (Abb. 17.3a). Die Korrektur gestaltete sich sehr aufwendig und schwierig. Allein die Passage des dislozierten Stentendes in den Aortenbogen stellte ein kaum überwindbares Hindernis dar. Die Neuplatzierung des Stent-in-Stents bei der jetzt Bogen-debranchten Aorta ergab ebenfalls erhebliche Probleme: Der erste Versuch, die Schleuse zur Freisetzung zurückzuführen, gelang aufgrund der Abknickung derselben nicht, sodass schließlich eine schleusenfreie Prothese appliziert wurde (Abb. 17.3b). Bei technisch gelungener Operation komplizierte sich der postoperative Verlauf durch eine rezidivierende Embolisation aus dem Aneurysma über Tage hinweg. Trotz mehrfacher Embolektomien verstarb die Patientin schließlich im Multiorganversagen.

Verlässliche Untersuchungen zu Problemen mit Stentmigration existieren nicht. In kleinen Serien werden Migrationsbeobachtungen von mehr als 20 mm beschrieben. Inwieweit hier ein Lernkurveneffekt oder die Weiterentwicklung der Prothesen maßgeblich ist für die unterschiedlichen Betrachtungsweisen, bleibt offen [9].

»Birds beak« mit Stentkollaps

Malalignment im Bogenbereich stellt immer noch ein bekanntes und ungeliebtes Problem dar [20]. Vor allem bei »gothischen« Bogenformationen ergibt sich nicht selten dieser »Schnabel« [19]. Weniger der eher seltene Stentkollaps als vielmehr das Persistieren eines Typ-Ia-Endoleaks stellt die

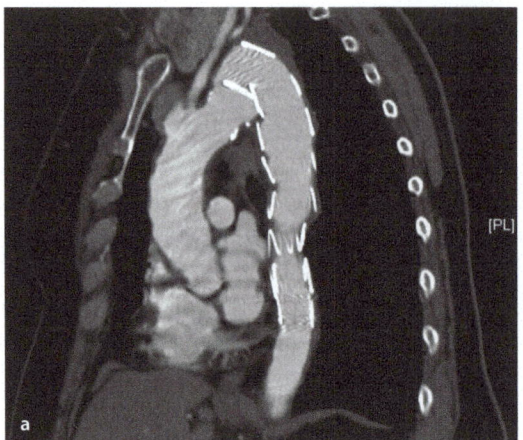

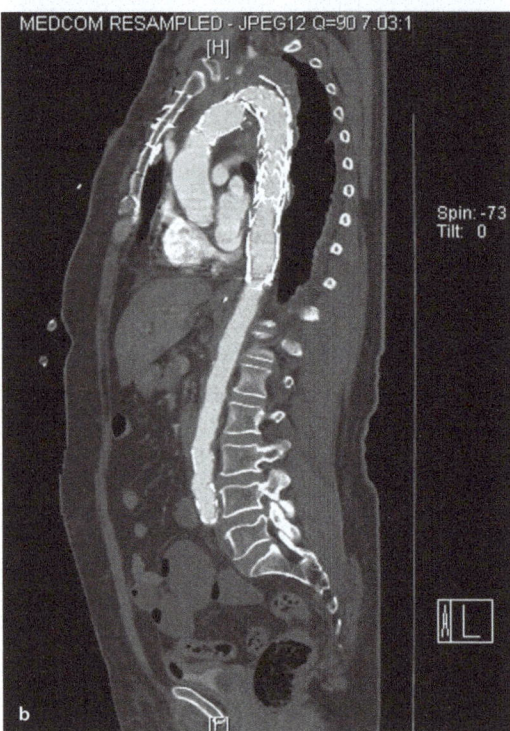

Abb. 17.3 a In das Aneurysma dislozierter Stentgraft, b Korrektur nach supraaortalem Debranching und Verlängerung nach proximal

in der Regel die proximalen Stentreihen als sehr statisch und stabil darstellen. Trotzdem ereignen sich immer wieder Kollapsereignisse mit z.T. gravierenden Folgen.

Die Vermeidung eines Beaks gelingt häufig, wenn die Landezone in den Bogen verlängert wird, ein partielles supraaortales Debranching eingeschlossen. Innovationen im Bereich der proximalen Stentkonstruktion lassen die Bewältigung dieses Problems erhoffen.

Dislokation der Prothese bei der Freisetzung

Alptraum eines jeden endovaskulär Tätigen: Dislokation bei der Freisetzung nach distal, aber auch nach proximal. Als Vermeidungsstrategie sollte bei einer millimetergenauen Platziervorgabe ein Adenosin-induzierter Herzstillstand bzw. ein Overpacing mittels passagerem Schrittmacher erwogen werden [12]. Bei ausgedehnten (Bogen-)Aneurysmen genügt es häufig nicht, die gesamte Länge inklusive Landezone zu versorgen, da sich der Stent nicht selten spannungsbedingt in das Aneurysma konfiguriert. Vielmehr sollte in die Planung ein Aufbau von distal mit 2 geplanten Stentgrafts einfließen, um die proximale Näherung ohne Springen des Stentendes durch die Abstützung in der vorgelegten Prothese erreichen zu können.

Sind nach deplatzierter Freisetzung Ostien verlegt, empfiehlt sich die sofortige Revaskularisation mittels Bypass oder aber (z.B. Karotis) die ante- oder retrograde Stentplatzierung im Sinne einer Chimney-Technik. Interventionelle Fenestrierungen sind, sofern die zeitgerechte Durchführung möglich erscheint, ein Lösungsansatz. Die Wahl der Methode sollte sich am eingesetzten Zeitfaktor ausrichten. Bei den meist unbeabsichtigten Stentdislokationen gilt die Devise: Die schnellste Maßnahme ist die beste. Kasuistiken berichten über Dislokationen nach proximal ebenso wie nach distal [1]. Die supraaortale Region fordert insgesamt ein engeres Zeitfenster als der Abschnitt 4 der Aorta.

Die noch bei Vollmar beschriebene folgenlose Ligatur des Truncus coeliacus lässt sich so heute nicht mehr bestätigen. Bei geplantem Cover-

Herausforderung dar. Bei einer Länge >1 cm geht man von ca. 50 % Leakproblemen aus.

Die potenzielle Instabilität des Stents i. S. einer Kollapsgefahr überprüfen wir im eigenen Haus mit einer konventionellen Angiographie, wobei sich

ing empfiehlt sich die präoperative Testokklusion mit Detektion einer suffizienten Kollateralisation. Aufgrund der in neueren Berichten geschilderten, auch tödlichen Komplikationen sollten als erste Wahl die fenestrierte/gebranchte endovaskuläre Versorgung bzw. die Chimney-Technik in Betracht gezogen werden [13].

Materialermüdung des Stents

Eine kumulative Betrachtung dieses Problems findet sich in der Literatur nicht. Kasuistiken zeigen Stentbrüche insbesondere im abdominellen Bereich bei Stentgrafts der 1. und 2. Generation auf. Im eigenen Patientengut findet sich ein Patient mit Stentbruch:

Nach Applikation von insgesamt 4 Stentgrafts in der deszendierenden Aorta bei einer massiv aneurysmatischen Erweiterung und Elongation in den Jahren 2002 bis 2009 kommt der 70-jährige Patient mit intermittierend massiven Schmerzen in die Klinik. Die CTA zeigt eine Diskonnektion der Stentreihe wohl bei Bruch von mehreren Metalllinien (◘ Abb. 17.4). Sondieren und Interposition eines TAG-Stents gelingen in »Wäscheleinentechnik« (◘ Abb. 17.5).

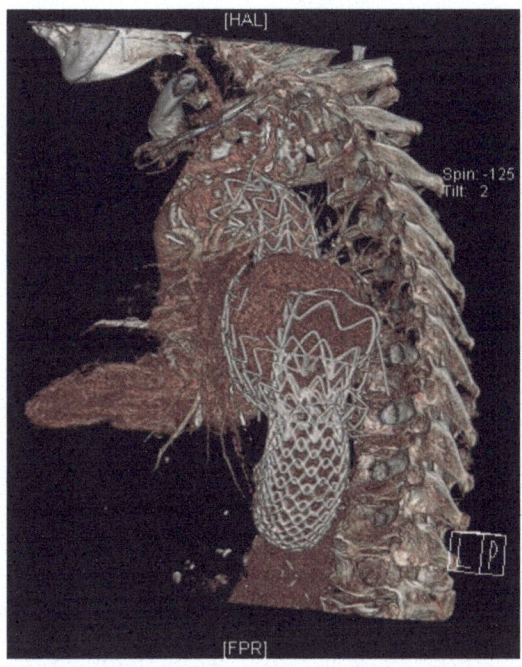

◘ **Abb. 17.4** Konnektionsverlust der Metallstruktur und Auseinanderweichen des Stentgrafts

Arrosion benachbarter Strukturen

Ebenfalls Kasuistiken vorbehalten sind Stentgraft-verursachte Arrosionen von Ösophagus oder Trachea. Unlängst zeigte eine nationale Übersichtsarbeit aus Italien 19 Fälle mit protheto-ösophagealen/bronchialen Fisteln und deren schlechte Prognose auf. Während die nichtbehandelten Patienten alle verstarben, sind von 11 operierten immerhin noch 3 am Leben (max. 30 Monate) [5]. Die häufig gewählte Konversion wird begleitet von einer hohen Mortalitätsrate, während die konservative Therapie offensichtlich infaust ist. Andere Arbeiten zeigen ähnlich problematische Verläufe auf. Auch hier zeugen Berichte von längerer Überlebenszeit bis 33 Monate [2]. Die operative Korrektur bedeutet stets eine immense Herausforderung und ist auf die jeweilige Situation individuell abzustimmen.

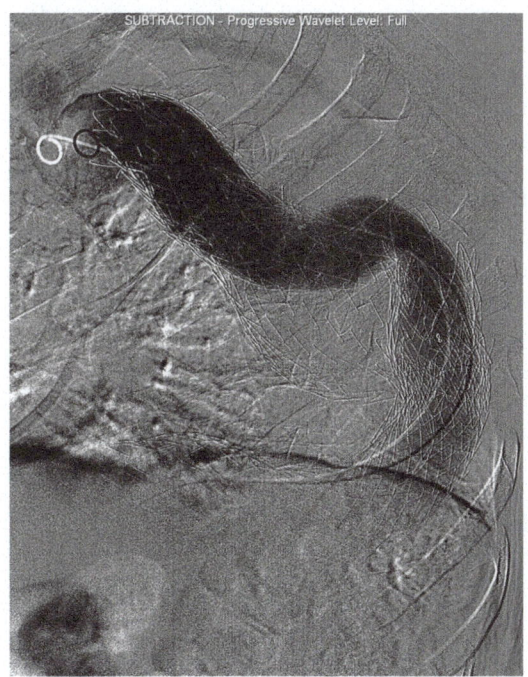

◘ **Abb. 17.5** Stent-in-Stent-Korrektur mit »Wäscheleinentechnik«

Spezielle Komplikationen bei Dissektionen

Membranruptur durch distales Stentende

Gefürchtet sind Einrisse der Aortenwand während der Stentfreisetzung. Sowohl am proximalen als auch am distalen Stentende sind solche »Katastrophen« möglich.

Gerade bei akuten Typ-B-Dissektionen gilt die Stabilität der Dissektionsmembran als äußerst fragil. Bei persistierender Symptomatik trotz Blutdruckoptimierung kann eine Stentgraftversorgung indiziert sein. Bei Covering des Entrys (meist unmittelbar distal der linken A. subclavia) entsteht im ungünstigsten Fall ein erneuter Einriss der Membran am distalen Stentende und somit möglicherweise eine weitere Kompromittierung der distal gelegenen Organperfusion. Hier empfiehlt sich die unmittelbare Einbringung eines »uncovered« Stents (Fa. Cook, Fa. Jotec), der in der Regel ein komplettes Remodelling der Membran zulässt.

Ein Patentrezept allerdings lässt sich für die Dissektion aufgrund der erheblich unterschiedlichen Morphologien und der daraus abzuleitenden Funktionalität von wahrem und falschem Lumen derzeit weder für die Initialtherapie noch für den Umgang mit eingetretenen Komplikationen ableiten [11,15].

Retrograde Typ-A-Dissektion

Während sich ein distaler Riss, wie oben erwähnt, relativ gut korrigieren lässt, bedeutet eine Zerstörung der Dissektionsmembran proximal nicht selten die akute Ausbildung einer retrograden Typ-A-Dissektion mit einer erheblichen Letalität trotz sofortig eingeleitetem transsternalem Ersatz der Aorta ascendens [8].

Literatur

1. Augustin N, Bauernschmitt R, Hausleiter J, Lange R (2006) Dislocation of a Stent-Graft Into the Aortic Arch During Endovascular Repair of a Descending Thoracic Aortic Aneurysm. AnnThorac Surg 81: 1502–1505
2. Bos WTGJ, Verhoeven ELG, et al. (2007) Emergency Endovascular Stent Grafting for Thoracic Aortic Pathology. Vascular 15: 12–17
3. Buth J, et al. (2007) Neurologic complications associated with endovascular repair of thoracic aortic pathology: Incidence and risk factors. A study from the European Collaborators on Stent/Graft Techniques for Aortic Aneurysm Repair (EUROSTAR) Registry. J Vasc Surg 46: 1103–1111
4. Cheng D, Martin J, Shennib H, et al. (2010) Endovascular aortic repair versus open surgical repair for descending thoracic aortic disease: A systematic review and metaanalysis of comparative studies. J Am Coll Cardiol 55: 986–1001
5. Chiesa R, Melissana G, et al. (2010) Aorto-oesophageal and aortobronchial fistulae following thoracic endovascular aortic repair: a national survey. J Vasc Surg 39: 237–279
6. Diethrich EB (2007) The TEVAR Roundtable 10/2007. Endovasc Today (Suppl) Oct. 2007
7. Eggebrecht H, Böse D, Gassner T, et al. (2009) Complete reversal of paraplegia after thoracic endovascular aortic repair in a patient with complicated acute aortic dissection using immediate cerebrospinal fluid drainage. Clin Res Cardiol 98: 797–801
8. Eggebrecht H, Thompson M, Rousseau H, et al. (2009) Retrograde ascending aortic dissection during or after thoracic aortic stent graft placement. Circulation 120: 276–281
9. Fröhlich I (2006) Morphometrische Untersuchung nach Stentgestützter Ausschaltung thorakaler Aortenaneurysmen. Med. Inauguraldissertation, Erlangen
10. Gutsche JT, Cheung AT, et al. (2007) Risk factors for perioperative stroke after thoracic endovascular aortic repair. Ann Thorac Surg 84: 1195–1200
11. Kwolek ChJ, Watkins MT (2009) The INvestigation of STEnt Grafts in Aortic Dissection (INSTEAD) Trial. *Circulation* 120: 2513–2514
12. Lamm SH (2006) Adenosin-induzierter Herzstillstand – eine adäquate Methode zur Reduktion intraaortaler High-Flow-Kräfte zur dislokationsfreien Implantation von Endoprothesen bei thorakalen Aortenaneurysmen. Med. Inauguraldissertation, Heidelberg
13. Luis R, Leon Jr, et al. (2008) The risk of celiac artery coverage during endoluminal repair of thoracic and thoracoabdominal aortic aneurysms. Vasc Endovasc Surg 43: 51–60
14. Matsuda H, Fukuda T, et al. (2009) Spinal cord injury is not negligible after TEVAR for lower descending Aorta. Eur J Vasc Endovasc Surg 39: 179–186
15. Nienaber Ch (2009) What is Optimal Medical Treatment for Type B Aortic Dissections: How Well Does it Work? Veith Symposium 2009.
16. Noor N, Sadat U Hayes PD, et al. (2008) Management of the left subclavian artery during andovascular repair of the thoracic aorta. J Endovasc Ther 15: 168–176
17. Porcu P, Chavanon O, et al. (2005) Esophageal fistula after endovascular treatment in a type B aortic dissection of the descending thoracic aorta. J Vasc Surg 41: 708–711
18. Riambau V (2008) Neurological Complications of TEVAR: How to prevent and treat them, Veith Symposium 2008.

19. Sunder-Plassmann L, Oberhuber A, Mühling B, et al. (2009) Endovaskuläre Versorgung der traumatischen Aortenruptur im Akutstadium. Gefäßchirurgie 14: 213–218
20. Ueda T (2010) »Bird-beak« Configuration by Incomplete Endograft Apposition to the Aortic Arch: Significant Risk of Endoleak Formation after Thoracic Endovascular Aortic Repair. , Radiology 255: 645-652
21. Wynn MM, et al. (2009) Complications of spinal fluid drainage in thoracoabdominal aortic aneurysm repair. J Vasc Surg 49: 29–35

Two-Year Single Center Experience of Thoracic Endovascular Aortic Repair using the EndoFit Thoracic Stent Graft

L. Qu, D. Raithel

Erfahrungen mit der thorakalen EndoFit®-Stentprothese: Zwei-Jahres-Ergebnisse eines Zentrums

Summary

Between 12/05 and 12/07 we have implanted the Endofit graft in 87 Patients (64 males and 23 females; mean age 67.8 years). 25 cases had prior aortic surgery and and 16 were emergency cases.

55 patients (63.2%) needed preoperatively a debranching procedure to reach a better landing zone.

Results: 30-day mortality was 9.2% (8/87). The neurological complication rate was 9.3% (8), including 5 patients with stroke and 3 with paraplegia.

In the mean follow-up of 15.2 months 10 patients died, but there was no TEVAR-related death. Only 2 patients (2.3%) had a proximal type I endoleak which was successfully treated with a cuff after secondary debranching procedure.

Zusammenfassung

Zwischen 12/05 und 12/07 wurden 87 Patienten (64 Männer und 23 Frauen, Durchschnittsalter 67,8 Jahre) mit einer Endofitprothese versorgt. 25 Patienten waren bereits an der thorakalen/thorakoabdominellen Aorta voroperiert und in 16 Fällen handelte es sich um Notfalleingriffe.

Bei 55 Patienten (63,2%) war ein Debranching vorausgegangen, um eine bessere Landungszone zu erreichen.

Ergebnisse: Mortalität 9,2% (8/87). Die neurologische Komplikationsrate betrug ebenfalls 9,2%, inklusive 5 Patienten mit Schlaganfall und 3 Patienten mit Paraplegie.

In einem mittleren Nachbeobachtungszeitraum von 15,2 Monaten verstarben 10 Patienten, aber keiner in einem Zusammenhang mit der vorausgegangenen Operation.

Nur 2 Patienten (2,3%) entwickelten eine proximale Typ-I-Leckage, die erfolgreich mit einem Cuff nach vorher durchgeführtem Debranching versorgt wurde.

Introduction

Since the first English-language publication by Dr. Dake et al. in 1994[1] thoracic endovascular aortic aneurysm repair (TEVAR) has been widely accepted due to its higher technical success rate, shorter hospital stay, lower perioperative morbidity and mortality, and satisfactory midterm results compared with conventional open surgery.[2-4] With the TEVAR procedure becoming more and more popular, new TEVAR devices are emerging at a rapid pace. Currently, there are several thoracic endografts available for the treatment of descending thoracic aortic aneurysms. They are the TAG device made by WL Gore (Flagstaff, Arizona), the TX2 device by Cook, Inc. (Bloomington, Indiana), the Talent and Valiant devices by Medtronic (Santa Rosa, California), and the Relay device by Bolton Medical (Sunrise, Florida).[5] The EndoFit stent-graft made by LeMaitre Vascular, (Burlington MA, USA) is one of the new devices with CE mark approval currently available on the market.[6] Our unit has been implanting TEVAR devices since 1995 with the experience of Gore TAG, Medtronic Talent, Cook TX2 and LeMaitre Vascular EndoFit. The aim of this study is to analyze our single-center TEVAR experience using LeMaitre Vascular EndoFit system.

Methods

Data Collection and Patient Population

Herein, we retrospectively reviewed our TEVAR results using the EndoFit device from December 2005 to December 2007. All the cases were consecutive patients suffering from thoracic lesions. In total, 87 cases were enrolled with 68 cases being unfit for open surgery due to high risk co-morbidities, prior surgery or contained aneurysm rupture. Among the cohort, there were 64 males and 23 females with a median age of 67.8± 8.7 (range 24 – 88). Most of the patients suffered from multiple co-morbidities with 25 patients having prior aortic surgery, 17 cases were treated emergently, 16 cases were due to rupture or contained rupture, 1 case was due to dynamic spinal ischemia (◘ Table 18.1).

Pre-operative Imaging Evaluation

Three millimeter slice cross-sectional contrast-enhanced computed tomography angiograms (CTA) were preferred for each patient before intervention. The maximal diameter of the aneurysm was measured from outer wall to outer wall on the

■ Table 18.1 Pre-operative patient characteristics

	TAA (n = 46) (52.9%)	TAD (n = 41) (47.1%)
Age, year	72.6 ± 9.4	48.4 ± 8.5
Male gender	35 (76.1%)	29 (70.7%)
Mean maximal diameter	6.4 cm	4.8 cm
ASA III/IV	38 (82.6%)	20 (48.8%)
Unfit for open surgery	43 (93.5%)	25 (61.0%)
Arterial hypertension	44 (95.7%)	38 (92.7%)
Diabetes	39 (84.8%)	14 (34.1%)
Hyperlipidemia	36 (78.3%)	11 (26.8%)
Smoking or smoking history	42 (91.3%)	26 (63.4%)
Coronary disease (medication, bypass, PTA / stent history)	41 (89.1%)	9 (22.0%)
Chronic obstruction pulmonary disease	34 (73.9%)	7 (17.1%)
Renal disease	18 (39.1%)	8 (19.5%)
Aortic surgery history	19 (41.3%)	6 (14.6%)
abdominal aorta tubing	11 (23.9%)	0
TEVAR	3 (6.5%)	2 (4.9%)
aortic root replacement	4 (8.7%)	4 (9.8%)
aorto-bifemoral bypass in	1 (2.2%)	0
Emergent	6 (13.0%)	11 (26.8%)
rupture	3 (6.5%)	4 (9.8%)
contained rupture	3 (6.5%)	6 (14.6%)
dynamic spinal ischemia	0	1 (2.4%)

ASA = American Society of Anesthesiologists

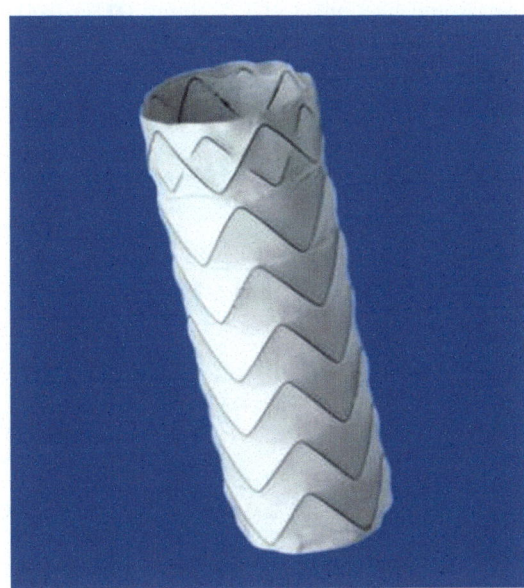

■ Fig. 18.1 The straight EndoFit thoracic stent-graft (LeMaitre Vascular, Burlington MA, USA)

CTA scan. Proximal and distal lengths of the aortic necks were between 1.5 and 2.0 cm.. The length of the aneurysm was estimated according to the accumulation of the aneurysm-involved slices. If the supra-arch or the visceral vessels were involved in the aneurysm, a pre-operative DSA was undertaken to evaluate the supra-arch or visceral vessels location and morphology for planning of the debranching procedures. De-branching was performed to extend the anchoring zones of the EndoFit device. Our center does not prefer magnetic resonance angiogram (MRA), but some patients received MRA in other referral centers and this was only accepted in simple cases. Normally our center performs a standard CTA except in emergent cases.

Description of the EndoFit Device

The EndoFit thoracic stent-graft (LeMaitre Vascular, Burlington MA, USA) (■ Fig. 18.1) consists of two layers of expanded polytetrafluoroethylene (ePTFE) graft lining that completely encapsulate the Z-shaped nitinol wire stents. This provides a smooth inner lumen and no blood-to-metal contact on the outer surface. The Z-shaped stents encapsulated between the ePTFE graft provide longitudinal support without a support bar or sutures resulting in a unified entity, with or without bare stent at the proximal end. The overlapped Z stents embedded in the proximal end of the stent-graft are designed for superior radial force and reduced flaps at the proximal seal zone. The Endofit device can be manufactured in straight and tapered configurations. The diameter range is 30–42 mm at 2-mm intervals and lengths of 7 cm, 10 cm, 12 cm, 14 cm, 18 cm, 20 cm, and 22 cm. The company also provides custom-made sizes with a max. diameter of 40 mm. As with many of the other companies, LeMaitre provides the EndoFit device pre-loaded in the delivery system with stent-grafts packaged in a 22F or 24F flexible, hydrophilic sheath. Different from all the other companies, LeMaitre can also provide the endograft in a cartridge-loaded system, meaning the endograft can be transferred into the sheath intra-operatively.

Technical Procedures

All the procedures were carried out under general anaesthesia by the fixed TEVAR group in the operation room equipped with a mobile C-arm digital subtraction angiography (DSA) machine (PHILIPS BV Plusera). We prefer spinal catheter insertion for monitoring the cranial-spinal fluid (CSF) pressure in case of CSF drainage, and temporary pace-maker installation in case of irreversible heart arrest. Both techniques were used in 61 of the 87 cases (70.1 %). Our criteria for the above accessory intervention is implemented in challenging cases that involve prior aortic surgery, supra-arch debranching, and/or longer coverage segments of the aorta.

For the stent-graft diameter selection, we prefer a 10-15 % oversize in the TAD cases and a 15-20 % oversize in the TAA cases. In choosing the length of the device we prefer at least 2–3 cm landing zones of healthy aorta for both proximal and distal landing zones. Most of the stent-grafts were delivered via the left common femoral artery. Although two cases were done through the left external iliac artery, one case was through the common iliac artery due to hypoplasia of the femoral artery, and three cases were through the conduit graft. Pre-deployment procedure was to administer 60-90 mg adenosine to induce temporary cardiac asystole, then the stent-graft was precisely deployed according to the IFU's.

Follow-up

All the cases were followed up at the following intervals: before discharge, 1 month, 3 months, 6 months and annually thereafter. Contrast-enhanced CT was used for the follow-ups and selective DSA was used for some special cases such as visible endoleak or aneurysm sac enlargement seen on CT scan.

Statistical Analysis

Categorical data are described as the number and percentage of patients. Kaplan-Meier survival analysis was used to plot rate for freedom from death. Statistical analysis was performed with SPSS statistical software (version 13.0; SPSS, Chicago, IL, USA).

Results

Among the 87 cases, 55 (63.2 %) cases had debranching procedures prior to TEVAR for extension the proximal or distal landing zone of the stent-graft (Table 18.2). In details, 6 cases had the procedure of left common carotid artery (LCCA) to the left subclavian artery (LSA) bypass and ligation of the stump of the LCCA (Fig. 18.2); 10 cases had sequential bypasses from the right common carotid artery (RCCA) to the LCCA and to the LSA, and ligation of the LCCA and LSA stumps (Fig. 18.3); 18 cases had RCCA to LCCA bypass and ligation of LCCA stump (Fig. 18.4); 9 cases had bypasses from the ascending aorta or replaced tubing conduit ascending aorta to the brachiocephalic trunk, LCCA and LSA with Y-

Table 18.2 Types of debranching procedure and number of cases in each group

Debranching procedures		TAA	TAD
Extra-anatomic bypasses	Stumps ligation	(n = 35)	(n = 20)
LCCA[1]-LSA[2] bypass	LCCA[1]	3	3
RCCA[3]-LCCA[1]-LSA[2] bypass	LCCA[1] & LSA[2]	6	4
RCCA[3]-LCCA[1] bypass	LCCA[1]	11	7
AA[4]-BT[5] & LCCA[1] & LSA[2] bypass	LCCA[1] & LSA[2]	3	4
Aortic root replacement and AA[4]-BT[5] & LCCA[1] & LSA[2] bypass	LCCA[1] & LSA[2]	0	2
Octopus bypass[6]	RRA[7], LRA[8], SMA[9], CT[10]	12	0

[1]LCCA = left common carotid artery; [2]LSA = left subclavian artery; [3]RCCA = right common carotid artery; [4]AA = ascending aorta; [5]BT = brachiocephalic trunk; [6]Octopus bypass = bypasses from infrarenal abdominal aorta or common iliac artery to celiac trunk, superior mesenteric artery and both renal arteries; [7]RRA = right renal artery; [8]LRA = left renal artery; [9]SMA = superior mesenteric artery; [10]CT = celiac trunk

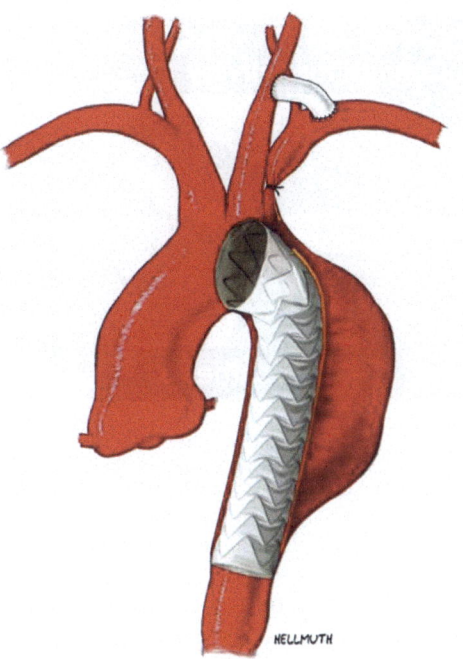

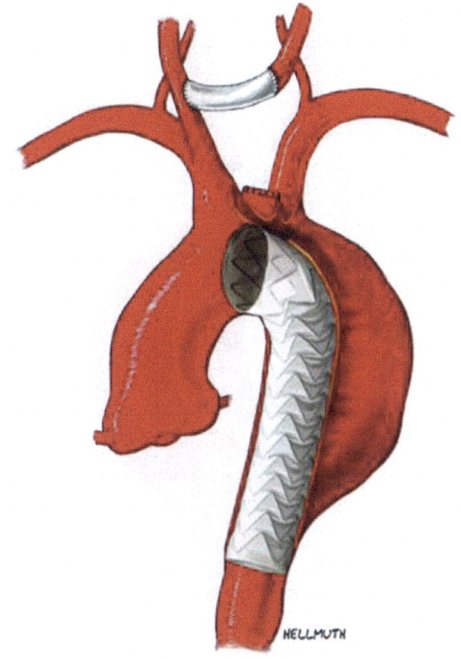

Fig. 18.2 Left common carotid artery (LCCA) to the left subclavian artery (LSA) bypass and ligation of the stump of the LCCA

Fig. 18.4 RCCA to LCCA bypass and ligation of LCCA stump

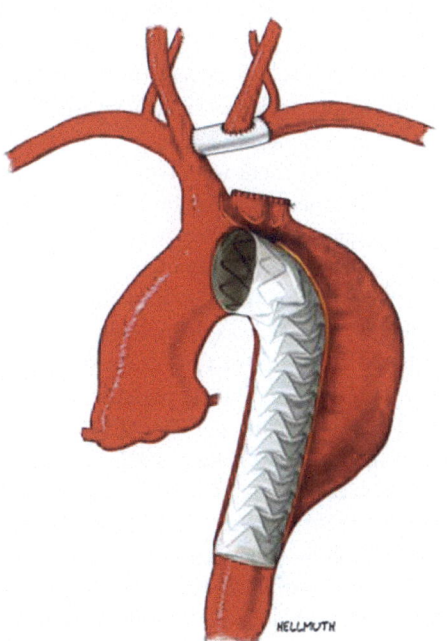

Fig. 18.3 Sequential bypasses from the right common carotid artery (RCCA) to the LCCA and to the LSA, and ligation of the LCCA and LSA stumps

shaped graft and ligation of the stumps of LCCA and LSA (◘ Fig. 18.5, 18.6); 12 cases of the type IV thoracoabdominal aortic aneurysm had octopus debranching procedure, namely bypasses from infrarenal abdominal aorta or common iliac artery to celiac trunk, superior mesenteric artery and both renal arteries (◘ Fig. 18.7).

All the stent-grafts were delivered and deployed without major mistakes with the technical success rate of 100 % (87/87). Contributing to the hydrophilic property and flexible character of the introducer, it is easy to bring the device up to the target location. The simple push-retreat deployment procedure combined with temporary heart arrest resulted in accurate implantation. Averagely 1.8 (1-3) stent-grafts were implanted in each patient, the stent-graft covering length varied from 200 mm to 300 mm. Tapered stent-grafts were implanted in 30 cases, 20 in chronic TAD and 10 in type IV thoracoabdominal aortic aneurysm. Five cases had immediate intra-operative proximal type I endoleak, three cases were remedied with proximal cuff and one case was rescued with tri-lobe

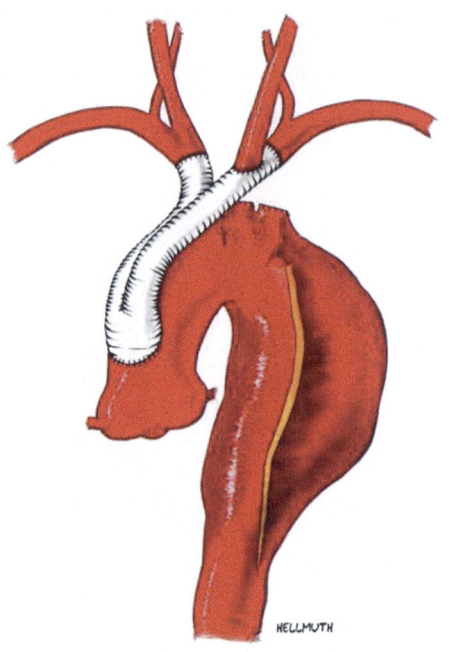

Fig. 18.5 Bypasses from the ascending aorta to the brachiocephalic trunk, LCCA and LSA with Y-shaped graft and ligation of the stumps of LCCA and LSA

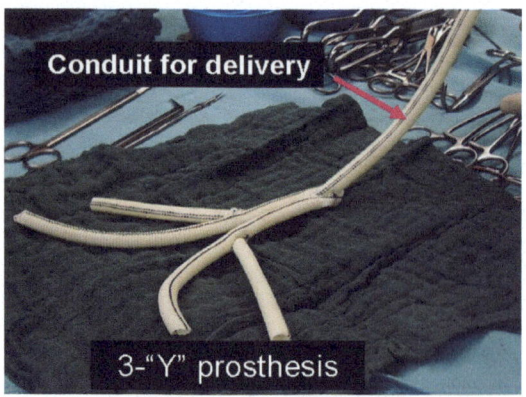

Fig. 18.7 Octopus debranching procedure, namely bypasses from infrarenal abdominal aorta or common iliac artery to celiac trunk, superior mesenteric artery and both renal arteries

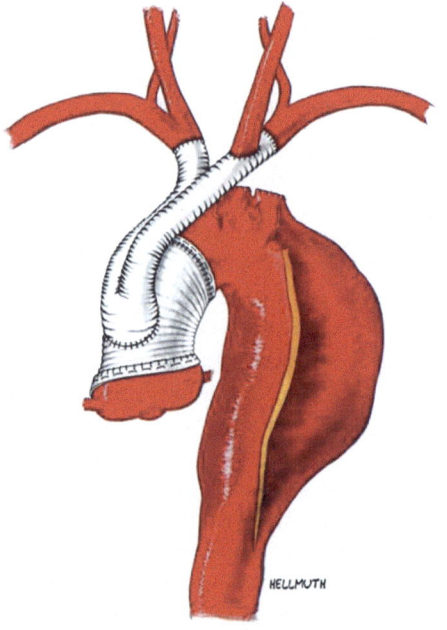

Fig. 18.6 Bypasses from the replaced tubing conduit of ascending aorta to the brachiocephalic trunk, LCCA and LSA with Y-shaped graft and ligation of the stumps of LCCA and LSA

balloon, one left untreated. One type II endoleak was in observation. The average procedure duration of TEVAR was 40 ± 21 min, the average fluoroscopy time was 7.7 ± 4.8 min. One patient died on table due to irreversible heart arrest. Neurological complications occurred in 8 (9.3%) cases including 5 (5.7%) stroke and 3 (3.4%) paraplegia. Among the strokes, two cases died on day 2 and day 3 post-operatively, the other 3 cases had almost complete recovery. Among the 3 cases suffered from paraplegia, 2 cases had irreversible paraplegia, both of them were type IV thoracoabdominal aortic aneurysm and both had infrarenal aortic aneurysm repair before, we did endovascular repair after octopus debranching. The other case had paraplegia after 36 hours of TEVAR, fortunately, this case was completely recovered by combined strategies of CSF drainage, maintenance of stable normal blood pressure and bolus steroid. Two cases died of myocardial infarction, two cases died of heart failure and one case died of multiple organ failure. The in-hospital and 30-day mortality rate was 9.2% (8/87) (◘ Table 18.3). The average follow-up duration was 15.2 months (range 5 to 29 months) (◘ Table 18.4). There were 10 deaths (11.5%) during the follow-up but no death was aneurysm-related, 3 died of myocardial infarction, 3 died of cancer, 1 died of pneumonia, 1 died of accident, 2 died of unknown reasons. All the extra-anatomic bypasses remained patent, all

Table 18.3 Peri-operative Complications and Mortality

Die on table due to heart arrest	1 (1.1 %)
Aneurysm rupture	0
Intraoperative bleeding (revised with pump)	1 (1.1 %)
Occlusion of extra-anatomic bypass	1 (1.1 %)
Type I endoleak	5 (5.7 %)
Type II endoleak	1 (1.1 %)
Type III endoleak	0
Stent-graft migration or fracture	0
Stroke	5 (5.7 %)
Death due to stroke	2
Paraplegia	3 (3.4 %)
Recovery	1
Death due to acute myocardial infarction and heart failure	4 (4.6 %)
Death due to multiple organ failure	1 (1.1 %)
Mortality	8 (9.2 %)

Table 18.4 Follow-up outcomes

Follow up, months	15.2 (5 - 29)
Occlusion of extra-anatomic bypass	0
Stent-graft migration or fracture	0
Proximal type I endoleak	2 (2.3 %)
Secondary intervention (Proximal endoleak)	2 (2.3 %)
Mortality (>30 days)	10 (11.5 %)

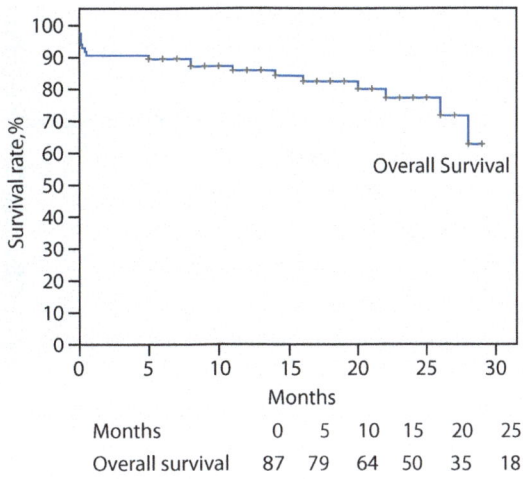

Months	0	5	10	15	20	25
Overall survival	87	79	64	50	35	18

Fig. 18.8 Kaplan-Meier survival curve of overall survival

the stent-grafts implanted were patent, there were no stent-graft kinking or collapse or dislocation. Due to the debranching procedures, the stent-grafts had both better proximal and distal fixation and seal, only two cases (2.3 %) had post-TEVAR proximal endoleak and both were remedied with proximal cuff after debranching. There was no post-TEVAR rupture. No case needed to convert to open surgery. Kaplan-Meier analysis showed that the rate for freedom from all mortality at 25 months was 61 % (Fig. 18.8).

Discussion

The application of endografting to the thoracic aortic lesions is becoming more widespread. So far the reporting midterm results have been very encouraging.[2-5] Unfortunately, thus far there are only two devices (Gore TAG, Flagstaff, Arizona and Medtronic Talent, Santa Rosa, California) which have obtained the American Food and Drug Administration approval.[3,5] For the currently marketed TEVAR devices which have received the European Commission seal we need more exploration. The EndoFit thoracic stent-graft is one of them. Therefore, herein we are exploring our two-year single center TEVAR experience using the EndoFit device.

Basing on the accumulated endografting experience, we are treating more and more challenging cases. The widely accepted aneurysm-related anatomic indication of TEVAR mainly lies in the length of proximal and distal landing zones with at least 1.5–2.0 cm for the stent-graft anchoring. However, there are numerous challenging cases with the supra-arch or visceral vessels involved in or adjacent to the aneurysm sac waiting for endovascular treatment. The problem is how to obtain secure attachment and haemostatic sealing of the stent-graft with preserving persistent perfusion of the aneurysm involved vessels. Endografting with fenestrated or branched stent-graft may be the fu-

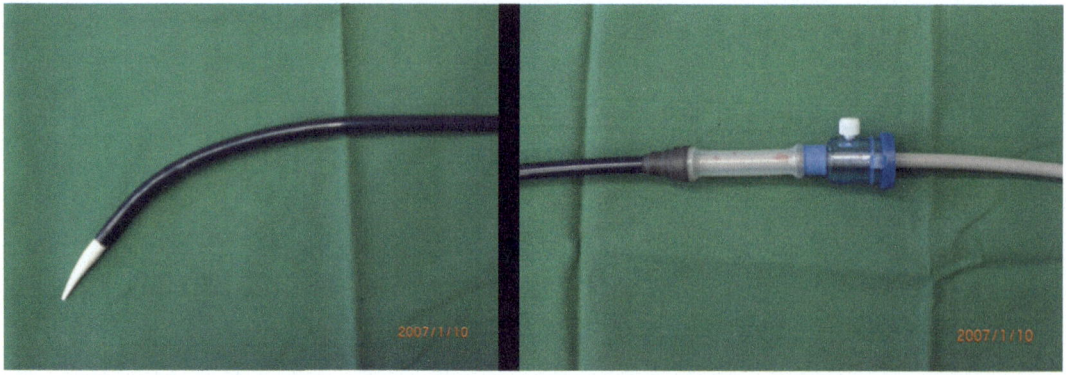

Fig. 18.9 The pre-shaped introducer for passage through aortic curvature (LeMaitre Vascular, Burlington MA, USA)

ture but it still remains in the infant stage.[7-9] Based on both of our conventional open surgery experience and TEVAR experience, we are broadening the indication of TEVAR for challenging cases with debranching procedures, namely using extra-anatomic bypasses to extend the implantation sites. We used six various debranching procedures to extend the proximal or distal landing zone of the stent-graft. Among our cohort 55 (63.2 %) cases underwent debranching procedures, most of them (52 cases) were done pre-operatively, only 3 cases were done post-operatively due to poor perfusion of the brain or left arm. We are using more procedures of right carotid to left carotid bypass with or without bypass to the left subclavian artery, as we believe this simple procedure can not only provide longer proximal landing zone but also eliminate the possibility of distal migration of the stent-graft. Regarding the indication of bypass to the LSA, we prefer the following conditions to revascularize the LSA before endografting:[10] dominant vertebral artery on pre-operative imaging evaluation, coronary bypass history with left internal mammary artery, stenotic or occluded right vertebral artery, incomplete basilar artery, history of left arm ischemia, thoracic aorta operation history. If the patient had post-TEVAR left subclavian artery stealing syndrome due to overstenting orifice of the LSA, we prefer immediate bypass (we had 3 cases in this condition). Undoubtedly, the de-branching technique can significantly broaden the indication for TEVAR. However, the patency of the extra-anatomic bypasses is quite a concern. In our cohort, all the extra-anatomic bypasses remained patent. We prefer 8 mm diameter Dacron grafts for the bypasses. The anastomotic technique is very important, we had one occluded end-to-end renal artery anastomosis due to anastomotic site dissection in octopus debranching procedure for a type IV thoracoabdominal aortic aneurysm, which we detected during angiogram before endografting. Thereafter, we tried end-to-side anastomosis to avoid anastomotic site dissection and achieved a good result. Meanwhile, it is crucial to check the patency of the bypasses using angiogram during the procedure. Of course anastomotic bleeding should be checked carefully.

With sufficient proximal and distal landing zones, we normally inserted the delivery system via the left common femoral artery to bring up the stent-graft to the target location. We used the left external or common iliac artery as the insertion site via upward retroperitoneal incision in some cases due to the narrowness of the common femoral artery. Normally, it is easy to bring up the system over the superstiff guiding wire contributing to the flexibility character and outside hydrophilic property of the introducer. But in severely curved arch cases, it is beneficial to pre-bend the system tip into a curved shape before insertion (Fig. 18.9), this technique proved helpful for passage through the curved arch. In some debranching cases we inserted the system through the conduit graft as reported by Diethrich et al.[11] (Fig. 18.10)

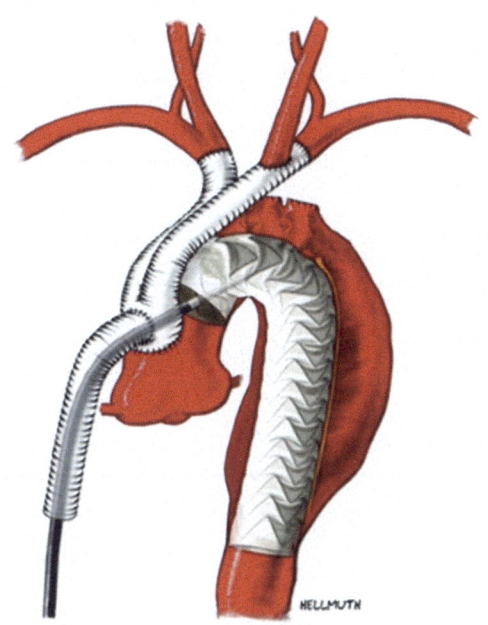

Fig. 18.10 Antegrade delivery of stent-graft via a conduit graft anastomosed in the ascending aorta

This antegrade delivery approach can avoid the disturbance of the aortic valve or even perforation of the left ventricle by the tip of the delivery system which might occur by retrograde insertion.[12] Another solution is to use a cartridge-loaded stent-graft with retrograde delivery via femoral or iliac access. LeMaitre Vascular provides the EndoFit device in a cartridge-loaded configuration, which is pushed upward with the reversed pusher end, and then the outer sheath is withdrawn to deploy the stent-graft.[13] Meanwhile, this cartridge-loaded technique is also meaningful in multiple stent-grafts-needed cases, which can avoid the repeated insertion of the delivery system.

For selection of the stent-graft we prefer 10-15 % oversizing in TAD cases, 15-20 % oversizing in TAA cases. For chronic TAD cases and type IV thoracoabdominal aortic aneurysm cases (after octopus debranching procedure) we prefer tapered stent-graft, as we believe the tapered stent-graft can fit the tapered aorta very well.

Precise deployment of the stent-graft is quite challenging in TEVAR procedure due to the special local anatomy and unique hemodynamic blood flow. Like most of the other thoracic stent-grafts, it is hard to reposition the EndoFit stent-graft once deployed. What we did in most of the cases for precise deployment is to induce temporary cardiac asystole using intravenous bolus injection of adenosine which has already been proved safe and simple.[14-15] Normally, 60–90 mg adenosine can induce 20–50 seconds cardiac arrest which is sufficient for precise deployment of the stent-graft. For endografting of the descending thoracic lesions, we normally low down the systolic blood pressure to 80–90 mmHg during deployment.

The old EndoFit introducer was simple and required clamping for hemostasis while insertion into the artery, which was the major disadvantage of this device. Fortunately, the need for clamping has been eliminated with the recently introduced TT (Tortuous Tracker) introducer system. The TT introducer has hemostatic valves built into the system. Not only is the need for clamping eliminated, the TT introducer sheath has a hydrophilic coating and is extremely flexible and simple to use.

Neurological complications including stroke and spinal cord ischemia in TEVAR remain another concern. We had 3 cases of minor stroke and 2 cases of major stroke in our cohort, most of them (4/5) had debranching procedures for proximal extent repair. Feezor et al.[16] concluded that proximal extent of repair may serve as a surrogate marker for greater severity of degenerative disease of the aortic arch. We had 2 major stroke cases who died two and three days postoperatively due to diffuse brain infarction; we believed that the principle reason can be atherosclerotic embolization. Full heparinization and gentle manipulation of the endovascular devices can be helpful for prevention of stroke. Spinal cord ischemia is another catastrophic complication. Among our cohort, 3 cases suffered from paraplegia; among them, 2 cases had irreversible paraplegia, both of them were type IV thoracoabdominal aortic aneurysm and both had infrarenal abdominal aortic aneurysm repair before, we did endovascular repair after octopus debranching. The other case had paraplegia after 36 hours of TEVAR; fortunately, the paraplegia was complete recovered by a combined strategies of cerebral spinal fluid (CSF) drainage, maintenance of stable normal blood pressure and bolus steroid.

To date the results of endovascular repair of thoracic aortic aneurysm/dissection using Endo Fit thoracic devices with over 10 cases, there are only three publications available (Table 18.3). The early results from the Melissano group[17] proved so disappointing may be explained as using the first generation EndoFit devices and their learning curve with only 31 TEVAR cases using 29 Excluder device and 2 Talent device. Saratzis et al.[18] reported ideal 18-month follow-up results with only descending thoracic lesions. The Inglese et al.[19] series are more convincible due to the number of cases and the composition of various thoracic lesions, which showed satisfactory midterm results compared with open surgery and the other thoracic stent-graft. Compared with the previous TEVAR results using EndoFit thoracic device, our cohort has not only the largest number of patients but also the most challenging cases, which has 63.2 % de-branching adjuvant procedure to prolong or create landing zones, this implied that more challenging cases were treated in our group. Besides, we treated more emergent and critical cases in our group. This may explain why we had a higher 30-day mortality rate of 9.3 % than the Inglese[19] series with 7.3 %. Even though, we had the same 30-day mortality rate compared with EUROSTAR and UK thoracic Endograft registry results.[20] Compared with all above-mentioned results, we had a lower incidence of proximal type I endoleak and reintervention rate of 2.3 % in our cohort and we do believe that this may benefit from both the debranching techniques and the EndoFit endograft's flexibility and tapered design. In our opinion, the complexities and difficulties of the patient population, as well as the experience accumulation and the specific device learning curve may strongly affect the clinical results.

Conclusions

Our two-year single center experience using Endo Fit device for TEVAR showed a high technical success rate and a low incidence of device or aneurysm-related complication rates. The hydrophilic and flexible introducer system is easy for insertion but stiff enough to follow the tracking of tortuous anatomy. The multiple choices of custom sizes allows for the majority of thoracic lesions to be treated. De-branching techniques can not only broaden the TEVAR indication but also eliminate the post-TEVAR complications. Until we have long-term follow-up the results still remain unknown.

Acknowledgement

We would like to thank Dr. Roland Tines and Dr. Kyriakos Oikonomou for the data collection.

References

1. Dake MD, Miller DC, Semba CP, et al. Transluminal placement of endovascular stent-grafts for the treatment of descending thoracic aortic aneurysms. N Engl J Med 1994;331:1729-1734.
2. Stone DH, Brewster DC, Kwolek CJ, et al. Stent-graft versus open-surgical repair of the thoracic aorta: mid-term results. J Vasc Surg. 2006;44(6):1188-97.
3. Bavaria JE, Appoo JJ, Makaroun MS, et al; Gore TAG Investigators. Endovascular stent-grafting versus open surgical repair of descending thoracic aortic aneurysms in low-risk patients: a multicenter comparative trial. J Thorac Cardiovasc Surg. 2007;133(2):369-77.
4. Najibi S, Terramani TT, Weiss VJ, et al. Endoluminal versus open treatment of descending thoracic aortic aneurysms. J Vasc Surg. 2002;36(4):732-7.
5. Jeffrey Wang, Ross Milner. Review of current thoracic endografts with or pending FDA approval. Vascular Disease Management. 2007;4(5):142 - 147
6. Bergeron P, Inglese L, Gay J. Setting up of a multicentre European registry dealing with type B dissections in chronic and acute phases with thoracic EndoFit(R) devices. J Cardiovasc Surg (Torino). 2007;48(6):689-95.
7. Inoue K, Hosokawa H, Iwase T, et al. Aortic arch reconstruction by transluminal placed endovascular branched stent-graft. Circulation. 1999;100(19 Suppl):II316-21.
8. Chuter TA, Schneider DB. Endovascular repair of the aortic arch. Perspect Vasc Surg Endovasc Ther. 2007;19(2):188-92.
9. Greenberg RK, West K, Pfaff K, et al. Beyond the aortic bifurcation: branched endovascular grafts for thoracoabdominal and aortoiliac aneurysms. J Vasc Surg. 2006;43(5):879-86.
10. Woo EY, Bavaria JE, Pochettino A, et al. Techniques for preserving vertebral artery perfusion during thoracic aortic stent-grafting requiring aortic arch landing. Vasc Endovasc Surg. 2006; 40(5):367-373
11. Diethrich EB, Ghazoul M, Wheatley GH III, et al. Great vessel transposition for antegrade delivey of the TAG endoprosthesis in the proximal aortic arch. J Endovasc Ther. 2005;12:583-587.

12. Bergeron P, Coulon P, Chaumaray de T, et al. Great vessels transposition and aortic arch exclusion. J Cardiovasc Surg. 2005;46:141-147.
13. Lefeng Qu, Dieter Raithel. Repairing a challenging aortic arch aneurysm. Endovascular Today, 2007, April, 55-61.
14. Dorros G, Cohn JM. Adenosine-induced transient cardiac asystole enhances precise deployment of stent-grafts in the thoracic or abdominal aorta. J Endovasc Surg. 1996 Aug;3(3):270-2.
15. Plaschke K, Böckler D, Schumacher H, et al. Adenosine-induced cardiac arrest and EEG changes in patients with thoracic aorta endovascular repair. Br J Anaesth. 2006 Mar;96(3):310-6. Epub 2006 Jan 16.
16. Feezor RJ, Martin TD, Hess PJ, et al. Risk factors for perioperative stroke during thoracic endovascular aortic repairs (TEVAR). J Endovasc Ther. 2007 Aug;14(4):568-73.
17. Melissano G, Tshomba Y, Civilini E, et al. Disappointing results with a new commercially available thoracic endograft. J Vasc Surg. 2004 Jan;39(1):124-30.
18. Saratzis N, Saratzis A, Melas N, et al. Endovascular treatment of descending thoracic aortic aneurysms with the EndoFit stent-graft. Cardiovasc Intervent Radiol. 2007 Mar-Apr;30(2):177-81.
19. Inglese L, Mollichelli N, Medda M, et al. Endovascular repair of thoracic aortic disease with the EndoFit stent-graft: short and midterm results from a single center. J Endovasc Ther. 2008 Feb;15(1):54-61.
20. Leurs LJ, Bell R, Degrieck Y, et al. Endovascular treatment of thoracic aortic diseases: combined experience from the EUROSTAR and United Kingdom Thoracic Endograft registries. J Vasc Surg. 2004;40:670-680

Der Einsatz gebranchter Stentgraftprothesen bei thorakoabdominellen Aneurysmen

J. Teßarek

Treatment of thoracoabdominal aneurysms with branched endografts

Zusammenfassung

Seit Ende der 90er Jahre hat die Weiterentwicklung der aortalen Endografts durch Implementierung von Fensterungen oder Seitenästen die Versorgung komplexer Aneurysmen unter Mitbeteiligung der thorakoabdominellen Aorta auch für Hochrisikopatienten ermöglicht.

Die Prothesen können perkutan in Lokalanästhesie eingebracht werden; dies erfordert jedoch eine entsprechende Erfahrung mit der grundsätzlichen Technik, der endovaskulären Sondierung kleiner Zielgefäße und dem Umgang mit verschiedensten Führungskathetern, Drähten und Stents. Zudem muss die Konversion mit operativer Versorgung dieser Aneurysmen im geeigneten Setting jederzeit möglich sein.

Der technische und klinische Erfolg mit dauerhafter kompletter Ausschaltung des Aneurysmas unter Erhalt der Zielgefäße hängt essenziell von der exakten Diagnostik und Planung der Prothese ab. Die mittelfristigen und Langzeitergebnisse zeigen zudem, dass die Materialeigenschaften der implantierten Stents mit über die Offenheit der Zielgefäße und die Vermeidung einer Migration bestimmen. Ballon-expandierbare gecoverte Stents weisen eine höhere Frakturresistenz und Offenheitsrate auf als Bare Metal Stents (BMS). Die Selektion der Patienten stellt den wichtigsten Erfolgsfaktor dar. Die limitierenden Faktoren bezüglich der endovaskulären Versorgung infrarenaler Aneurysmen gelten in gleicher Weise für die Implantation fenestrierter oder gebranchter Prothesen. Hinzu kommen die fehlende Option auf eine Akutversorgung symptomatischer oder rupturierter Aneurysmen sowie anatomische Faktoren der Zugangs- und Zielgefäße, die dazu führen, dass die Prothese nicht adäquat entfaltet oder die Zielgefäße nicht sondiert und mittels Stent armiert werden können. Dies erfordert wiederum die Vorhaltung von Behandlungsansätzen zur Versiegelung von Endoleaks, die durch die Branches oder Fenestrierungen bedingt sind.

Die 30-Tage-Mortalität liegt in den veröffentlichen Serien zwischen 0 und 8 %. Im Follow-up von 0–63 Monaten beträgt das Risiko der Dialysepflichtigkeit 2–10 % und das der Aneurysmabedingten Mortalität 0,4–3,1 % – Zahlen, die weit unter denen der offenen Aortenchirurgie liegen, zumal in einzelnen Serien ein Anteil von 85 % ASA-III- und -IV-Patienten behandelt wurde.

Die momentan betriebenen Weiterentwicklungen werden die Optionen vergrößern, auch aortomonoiliakale Prothesendesigns einzusetzen oder Aneurysmen akut versorgen zu können. Durch den Einsatz von CO_2 als Kontrastmittel und steuerbare Katheter kann das Begleitrisiko der Nierenfunktionseinschränkung reduziert werden. Aktuell scheinen ca. 40 % der Patienten mit thorakoabdominellen oder das Segment IV involvierenden Aneurysmen mit dieser Technik behandelbar zu sein.

Summary

Since the late 90's the ongoing development of aortic endografts and fenestration technique allowed the effective treatment of complex aneurysms involving the thoracoabdominal aorta, even for surgical high risk patients.

These grafts can be implanted under local anesthesia but they require advanced experience with the basic technique, the cannulation of small vessels and the use of various catheter configurations, wires and stents.

Additionally the immediate conversion to open surgery must be at hand as bail out.

Technical and clinical succcess defined as durable exclusion of the aneurysm and patency of target vessels is essentially dependant on diagnostic imaging and exact planning of the graft. The intermediate and long term results do also show the importance of connecting device characteristics for vessel patency and avoidance of graft migration. Balloon expandable covered stents have a higher fracture resistance and patency rate compared to bare metal stents.

Patient selection remains the most essential factor for durable success. The limiting factors of endografting of infrarenal AAA have the same importance for fenestrated endovascular aneurysm repair (FEVAR.) In addition FEVAR lacks the option for acute aneurysm treatment and various anatomical findings of access and target vessels may lead to inappropriate deployment of the graft with subsequent inability of target vessel cannulation and either loss of target vessels or remaining endoleak. This requires techniqual options for sealing of fenestrations and branches.

30-day mortality ranges from 0-8 % in the published series. In a follow up period between 0-63 months the risk for renal failure and hemodialysis ranges from 2-10 % and the risk of aneurysm related mortality lies between 0.4-3.1 %. These risks are significantly lower than those of open aortic surgery, especially taking into account the high percentage of ASA III and IV patients of 85 % in some published series.

The ongoing improvements of the device technique will allow the use of aortouniiliac grafts and the treatment of symptomatic or ruptures aneurysms. The use of carbondioxide and steerable catheters will further reduce the risk of renal function impairment.

Momentarily approximately 40 % of all thoracoabdominal or suprarenal aneurysm might be treated with this technique

Einleitung

Die Herstellung individuell an die aortale Anatomie des Patienten angepasster Endoprothesen stellte einen großen Fortschritt zur Risikoreduktion in der Behandlung komplexer Aneurysmen dar. Seit Ende der 90er Jahre wurden mehrere Tausend dieser fenestrierten oder gebranchten Prothesen implantiert.

Durch Aussparungen in der Textur (Fenestrierungen) oder angenähte Seitenäste (Branches) war es möglich, Aneurysmen durch einen Leistenzugang zu behandeln, die das renale oder viszerale Segment oder auch die thorakoabdominelle Aorta involvierten. Diese Systeme lassen sich über einen kleinen Schnitt in der Leiste oder perkutan implantieren. Weltweit sind mittlerweile mehrere Tausend fenestrierte oder gebranchte Endoprothesen implantiert worden, aufgearbeitete Daten liegen aber nur aus größeren Zentren vor [1, 6, 9, 11].

Dieser Fortschritt eröffnet auch jenen Patienten mit eingeschränkter Belastbarkeit bei ASA Status III/ IV, denen ein offenes Vorgehen verwehrt ist, eine Therapieoption mit einer im Vergleich zum konventionellen Vorgehen signifikant reduzierten Morbidität und Mortalität [3, 6]. Die Planung und Implantation erfordern jedoch einen erhöhten diagnostischen und ökonomischen Aufwand, da neben der Prothese die Verbrauchsmaterialien und Bridging Devices zu Buche schlagen.

Prospektiv vergleichende Ergebnisse liegen bisher nicht vor. Die in den vergangenen 3 Jahren publizierten Daten einzelner Zentren [5, 9, 13] umfassen über 300 thorakoabdominelle Aneurysmata, die mittels sogenannter CMD(Custom-Made-Device-)Prothesen behandelt wurden. Diese Daten geben Aufschluss über Limitierungen, Kontraindikationen und deren Behandlung.

Technische Grundlagen der Prothesentechnik

Seit 2006 sind die fenestrierten Prothesen zur Behandlung abdomineller Aneurysmata mit kurzem Hals von 4–10 mm CE-zertifiziert. Diese Prothesen bestehen aus dem Hauptkörper, der die Fenestrierungen trägt, und dem distalen Bifurkationsanteil sowie einem kontralateralen iliakalen Anteil. Die europäischen Ergebnisse [12] von 165 Patienten wurden im April 2006 während des Charing Cross Meetings in London vorgestellt.

Bezüglich der CMD gibt es mit Ausnahme der Zentrumsergebnisse keine veröffentlichten, durch Vergleichsstudien kontrollierten Daten. Letztendlich handelt es sich um den Vergleich von Einzelfällen, da die Prothesen variable Designs und damit den Charakter eines Unikats aufweisen (◘ Abb. 19.1). Sie können eine variable Zahl von Fenestrierungen oder Branches (Seitenärmchen) – entsprechend der Zahl der Zielgefäße mit unterschiedlicher Ausrichtung – tragen und als einfache Rohrprothese oder als multimodulares System aus mehreren Komponenten bestehen.

Die Fenestrierungen sind als »small fenestration« 6×6 oder 6×8 mm groß und weisen keine das Lumen kreuzende Metallanteile auf. Sogenannte »large fenestrations« sind 12 mm groß und werden stets von Metallanteilen gekreuzt, sodass eine Stentarmierung nicht möglich ist. Die Branches zeigen einen Durchmesser von 8 oder 10 mm und können variabel in der Abwinkelung und der Länge des inneren/ äußeren Anteils in die Gesamtstruktur der Prothese integriert sein.

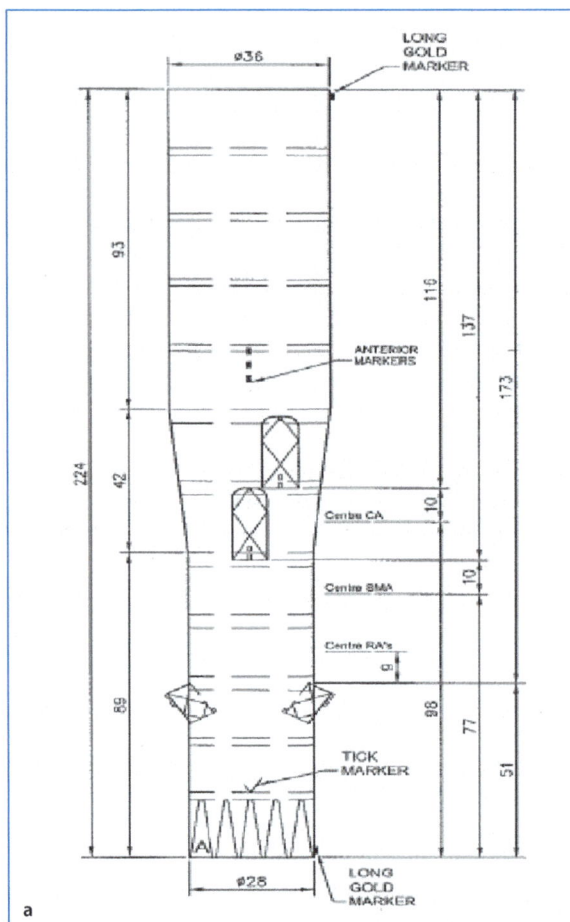 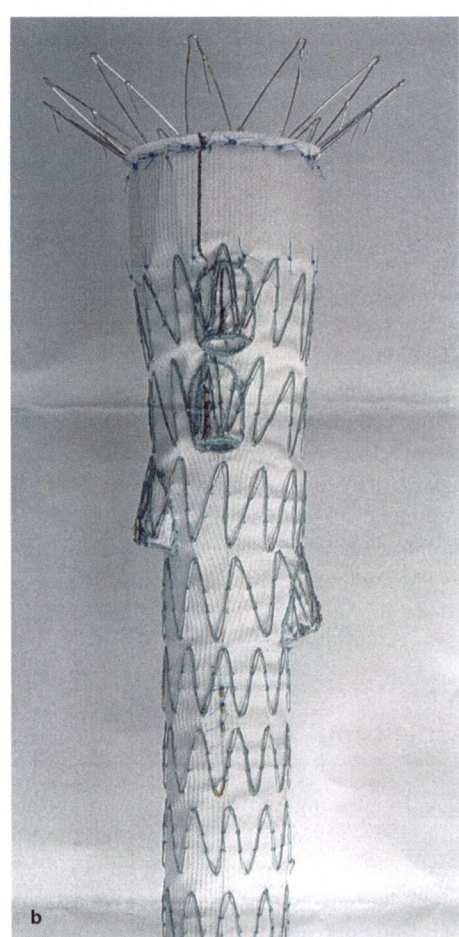

Abb. 19.1 a Planzeichnung einer Prothese mit nach kranial gerichteten Branches (»upside facing«) für die Nierenarterien und nach kaudal ausgerichteten Branches für die Mesenterica und den Truncus, b Prothese mit vier kaudal ausgerichteten Seitenästen (Branches)

Die Verbindung zum und die Verankerung im Zielgefäß erfolgt durch texturummantelte (gecoverte) Stents oder, wenn die Prothese direkten Wandkontakt hat, mit Bare-metal-Stents (BMS). Die Einführbestecke haben einen Außendurchmesser zwischen 18 und 25 French und erfordern daher ausreichend großlumige Zugangsgefäße.

Optional können sog. »indwelling wires« (Abb. 19.2) in die Branches oder Fenestrierungen eingezogen werden, die von kranial mit einem Schlingensystem gefangen werden können und für die eine von axillär oder kubital eingebrachte zusätzliche Schleuse als Leitschiene benutzt werden kann. Diese Drähte/ Katheter erhöhen das Passageprofil des Systems jeweils um 1 French.

Anatomische Vorgaben und Voraussetzungen (Limitationen, Kontraindikationen)

Die Planung dieser Prothesen erfordert ein hochauflösende CT-Diagnostik mit einem Maximum an Bildinformation sowie eine dreidimensionale Rekonstruktion; die maximal zulässige Schichtdicke für das CT ist 1 mm. Der Datensatz kann

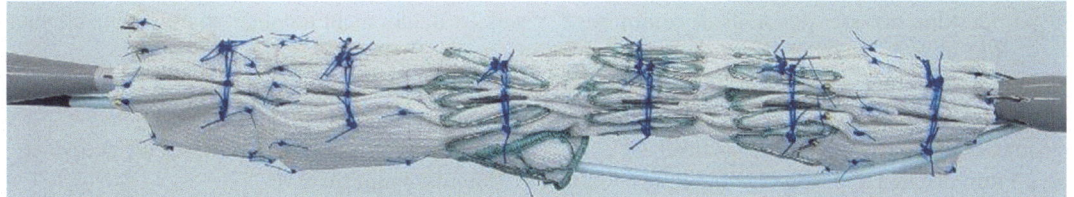

Abb. 19.2 Gebranchte Prothese mit einem im Seitenast vorgelegten Katheter und Draht, der von einem axillären oder brachialen Zugang mittels Snare gefangen und ausgeleitet wird. Darüber gewinnt man einen direkten Zugang in den Seitenast ohne die Notwendigkeit einer zeitaufwendigen Sondierung. Allerdings wird dadurch das Passageprofil des Einführbesteckes vergrößert

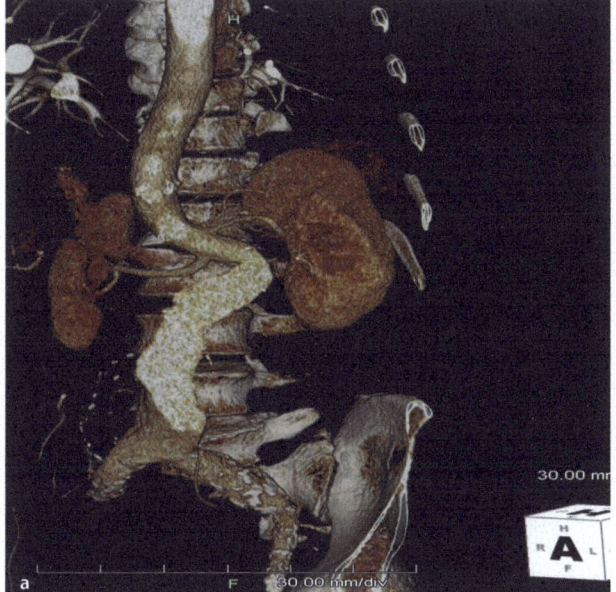
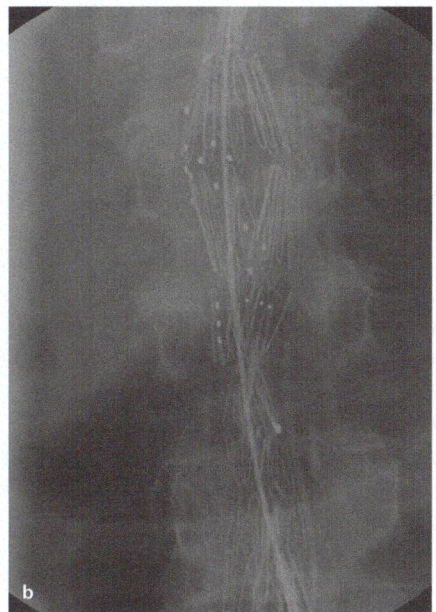

Abb. 19.3 a Aufbereitete CT-Darstellung der Aorta. Die A. iliaca ist bds. extrem elongiert und gekinkt und kann als Kontrainidkation für ein endovaskuläres Verfahren angesehen werden; **b** fenestrierte Prothese nach der Freisetzung: Der Prothesenhauptkörper zeigt eine Verwindung um 360° zwischen dem proximalen und distalen Ende, ein Phänomen, das durch Friktion in gekurvten Zugangsgefäßen auftreten kann

mit den verschiedenen auf dem Markt befindlichen Diagnostiktools und Messprogrammen aufbereitet und damit die Prothese ausgemessen werden.

Cave: Die Messung und Planung sollte vom Operateur selbst durchgeführt werden.

Das endovaskuläre Verfahren unterliegt verschiedensten Limitationen, die begründet sind in zu engen oder verkalkten Zugangs- oder Zielgefäßen, einem asymmetrischen Aortenlumen oder starken Achswinkelungen (Abb. 19.3a) und diffusen Kalzifizierungen der Beckenetage, die eine Passage und regelrechte Positionierung der Prothese (Abb. 19.3b) unmöglich machen. Durch das asymmetrische Lumen kann es zu einer exzentrischen Entfaltung der Prothese kommen, die in einer irreversiblen Inkongruenz der Fenestrierungen und Zielgefäße resultieren kann.

Die Zugangsgefäße müssen folgende anatomische Voraussetzungen erfüllen:

- Mindestdurchmesser der A. iliaca communis 7 mm,
- Mindestdurchmesser des Aortenlumens: 19 mm,
- maximaler aortoiliakaler Achswinkel: 60°,
- 25 mm distale Landezone,
- 20 mm Durchmesser der Bifurkation (distale Bifurkationsprothese),
- konzentrisches durchflossenes Lumen der Zielgefäßregion,
- aortale Achsknickung unter 60°.

Aufgrund des Passageprofils der Systeme von bis 18–25 French sollte die Beckenarterie einen Durchmesser von mindestens 7 mm aufweisen und nur im geringen Maße verkalkt sein. Durch disseminierte Verkalkungen und Knickbildung kann der Widerstand im Gefäß die Passage erheblich behindern und die Positionierung der Prothese erschweren oder gar unmöglich machen.

Die Implantation komplexer Prothesen setzt voraus, dass die Fenestrierungen in Kongruenz mit den Zielgefäßen sind bzw. die Branches nahe der Zielgefäße implantiert werden können. Iliakale Hindernisse können ggf. durch ein Bypasskonduit behoben werden, der fehlende Zugang zum Zielgefäß hingegen ist eine klare Kontraindikation, insbesondere wenn es sich um die Viszeralgefäße handelt. Die Opferung einer Nierenarterie kann bei ansonsten inoperablen Patienten einen tragbaren Kompromiss darstellen, der dem Patienten in seiner Tragweite allerdings erklärt werden muss.

Mit zunehmender Tortuosität der Beckenachse und Zunahme des aortoiliakalen Winkels wächst die Friktion zwischen Prothese und Einführbesteck. Die Freisetzung bedarf eines erhöhten Kraftaufwandes und gestaltet sich weniger kontrollierbar. Zudem entstehen Scherkräfte, die zu einer Verwindung und segmentalen Rotation der Prothese um die eigene Längsachse führen können und damit (Abb. 19.3) zu vermehrten Manipulationen mit einem sperrigen System in einem thrombotisch veränderten embologenen Gefäßsegment. Ist eine Repositionierung nicht möglich und droht der Verlust der Zielgefäße, so kann versucht werden, die Prothese in der thorakalen Aorta oder unterhalb der Zielgefäße im Aneurysma abzusetzen. Ist Beides nicht möglich, so muss eine offenen Bergung der Prothese erfolgen.

Die Zielgefäße müssen folgende anatomische Voraussetzungen erfüllen:
- mindestens 5 mm Durchmesser für gecoverte Stents, 4 mm für BMS,
- 10 mm gerade Landezone,
- Abstand der Zielgefäße zueinander mindestens 10 mm.

Da die Zielgefäße über Stents mit der Prothese verbunden werden müssen, ist der Gefäßdurchmesser mit mindestens 5 mm und einer Landezone von 10 mm anzusetzen. Sollte das Verhältnis zwischen Stentmaterial und Gefäßinnenfläche (Stent/Vessel Ratio) zu groß sein, steigt die Thrombogenität des Implantates, da die Metallanteile partiell nicht in die Gefäßwand eingebettet werden bzw. die nicht komplett expandierte, gefaltete Textur eines gecoverten Stents eine große Angriffsfläche für gerinnungsaktive Faktoren und Thrombozyten darstellt. Zudem wird die Re-Intimalisierung erschwert, und daher wäre eine dauerhafte duale Antiaggregation notwendig. In der Routine erfolgt diese Antiaggregation über 8 Wochen.

Bestehen seitens des Patienten Kontraindikationen gegen eine duale Plättchenhemmung, kann dies als relative Kontraindikationen mit einem erhöhten Risiko des Gefäßverlustes angesehen werden.

Liegen die Ostien der Zielgefäße weniger als 10 mm voneinander entfernt, ist es technisch nicht möglich, zwei Fenestrierungen ohne kreuzende Stentanteile und mit stabilem Textursteg in die Prothese zu integrieren. Als Alternative bliebe, durch die Kombination von Fenestrierung und Branch das Design dahingehend zu variieren, dass die inneren Öffnungen einen größeren Abstand gewinnen.

Implantationstechnik

Die Implantation kann in Regional- oder Lokalanästhesie über einen Cut-down in der Leiste oder perkutan [2, 4] durchgeführt werden. Aufgrund der EUROSTAR-Daten [10] ist die Lokalanästhesie der Regionalanästhesie oder der Intubationsnarkose vorzuziehen.

Das technische Vorgehen entspricht dem der Implantation normaler Endografts. Über vorgelegte Führungsdrähte wird der jeweilige Prothesenanteil auf die vorgesehene Höhe vorgeschoben und nach angiographischer Darstellung der Zielgefäße in die entsprechende Position rotiert. Die o. g. Marker (◘ Abb. 19.1) ermöglichen die Orientierung. Der Prothesenkörper wird teilentfaltet (durch Reduktionsnähte gehalten, entfaltet sich die Prothese nur zu 50–80 % des geplanten Durchmessers). Anschließend können über einen kontralateralen femoralen Zugang die Prothese und danach die Zielgefäße sondiert werden (Mehrfachpunktion mit 7-F-Schleusen bei freigelegter A. femoralis communis oder einfache Punktion bei Vorlegen einer 20- bis 27-F-Schleuse).

Die Sondierung der teilentfalteten Prothese und die der Fenestrierungen kann sich schwierig gestalten, da im reduzierten Innendurchmesser weitere Hindernisse in Form der Zentralkanüle des Einführbesteckes und des Fixierungsdrahtes der Spitzenstents vorliegen. Nach Sondierung der Prothese sollte die große kontralaterale Schleuse bis in den distalen Anteil des Hauptkörpers vorgeschoben und dort geparkt werden. Danach können durch Punktion des Ventilgummis der Schleuse drei weitere, max. 7 French messende Schleusen vorgeschoben werden. Mittels geeigneter Katheter müssen steife Drähte in die Zielgefäße vor- und dort in eine stabile Position gebracht werden. Anschließend können die Schleusen über den Dilatator oder über Ballons ausreichend tief in das Zielgefäß vorgeschoben werden. Es hat sich bewährt, nach Positionierung der Schleusen den geeigneten Stent nachzuschieben. Nach Platzieren der Schleuse sollte auf weitere Manipulationen verzichtet werden, um einer Traumatisierung der Nieren- oder Viszeralgefäße vorzubeugen.

Erst wenn alle Zielgefäße mit einem Draht oder/und einer Schleuse armiert sind, wird die Prothese freigesetzt. Die Stents werden nach Retraktion der Schleusen sukzessive freigesetzt. Die Mindestlänge der Landezone von 10 mm ist einzuhalten, da die dauerhaft auf die Prothese einwirkenden Migrationskräfte zu einer sekundären Stentdislokation aus dem Ostium heraus führen können.

Der im Prothesenlumen liegende Stentanteil (BMS wie gecoverter Stent) wird trichterförmig nachdilatiert, um eine Migration aus der Fenestrierung in das Zielgefäß zu vermeiden.

Bei gebranchten Prothesen liegen die Stents bündig im Seitenarm und werden nur im distalen Anteil im Zielgefäß nachdilatiert, um dort eine maximale Stabilisierung und Versiegelung zu erreichen.

Komplikationsmöglichkeiten der fenestrierten und gebranchten Prothesen sind

intraprozedural:
- Fehlrotation unter der Freisetzung,
- komplette Fehlrotation (z. B. AMS-Verschluss),
- Thrombusverschleppung bei Rotation der teilentfalteten Prothesen,
- Dissektion der Zielgefäße durch Draht oder Stent;

postprozedural:
- Migration/ Rotation mit Verlust von Zielgefäßen,
- Stentfrakturen/Gefäßthrombosen,
- In-Stent-Stenosen,
- Embolisation in die AMS/ Nierenarterie.

Zusätzlicher Gefäßzugang

Nach kranial ausgerichtet Branches können von femoral sondiert und an das Zielgefäß angedockt werden. Sind nach kaudal ausgerichtete Branches zu sondieren (◘ Abb. 19.4), so muss ein axillärer Zugang über einen infraklavikulären Hautschnitt erfolgen. Danach wird eine 12-F-Schleuse über die A. subclavia in die thorakale Aorta vorgeschoben und oberhalb der inneren Seitenarmöffnung platziert. Über diese Schleuse können die weiteren Sondierungen der Zielgefäße unter gleichzeitiger angiographischer Kontrolle erfolgen. Je nach Art des gecoverten Stents sind 6- bis 10-F-Schleusen zur Führung notwendig. Zur Sondierung der Zielgefäße liegt ein breit gefächertes Angebot an Kathetern vor; in unserer Erfahrung hat sich gezeigt, dass der Einsatz steuerbarer Katheter (Vascocath®, Polydiagnost, Pfaffenhofen) eine erhebliche Vereinfachung der Sondierung bedingt und auf diese Weise OP- und Durchleuchtungszeit sowie die Kontrastmittelmenge reduziert werden können.

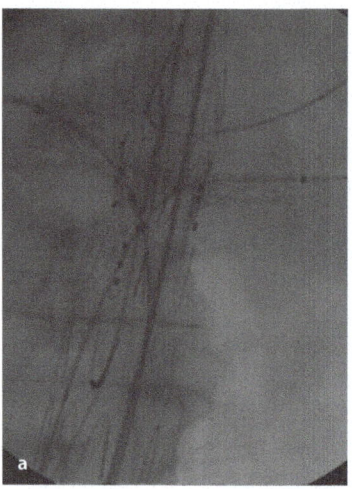 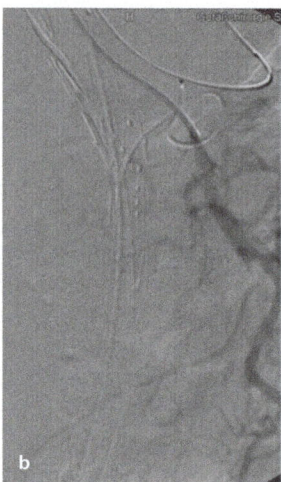 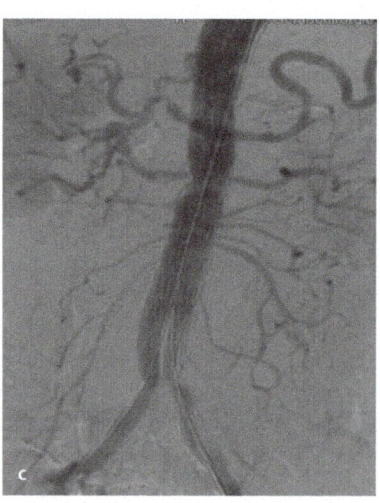

Abb. 19.4a Thorakoabdominelle Prothese mit bereits sondierten und Stent-armierten Fenestrierungen beider Nierenarterien; **b** dieselbe Prothese in seitlicher Projektion: Hier sind die Drähte in der A. mesenterica superior *(weißer Pfeil)* und im Truncus coeliacus (von kranial kommend *schwarzer Pfeil*) sichtbar. Der Zugang zum Truncus erforderte einen Zugang über die A. axillaris; **c** Abschlussangiographie mit komplettem Ausschluss des Aneurysmas

Ergebnisse

Die vorliegenden Daten zeigen, dass die endovaskuläre Versorgung komplexer Aneurysmen signifikant weniger Komplikationen aufweist als das komplett offene wie auch das Hybridverfahren. Die 30-Tage-Mortalität und die perioperative Morbidität sind im Vergleich zu den Ergebnissen der offenen Therapie deutlich geringer, zumal in den Publikationen auffällt, dass Patienten mit einem ASA-Status III oder IV mit bis zu 85 % Gesamtanteil [8,12] überproportional vertreten sind.

Die 30-Tage-Mortalität liegt in den publizierten Single-Center-Studien bei durchschnittlich 5,6 % [13] bzw. 0,8 % [5], im eigenen Patientengut mit 85 % der Patienten mit ASA III und IV bei 0 % [8]. In der Übersichtsarbeit von Greenberg et al. [5] lag die 30-Tage-Mortalität bei 6,7 %, die Gesamtmortalität nach 12 Monaten Follow-up bei 10 % [6].

Eine Darmischämie trat bei 0/50 in einer Serie von Greenberg auf [7], bei 0/60 im eigenen Patientengut [8] und bei 1/165 Patienten [12] im European Survey.

Aneurysmabedingt verstarben nach 2–4 Jahren Follow-up 0 % [9], 3,1 % bei einem Follow-up von 6- bis 63 Monaten [8] und 4 % nach einer Nachbeobachtungszeit von durchschnittlich 27,6 Monaten im European Survey [12].

Divergenzen in den Ergebnissen zeigen sich im Wesentlichen bei der perioperativen Entwicklung der Nierenfunktion und dem Auftreten einer Dialysepflichtigkeit: [6, 7, 8, 13] In einer Serie von 50 gebranchten Prothesen beschreibt Greenberg eine Rate von 2 % [5], Kienz von 9 % [8]; im European Survey trat bei 4 % der Patienten akut und bei 4 % im Follow-up-Zeitraum eine dialysepflichtige Niereninsuffizienz auf [12].

Eine Paraparese gab es in diesen Serien ebenso bei nur bei einem von 50 Patienten [5], im eigenen Patientengut bei 171 fenestrierten und gebranchten Prothesen keine [8].

Negative Aspekte dieser Vorgehensweise sind der in unterschiedlichem Maße fehlende Behandlungserfolg mit verbleibenden Endoleaks aufgrund einer inkompletten Versiegelung oder nicht erreichbarer Zielgefäße von 2–9 % [5, 6, 8, 12] und der Verlust von Zielgefäßen im Nachbeobachtungszeitraum von 8–11 % [5, 12].

Auffällig war das gehäufte Auftreten von Stentfrakturen (Abb. 19.5), die in den Routineuntersuchungen in der Abdomenübersichtsaufnahme detektiert wurden.

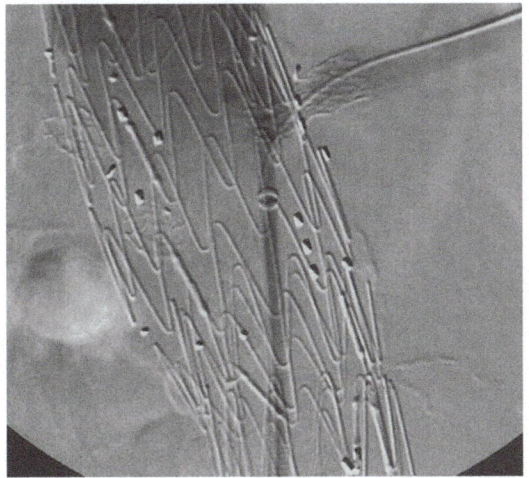

Abb. 19.5 Frakturierter Bare Metal Stent der rechten Nierenarterie mit kompletter Separation von Stentanteilen und resultierendem Endoleak sowie Verschluss der Nierenarterie

Die mechanischen Kräfte, die durch die Atembewegung der Zielorgangefäße und die Pulsation von Aorta und Prothese auf die Verbindungskomponenten übertragen werden, können zur Materialermüdung mit einhergehenden Stentfrakturen und konsekutiv zum Verlust der Zielgefäße durch Gefäßverschluss führen.

In den eigenen Ergebnissen von über 170 fenestrierten und gebranchten Prothesen zeigte sich, dass Bare-metal-Stents frakturieren und dislozieren können (Abb. 19.5), während gecoverte Stents in gleicher Position und unter gleichen Belastungen keine Veränderungen zeigten. Im Rahmen der Winkelmessungen im aortorenalen Bereich fanden sich keine wesentlichen Unterschiede zwischen BMS und gecoverten Stents. Im Routine-Follow-up detektierte Migrationen bzw. Frakturen der Nierenstents konnten in mehreren Fällen durch die Implantation von gecoverten Stents dauerhaft stabilisiert werden. Die Arbeiten von Scurr et al. [11] 2008 haben gezeigt, dass gecoverte Stents den Migrations- und Kompressionskräften, die vom Prothesenkörper ausgehen, eine deutlich höhere Widerstandskraft entgegensetzen. Daher ist zu empfehlen, dass generell gecoverte Stents implantiert werden.

Neben dieser rein mechanischen Komponente scheint das Stentdesign mit entscheidend zu sein.

Der Advanta-V12-Stent® (Atrium B.V. Mijdrecht, Niederlande) ist vom Design her ein Koronarstent, weist aber mehr Flexibilität auf als andere Produkte. Zudem scheint die innere wie äußere PTFE-Ummantelung der Stentstreben ein Gleiten der Prothese auf der Stentoberfläche zu ermöglichen, was wiederum die Kraftapplikation auf eine größere Oberfläche verteilt.

Ein wesentlicher Vorteil des Atriumstents gegenüber den anderen gecoverten Stents ist das kleinere Passageprofil mit 6 F für die 5/6×22-mm-Systeme und 7 F für alle weiteren, während die anderen Systeme deutlich steifer sind und eine 8- bis 9-F-Schleuse benötigen.

Fazit

Durch die weiter zunehmende Lebenserwartung ist mit einem Anwachsen der Patientenzahlen zu rechnen. Daher ist es notwendig, die oben beschriebenen Verfahren weiter zu entwickeln, um die operative Morbidität und Mortalität im Rahmen der Behandlung komplexer Aneurysmen unter Beibehaltung der Lebensqualität zu verringern.

Die bisher vorliegenden Daten zeigen ein akzeptables Risiko des Verfahrens, aber nicht immer einen erfolgreichen Ausschluss des Aneurysmas. Die wesentlichen Bedingungen für einen kompletten Behandlungserfolg (Exklusion des Aneurysmas) unter Erhalt aller betroffenen Zielgefäße sind eine kritische Selektion der Patienten, eine exakte Planung der Prothese und die Implantation in einem Umfeld, in dem operative Erfahrung und eine hochwertige Bildgebung im OP vorhanden sind. Langzeitergebnisse, die eine valide Aussage bezüglich eines nachhaltigen Benefits aufzeigen, liegen in zunehmendem Maße vor. Durch die Inhomogenität der Vergleichsgruppen lassen sich jedoch Rückschlüsse vorerst nur unter Vorbehalt ziehen.

Literatur

1. Anderson JL, Berce M, Hartley D (2005) Repair of thoracoabdominal aortic aneurysms with fenestrated and branched endovasacular grafts. J Vasc Surg 42: 600–608
2. Can A, Torsello G, Umscheid T (2008) The arterial approaches for endovascular aortic grafting. In : Branchereau A,

Jacobs M (eds) Endovascular aortic repair: State of the Art. Blackwell, Oxford, pp 57–61
3. Coselli JS, LeMaire SA, Conklin LA, Köksoy C, Schmittling ZC (2002) Morbidity and Mortality after extent II thoracoabdominal aortic aneurysm repair. Ann Thorac Surg 73: 1107–1116
4. Eisenack M, Umscheid T, Teßarek J, Torsello GF, Torsello GB (2009) Percutaneous Endovascular Aortic Aneurysm Repair: A Prospective Evaluation of Safety, efficiency and Risk Factors. J Endovasc Ther 16: 708–713
5. Greenberg RK, West K, Pfaff K, Foster J, Skender D, Haulon S, Sereika J, Geiger L, Lyden SP, Clair D, Svensson L, Lytle B (2006) Beyond the aortic bifurcation: branched endovascular grafts for thoracoabdominal and aortoiliac aneurysms. J Vasc Surg 43: 879–886
6. Greenberg RK, Lu Q, Roselli EE, Svensson LG, Moon MC, Hernandez AV (2008) Contemporary analysis of descending thoracic and thoracoabdominal aneurysm repair, a comparison of endovascular and open techniques. Circulation 118: 808–817
7. Greenberg RK; Sternbergh WC 3rd, Makaroun M, Ohki T, Chuter T, Bharadwaj P, Saunders A, on behalf of the Fenestrated Investigators (2009) Intermediate results of a united States multicenter trial of fenestrated endograft repair of juxtarenal abdominal aortic aneurysms. J Vasc Surg 50: 730–737
8. Kienz. P, Teßarek J, Austermann M, Torsello G, et al. (2010) Die Behandlung komplexer Aortenaneurysmen mittels fenestrierter Endoprothese – eine erste Bilanz. Im Druck
9. Muhs BE, Verhoeven ELG, Zeegbrechts CJ, Tielliu IFJ, Prins TR, Verhagen HJM, van den Dungen JJAM (2006) Mid term results of endovascular aneurysm repair with branched and fenestrated endografts. J Vasc Surg 44: 9–15
10. Ruppert V., Leurs LJ, Steckmeier B, Buth J, Umscheid T (2006) Influence of anesthesia type on outcome after endovascular repair of aortic aneurysm (EVAR): an analysis based on EUROSTAR data. J Vasc Surg 44:16–21
11. Scurr JRH, How TV, McWilliams RG., Lane S, Gilling-Smith GL (2008) Fenestrated Stent-Graft Repair: Which Stent Should Be Used to Secure Target Vessel Fenestrations? J Endovasc Ther 15: 344–348
12. Teßarek J (2006) Fenestrated Endografts for complex aortic aneurysms: Results of the European Survey of 165 Patients. Presented on Charing Cross, London
13. Verhoeven ELG, Tielliu IF, Bos WT, Zeebregts CJ (2009) Present and Future of Branched Stent grafts in Thoracoabdominal Aortic Aneurysm Repair. Eur J Vasc Endovasc Surg 38: 155–161

Thorakale Konversion – Strategien nach erfolgloser endovaskulärer Therapie

S. Langer, G. Mommertz, F. Sigala, T. A. Koeppel, G. W. Schurink, M. Jacobs

Open surgical correction after failed TEVAR

Zusammenfassung

Die Resultate der endovaskulären Behandlung von thorakalen Aortenpathologien sind in Abhängigkeit von der Indikation exzellent. Trotzdem gibt es Situationen, wo der Stent versagt und auch eine endovaskuläre Beherrschung von Komplikationen misslingt. In diesen Fällen bleibt als therapeutische Option lediglich eine Konversion zur offenen Thoraxoperation.

Methode: Insgesamt wurden 8 Konversionsoperationen durchgeführt, die Indikationen dafür waren 4-mal Typ-Ia-Endoleaks nach thorakaler Stentgraftoperation, 2-mal retrograde Typ-A-Dissektion nach Stentung bei Typ-B-Dissektion, ein Typ-Ib-Endoleak mit gedeckter Ruptur und eine Stentmigration mit Ruptur. Alle Konversionen erfolgten unter Anwendung der totalen extrakorporalen Zirkulation oder Linksherzbypass, Neuromonitoring (transkranielle Dopplersonographie und EEG und/oder motorisch evozierte Potentiale) und Liquordrainage. Vier Konversionen waren Notfalloperationen, die vier Ia-Endoleakfälle geplante Reoperationen. In drei Fällen wurde ein suprakoronarer Bogenersatz, in vier Fällen ein partieller Bogen- und Aorta-descendens-Ersatz und in einem Fall ein reiner Aorta-descendens-Ersatz durchgeführt. In fünf Fällen wurde der Stent entfernt, in drei Fällen wurde er belassen und mit in die Rekonstruktion einbezogen.

Resultate: Die 30-Tage-Mortalität betrug 12,5 % (1/8). Sechs unkomplizierten Verläufen stand eine postoperative Sepsis bei nekrotisierender Cholecystitis gegenüber. Ein Patient verstarb an einer septischen thorakalen Arrossionsblutung bei Protheseninfektion. Neurologische, renale oder weitere andere Majorkomplikationen wurden nicht beobachtet. Im bisherigen mittleren Nachbeobachtungszeitraum von 14 Monaten sind die sieben Überlebenden wohlauf.

Schlussfolgerung: Die Inzidenz thorakaler Konversionen ist unbekannt. Zukünftig ist trotz verbessertem Stentdesign mit einer zunehmenden Anzahl von Konversionen zu rechnen. Konversionsoperationen sind auch aufgrund der verschiedenen Aortenpathologien komplexe Prozeduren, welche entsprechende thoraxchirurgische und gefäßchirurgische Erfahrung in der offenen und endovaskulären Therapie voraussetzen. Die Komplikationen der Konversionseingriffe können durch ein standardisiertes Protokoll mit extrakorporaler Zirkulation, Neuromonitoring und Liquordrainage auf ein akzeptables Niveau reduziert werden.

Summary

Due to promising early and mid-termresults, endovascular treatment of thoracic aortic pathologies achieved wide acceptance. In case of stentgraft failure mostly secondary interventional correction is feasible but in a small percentage damage repair by means of open surgery is required .

Methods: In our experience 8 patients underwent conversion to open repair after failed endografting with following indications: 4 type Ia endoleak (3 thoracic aortic aneurysm, 1 traumatic rupture), 2 retrograde type A dissections, one type Ib endoleak with contained rupture and one secondary false aneurysm rupture due to stentgraft migration. All conversions were performed according to a protocol including total extracorporeal circulation (7x) or left heart bypass (1x), cerebrospinal fluid drainage (CSF) and monitoring motor-evoked potentials (MEPs), transcranial Doppler (TCD) and electroencephalography (EEG). The latter 4 were surgical emergencies, the other 4 urgent or elective procedures. Three patients underwent supracoronary arch replacement, 4 patients arch or hemi-arch and descending aortic and 1 descending aortic replacement. Five stentgrafts were totally removed and 3 endografts could be left in situ.

Results: The 30-day mortality rate was 12,5 % (1/8). Six patients had an uneventful postoperative course whereas one patient suffered from necrotic cholecystitis requiring cholecystectomy and prolonged intensive care stay. One polytrauma patient died from secondary rupture due to prosthesis infection 24 days after stentgraft explantation. Stroke, paraplegia, renal failure or other major complications were not encountered. With a mean follow up of 14 months all 7 surviving patients are in good clinical condition.

Conclusion: The incidence of thoracic conversions after failed endografting is still unknown, but an increasing number of thoracic stentgrafting can be expected due to improved stent design. Thoracic conversion represent a large surgical trauma, which require a standarized protocol including extracorporeal circulation, neuromonitoring and cerbro spinal fluid drainage to achieve acceptable results.

Einleitung

Dake et al. veröffentlichten 1994 Ihre ersten Ergebnisse über selbst gebaute Nitinol-Dacron-Endografts zur Behandlung von Aneurysmen der Aorta thoracalis descendens (DTAA) [3]. In den vergangenen 13 Jahren hat das thorakale Stenting (TEVAR) durch Verbesserung von Techniken und Material und nicht zuletzt auch durch Überwindung der Lernkurve eine weite Verbreitung mit hoher Akzeptanz erreicht, die Hybridtechniken erlauben nunmehr auch die Behandlung von komplexen Bogenpathologien. Die früh- und mittelfristigen Ergebnisse sind vielversprechend und zeigen eine geringe Mortalität und Paraplegierate [14]. Trotzdem ist die Frage, ob zukünftig im gesamten thorakalen Aortenabschnitt offen operiert oder aber endovaskulär vorgegangen werden soll, noch nicht für alle Lokalisationen und alle Aortenpathologien beantwortet.

Als gesichert kann die Indikation zum TEVAR für die traumatische Ruptur »loco typico« angesehen werden [13]. Für thorakale Aneurysmen (TAA) und Dissektionen hingegen ist die laufende Diskussion aufgrund nicht unerheblicher Komplikationen des Stentings durchaus noch kontrovers. So zeigen Studien beim TAA eine primäre Endoleakrate von 3–29 % [8, 19], hiervon 50 % Typ-Ia-Endoleaks mit unverändert rupturgefährdeten Aneurysmen. Als gefährlichste Komplikation gilt die retrograde Typ-A-Dissektion, deren Häufigkeit mit 6,8 % angegeben wird. Tritt sie auf, so ist dies mit einer 40 %igen Mortalität assoziiert [17]. In Fallbeschreibungen wird über inkomplett eröffnete oder kollabierte Stents berichtet [9, 16]. Nichtsdestotrotz ist in den meisten Fällen eine additive interventionelle Therapie erfolgreich möglich [10]. Falls aber eine sekundäre Intervention aufgrund einer ungünstigen Anatomie und/oder Morphologie nicht möglich oder nicht erfolgreich ist, wird die Konversion zur offenen Operation die einzig verbleibende Alternative sein. Im Gegensatz zu den Konversionen nach abdominellen Stentoperationen beim Bauchaortenaneurysma (EVAR) wissen wir nur wenig über die Ergebnisse thorakaler Konversionseingriffe. Aufgrund der langjährigen Erfahrungen bei primär offen operierten Patienten ist es aber offensichtlich, dass es sich hierbei um ein großes chirurgisches Trauma handelt. In diesem Kapitel wird über die Erfahrungen mit acht konvertierten Patienten vor dem Hintergrund der spärlichen Literaturdaten berichtet.

Material und Methoden

Literaturrecherche

In einer Literaturrecherche (pubmed Datenbank; Schlüsselwörter *TEVAR* oder *thoracic stent* und *complication, conversion* oder *secondary intervention*) werteten wir alle zwischen 2000 und 2007 publizierten Originalarbeiten aus, in denen über Konversionen nach TEVAR berichtet wurde.

Patienten

Zwischen Januar 2001 und Juni 2007 wurden im Europäischen Gefäßzentrum Aachen/Maastricht insgesamt 316 thorakale oder thorakoabdominelle Operationen durchgeführt. Hiervon waren 210 offene und 106 TEVAR-Operationen, die Hybride wurden TEVAR zugeordnet. In 50 TEVAR-Fällen (47,1 %) handelte es sich um Notfalleingriffe (◘ Tab. 20.1). In 8 Fällen wurde eine thorakale Konversion durchgeführt. Das Durchschnittsalter der 5 Männer und 3 Frauen betrug 51,7 Jahre (40–63 Jahre).

◘ Tab. 20.2 zeigt die ursprünglichen Aortenpathologien vor TEVAR. Sie weisen eine große Variation auf mit 2 akuten syptomatischen Typ-B-Dissektionen, 2 expandierenden chronischen Typ-B-Dissektionen, einem Dissektionsbogenaneurysma nach Typ-A-Dissektion und vorrausgegangener

Tab. 20.1 TEVAR-Indikationen in unserem Krankengut (n=106)

Aortenpathologie	n
Akut (n=50)	
Dissektion	19
Symptomatisches TAA	3
Rupturiertes TAA	12
Traumatische ruptur	9
Ösophageale/bronchiale Fistel	7
Elektiv (n=52)	
TAA	46
Chronische Dissektion	6
TAAA	4
Gesamt	106

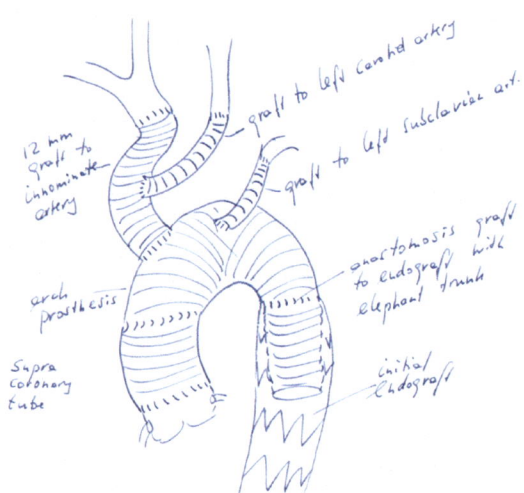

Abb. 20.1 Die Operationsskizze demonstriert die Situation nach Konversion bei retrograder Typ-A-Dissektion. Der Bogen wurde suprakoronar ersetzt. Nach Entfernung der proximalen »bare springs« wurde der Stent *in situ* belassen und aufgrund des festen Nahtlagers mit in die Rekonstruktion als »elephant trunk« einbezogen

Bentall-Operation, 2 traumatische Rupturen und einem Nahtaneurysma nach Patchplastik in der Kindheit. Die Indikationen zur Konversion waren 2 retrograde Typ-A-Dissektionen, ein Typ-Ib-Endoleak mit gedeckter Ruptur, eine Reruptur bei distaler Stentmigration und 4 Typ-Ia-Endoleaks. Die 4 erstgenannten Patienten wurden notfallmäßig operiert, bei den 4 letztgenannten handelte es sich um Elektiveingriffe.

Notfalleingriffe: Exemplarisch soll hier ein 52-jähriger männlicher Patient mit einer retrograden Typ-A-Dissektion vorgestellt werden. Im Rahmen einer akuten Typ-B-Dissektion zeigte der Patient eine mesenteriale und periphere Ischämie. Nach problemloser Stentimplantation entwickelte sich am 8. postoperativen Tag eine CT-gesicherte akute retrograde Typ-A-Dissektion. Intraoperativ konnte ein Intimaeinriss im Niveau der proximalen »bare springs« der zuvor implantierten Talent-Endoprothese als Ursache gesichert werden. In der Notfallkonversion wurde via Sternotomie ein suprakoronarer Bogenersatz implantiert. Die supraaortalen Äste wurden mit einer 12-mm-Prothese für den Truncus brachiocephalicus und einer 6-mm-Prothese für die linke A. carotis communis und linke A. subclavia versorgt. Die proximale freie Stentreihe der Endoprothese wurde abgeschnitten; anschließend konnte, wie in der OP-Skizze in Abb. 20.1 dargestellt, eine terminoterminale Anastomose zwischen konventioneller Prothese und Stent erstellt werden.

Elektiveingiffe: Kasuistisch soll in diesem Kapitel ein Patient mit einem Typ-Ia-Endoleak vorgestellt werden. Bei dem jetzt 47-jährigen Mann war 1971 eine traumatische Ruptur knapp distal des Abgangs der linken A. subclavia mittels Linksthorakotomie und Patchplastik versorgt worden. 2004 hatte sich ein 7 cm großes DTAA mit klinisch auffälliger linksseitiger Recurrens-Parese im CT gezeigt (Abb. 20.2a), welches primär erfolgreich mit einer Talent-Endoprothese ausgeschaltet werden konnte. 2007 traten dann rezidivierende linkshirnige TIAs und Hämoptysen auf, im Follow-up-Angio-CT konnte ein proximales Endoleak und eine Migration der proximalen »bare springs« ins Ostium der linken A. carotis communis als mögliche Emboliequelle gesichert werden (Abb. 20.2b). Der ansonsten gesunde Patient entschied sich nach entsprechender Aufkärung für eine offene Operation und gegen einen technisch auch möglichen Bogenhybrideingriff, da dies eine Sternotomie mit »debranching« aller supraaortalen Äste bedeutet hätte. Das offene Vorgehen bestand in einem dis-

Kapitel 20 · Thorakale Konversion – Strategien nach erfolgloser endovaskulärer Therapie

Tab. 20.2 Übersicht unserer Konversionspatienten

Alter	Geschlecht	Aortenpatholoie	Indikation für TEVAR	Stentversagen	Z	Konversion	Ergebnis
52	m	Akute Typ-B-Dissektion	Mesenteriale und periphere Ischämie	Retrograde Typ-A-Dissektion	38 d	Suprakoronarer Bogenersatz, »elephant trunk«	Entlassen
63	w	Akute Typ-B-Dissektion	Progressive Dilatation	Retrograde Typ-A-Dissektion	3 d	Suprakoronarer Bogenersatz, »elephant trunk«	Entlassen
43	w	Chronische Typ-B-Dissektion	TAA	1. Endoleak Ib 2. Gedeckte Ruptur	10 d	Aorta-descendens-Ersatz	Entlassen
40	m	Traumatische Ruptur Polytrauma	Gedeckte Rupturabdeckng	1. Distale Stentmigration 2. Ruptur	31 d	Distaler Bogen- und Aorta-descendens-Ersatz	Verstorben
53	w	Chronische Typ-A-Dissektion Z. n. Bentall-OP	TAA	Endoleak Ia	7 d	Bogen- und proximaler Aorta-descendens-Ersatz	Entlassen
59	m	Chronische Typ-B-Dissektion	TAA	Endoleak Ia + II	10 mon	Distaler Bogen- und Aorta-descendens-Ersatz	Entlassen
47	m	Nahtaneurysma	TAA	1. Endoleak Ia 2. Aortobronchiale Fistel 3. TIA	37 mon	Distaler Bogen- und Aorta-descendens-Ersatz	Entlassen
49	m	Traumatische Ruptur	Rupturabdeckung	Endoleak Ia	23 d	Suprakoronarer Bogenersatz	Entlassen

Z Zeitintervall zwischen TEVAR und Konversion, *d* Tage, *mon* Monate

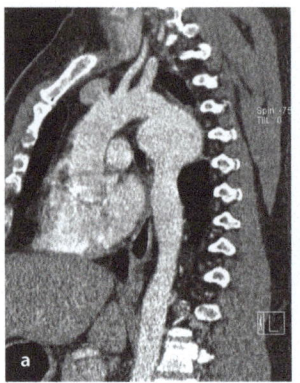 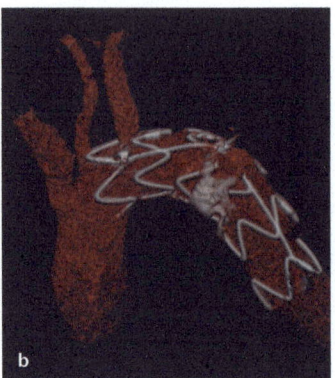 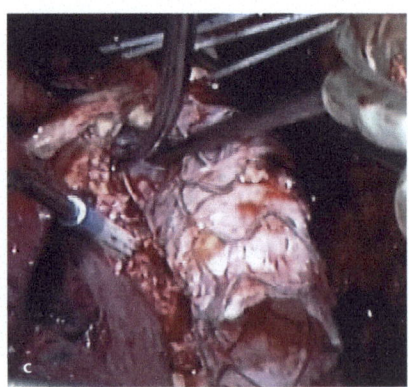

Abb. 20.2a Nahtaneurysma 33 Jahre nach Aortenpatchplastik, **b** Stentmigration in das Ostium der linken A.carotis communis; Emboliequelle für rezidivierende TIAs, **c** intraoperative Situation mit Blickwinkel des Operateurs von links lateral in den eröffneten Thorax: Die Stentprothese wird aus der Aorta in Höhe zwischen Truncus und linker A.carotis communis stumpf ausgelöst

talen Bogen- und proximalen Aorta-descendens-Ersatz, die Endoprothese wurde komplett entfernt (Abb. 20.2c). Intraoperativ konnte eine kleine aortobronchiale Fistel als Ursache für die Hämoptysen gesichert werden.

Präoperative Diagnostik in der Elektivsituation

Wichtigstes Bildgebungsverfahren ist das Kontrastmittel-verstärkte Mehrschicht-Angio-CT, seit 2006 als »Dual-source-Spiral-CT«. Hierbei werden die gesamte thorakoabdominelle Aorta sowie die iliakalen Zugangsgefäße dargestellt und anschließend horizontal, sagittal und parasagittal nachverarbeitet. An kardialen Voruntersuchungen fordern die Autoren eine Echokardiographie und zur Ischämiediagnostik eine Myokard-SPECT (Dipyridamol-Thallium-Scan). Bei Ischämienachweis folgt obligat eine Koronraniographie. Falls eine Stent-PTCA erforderlich ist, wird diese aus Gründen der kürzeren Zeitdauer der dualen Thrombozytenaggregationshemmung nur mit »bare metal stents« durchgeführt. Eine KHK lag in einem Fall vor, kein Patient hatte ein Vitium. Alle Patienten wiesen eine normale Nierenfunktion auf (mittlerer Sermkreatininwert 0,95 mg/dl). An weiteren Risikofaktoren bestand eine Hypertonie in 5 und eine Adipositas in 2 Fällen.

Chirurgisches Protokoll

Abhängig von der Ausdehnug der Pathologie im Aortenbogen diente als operativer Zugang in unserem Krankengut entweder eine Sternotomie (n=3) oder eine laterale Thorakotomie (n=5). Ist ein Aortenklappen- oder Aorta-ascendens-Ersatz erforderlich, so ist eine Sternotomie zwingend nötig. Im Falle eines distalen Bogen- und/oder Aorta-descendens-Ersatzes favorisieren wir eine linkslaterale Thorakotomie durch den 4. oder 5. Interkostalraum. Über diesen Zugang kann unter Herzstillstand eine offene Anastomose bis zum Level des Truncus brachiocephalicus angelegt werden.

Im Falle einer Bogenbeteiligung ist eine totale extrakorporale Zirkulation mit Kardioplegie-induziertem Herzstillstand und die Anlage einer temporären selektiven Hirnperfusion erforderlich, dies war bei unseren Patienten 7-mal der Fall. Die Kardioplegielösung verabreichen wir bei lateralem Zugang über einen in der Aorta ascendens platzierten und geblockten Foley-Katheter. Falls erforderlich, wird ein Vent in die linke Pulmonalvene eingebracht. Die selektive antegrade Hirnperfusion wird durch mit der Herz-Lungen-Maschine konnektierte blockbare Perfusionskatheter (Edwards, Irvine, CA, USA) erreicht. Diese Perfusion wird ultraschallbasiert, Druck- und Volumen-kontrolliert (Transonic, Ithaca, NY, USA) durchgeführt mit einem Volumen von 10 ml/kg/min und ei-

Tab. 20.3 Konversionsprotokoll

Operativer Zugang	Sternotomie oder linkslaterale Thorakotomie
Extrakorporale Zirkulation: Bogen Aorta descendens	Totale extrakorporale Zirkulation (Herzstillstand, selektive antegrade Hirnerfusion) oder Linksherzbypass und retrograde distale Aortenperfusion (60 mm Hg)
Neurophysiologie	Transkranieller Doppler und Elektroenzephalographie und/oder motorisch evozierte Potentiale
Rückenmarksprotektion	Liquordrainage (72 Stunden, <10 cm H2O)
Stentgraft	Komplettentfernung oder Miteinbeziehen in die Rekonstruktion

nem mittlerem arteriellen Druck von 60 mm Hg. Die Hirnfunktion wird intraoperativ neurophysiologisch mittels TCD und EEG kontinuierlich überwacht. Handelt es sich lediglich um ein reines Aorta-descendens-Problem, dann reicht ein Linksherzbypass aus. Wir kühlen die Patienten regelhaft moderat bis 28 °Celsius.

Die Perfusion der unteren Körperhälfte einschließlich der Viszeral- und Nierenarterien wird während der Klemmzeit durch eine retrograde distale Aortenperfusion via Kanülierung der linken A. femoralis communis gesichert. Wir schützen das Rückenmark durch die regelhafte Anlage einer Liquordrainage (CSF), diese wird 72 h belassen und auf kontinuierlichen Spontanablauf gestellt. Die Integrität der Rückenmarksfunktion überwachen wir durch Ableitung motorisch evozierter Potentiale [12]. Es ist eine individuelle Entscheidung, den Stent komplett zu extrahieren, es kann durchaus von Vorteile sein, ihn komplett oder partiell mit in die Rekonstruktion einzubeziehen. Eine Zusammenfassung unseres Protokolls zeigt ◘ Tab. 20.3.

Ergebnisse

Literaturanalyse

Die Literaturrecherche identifizierte insgesamt 38 Konversionsfälle in 13 Publikationen, darunter eine Metaanalyse [4], zwei Register [6, 15], vier Einzelzentererfahrungen [8, 11, 17, 21] und vier Fallberichte [1, 2, 7, 20]. Zwei weitere Arbeiten beschäftigten sich mit anatomischen Ursachen oder Device-abhängigen Komplikationen wie z. B. Stentgraftkollaps [9, 16].

Perioperative Resultate bei den eigenen Patienten

Alle 8 Patienten überlebten zunächst den Konversionseingriff. Bei beiden retrograden Typ- A-Dissektionen konnten wir den Intimaeinriss im Level der proximalen »bare springs« identifizieren. Bei 2 von 5 lateralen Thorakotomien war der Eingriff aufgrund einer Rezidivsituation mit erheblichen Verwachsungen der linken Lunge erschwert. In diesen Fällen behalfen wir uns damit, dass wir jeweils einen Interkostalraum höher und tiefer als beim Voreingriff in den Thorax eingingen. In 4 Linksthorakotomiefällen nähten wir eine offene proximale End-zu-End-Anastomose unter Herstillstand und selektiver Perfusion. In einem Fall war die Lokalisation noch knapp proximal des Truncus brachiocephalicus, 3-mal war sie in Höhe der linken A. carotis communis. Der distale Klemmplatz war in 2 Fällen in der Mitte der Aorta descendens und 3-mal im Zwerchfellniveau. In allen 5 Fällen legten wir eine distale Aortenperfusion an. Urinausscheidung und MEPs waren bei Mitteldrücken von 60 mm HG regelrecht. Die mittlere Herzstillstandzeit betrug 50 min (35–121 min), die mittlere Herz-Lungen-Maschinen-Zeit 175 min (123–292 min) und die mittlere Operationsdauer 373 min (330–455 min).

Postoperativer Verlauf bei den eigenen Patienten

Sieben Patienten konnten innerhalb von 48 h extubiert werden. Ein Patient benötigte 4 Tage Respiratortherapie aufgrund einer Sepsis bei nekrotisiernder Chlecystitis und musste im Verlauf cholecystektomiert werden. Ein Patient nach initial gestenteter traumatischer Aortenruptur und nachfolgender Stentmigration verstarb am 24. Tag nach Konversion im erneuten hämorrhagischen Schock. In der Obduktion konnte eine septische Arrosionsblutung der unteren Anastomose nach distalem Bogen- und Aorta-descendens-Ersatz als Todesursache gesichert werden. Es traten keine neurologischen Defizite, insbesondere keine Paraplegie und keine Paraparese auf. In einer mittleren Nachbeobachtungszeit von 14 Monaten (4–71 Monate) sind die 7 überlebenden Patienten wohlauf. Die CT-Kontrollen zeigten bisher keine Nahtaneurysmen, Stenosen oder verschlossene Seitenäste.

Diskussion

In dieser kleinen Serie konnte nachgewiesen werden, dass Konversionen nach versagender endovaskulärer Therapie mit niedriger Morbidität, geringer Mortalität und guten mittelfristigen Ergebnissen möglich sind. Ein Vergleich mit den Literaturergebnissen hat bei spärlicher Datenlage nur eine bedingte Aussagekraft, denn im Gegensatz zu den vielen Erfolgsmitteilungen sind Berichte über TEVAR-Komplikationen die Ausnahme. Zur Inzidenz thorakaler Konversionen kann deswegen keine Angabe gemacht werden. Freiwillige Register wie EUROSTAR oder das UK Thoracic Endograft Registry sind sicherlich die größten Datensammlungen, sie repräsentieren aber trotzdem nur einen kleinen Teil des Implantationsmarktes [14]. Die EUROSTAR-Daten zeigen aber eine hohe primäre Erfolgsrate von 87 % beim TAA und 89 % bei der Dissektion. Weitere Resultate an 213 Patienten zeigten, dass innerhalb eines Zeitraumes von zwei Jahren bei 83 % keine weiteren Interventionen notwendig waren [15]. Konsequenterweise besteht aufgrund der vielversprechenden Resultate eine steigende Nachfrage nach TEVAR, wie Implantationszahlen aus dem Deutschen Herzzentrum Berlin [21] oder auch eine landesweite Umfrage durch Eggebrecht et al. 2003 zeigen konnte [5]. Mit weiter steigenden Implantationszahlen ist jedoch auch mit einer steigenden Anzahl von Stentversagern zu rechnen, sodass wir auch mit einer steigenden Zahl von Konversionen rechnen müssen.

Risikofaktoren für Stentversagen

In Übereinstimmung mit der aktuellen Literatur halten die Autoren akute und chronische Dissektionen für potenzielle Risikofaktoren für ein Versagen der endovaskulären Therapie. In unserem Krankengut betraf dies 5 von 8 Fällen. Besonders risikoreich scheinen Endoprothesen mit proximalen »bare springs« bei akuten Dissektionen zu sein. Neuhauser et al. berichten über 5 schwere Komplikationen bei 28 TEVAR (18 %) im Falle akuter Typ-B-Dissektionen [18]. Sie identifizierten als mögliche Fehlerursache für die Entstehung von retrograden Typ-A-Dissektionen wiederholte Ballondilatationsmanöver in der verletzlichen Aortenwand und schlossen daraus, dass die endovaskuläre Therapie zwar eine mögliche Therapiealternative zum offenen Vorgehen ist, aber nicht ohne eine signifikante Morbidität und Mortalität. Aus der Erfahrung mit intraoperativ nachgewiesenen Intimaeinrissen empfehlen die Autoren daher, nur vollständig gecoverte Prothesen bei Dissektionen zu implantieren. Zusätzlich ist aufgrund der Wandschwäche eine moderate Überdimensionierung von maximal 10–15 % zu beachten. Anders verhält es sich mit den chronischen Dissektionen. Hier ist man mit chronisch vernarbten Dissektionsmembranen konfrontiert, welche in Einzelfällen eine komplette Entfaltung des Stents verhindern, wie wir es in einem Fall erlebt haben. Bei allen Pathologien ist die Konkavität des Aortenbogens ein ungelöstes Problem, da hier der Stent oft nur unzureichend der Aortenwand anliegt und somit Endoleaks entstehen, dies haben wir in 2 Fällen beobachtet. Dieses Problem scheint bei jungen Patienten mit kleinen Aortendurchmessern besonders beachtenswert zu sein [9].

Indikation zum Umstieg

Bei unseren Patienten bestanden 3 Früh- und 2 Spätendoleaks, 2 retrograde Typ-A-Dissektonen und eine Ruptur. Zugangswegprobleme wurden nicht beobachtet. Vergleichbare Ergebnisse zeigt Zipfel et al. mit einem Bericht über 172 TEVAR, von denen insgesamt 15 endovaskuläre Therapien fehlschlugen und 6 konvertiert werden mussten [21]. Von diesen 6 mussten 3 notfallmäßig und 3 im Intervall offen operiert werden. Gründe für die Sofortumstiege waren 2 retrograde Ty-A-Dissektionen und eine periprozedurale Ruptur. Ein Patient verstarb, einer erlitt eine Majorkomplikation. Grabenwoger et al. berichteten über 4 Konversionsfälle, davon 3 Typ-Ia-Endoleaks und eine retrograde Typ-A-Dissektion [8]. Alle 4 Patienten hatten einen unkomplizierten nachoperativen Verlauf. Beide Autoren führten wie wir die Konversion unter extrakorporaler Zirkulation durch. Neuhauser et al. beschrieben Ihre Erfahrungen über 5 retrograde Ty-A-Dissektionen, von denen 3 konvertiert werden konnten [17]. In 3 Fällen waren die schon erwähnten proximalen ungecoverten Metallstreben ursächlich, zweimal fanden sich Intimaläsionen an anderer Stelle.

Wir sehen in Kenntnis der Literatur und aufgrund unserer Erfahrungen folgende Umstiegsindikationen:

- die offensichtlichste – weil auch gefährlichste: die retrograde Typ-A-Dissektion,
- Typ-I-Endoleaks, die aufgrund ungünstiger Verhältnisse nicht interventionell oder nicht durch zusätzliche Hybrideingriffe behandelbar sind,
- Prothesen-spezifische Komplikationen wie Migration, Perforation, Fistel, Kollaps, inkomplette Freisetzung oder Stentfraktur, die aus bestimmten Gründen nicht interventionell behandelbar sind,
- Stentgraftinfektionen mit Septikämie,
- Z. n. aortokoronarer Bypass-Voroperation (in Situationen, wo als Teil eines Bogenhybrids eine Sternotomie erfolgen müsste und aufgrund einer vorrausgegangenen Bypassoperation eine Resternotomie eforderlich wäre, ist eine Linksthorakotomie vermutlich weniger invasiv),
- Patientenwünsche.

Zeitpunkt zwischen TEVAR und Konversion

Wir waren in 6 Fällen mit einem sofortigen oder kurzfristigen Stentversagen innerhalb der ersten sechs Wochen konfrontiert. Anatomische und technische Ursachen wie z.B. Qualität und Länge der Landungszonen und korrekt dimensionierte Prothesen sind hier entscheidend. Zusätzlich kann der Gerinnungsstatus bedeutsam sein, dies gilt vor allem für polytraumatisierte Patienten, die sich im Verbrauch befinden können. In nur 2 Fällen beobachten wir ein Langzeiversagen, einmal nach zehn, einmal nach 37 Monaten. Mögliche Ursachen für solche Phänomene nach initial erfolgreicher Behandlung könnte die fortschreitende morphologische Veränderung der aneurysmatischen Aorta im Landungszonenbereich sein, wie von Bakaeen et. al. publiziert [1]. Dieses bekannte Problem unterstreicht die Notwendigkeit der Nachsorge.

Schlussfolgerung

TEVAR entwickelt sich zum Goldstandard für viele thorakale Aortenpathologien. Stentkomplikationen sind zumeist durch additive interventionelle Maßnahmen behandelbar. Für die wenigen Therapieversager bleibt die offene Chirurgie, aber nur wenig ist bekannt über die Inzidenz oder die Ergebnisse der Konversion. Der Erfolg dieser komplexen Eingriffe ist abhängig von einer funktionierenden Infrastruktur und einem standardisierten Protokoll, welches die Möglichkeiten der extrakorporalen Zirkulation und des Neuromonitorings beinhalten sollte.

Literatur

1. Bakaeen FG, Coselli JS, LeMaire SA, Huh J (2007) Continued aortic aneurysmal expansion after thoracic endovascular stent-grafting. Ann Thorac Surg 84: 1007–1008
2. Bockler D, von Tengg-Kobligk H, Schumacher H, Ockert S, Schwarzbach M, Allenberg JR (2005) Late surgical conversion after thoracic endograft failure due to fracture of the longitudinal support wire. J Endovasc Ther 12: 98–102
3. Dake MD, Miller DC, Semba CP, Mitchell RS, Walker PJ, Liddell RP (1994) Transluminal placement of endovascular stent-grafts for the treatment of descending thoracic aortic aneurysms. N Engl J Med 331: 1729–1734
4. Eggebrecht H, Nienaber CA, Neuhauser M, Baumgart D, Kische S, Schmermund A, Herold U, Rehders TC, Jakob HG, Erbel R (2006) Endovascular stent-graft placement in aortic dissection: a meta-analysis. Eur Heart J 27: 489–498
5. Eggebrecht H, Pamler R, Zipfel B, Herold U, Chavan A, Rehders TC, Hetzer R, Nienaber CA, Jakob HG, Erbel R

(2006) Stent-graft implantation in the thoracic aorta. Results of an interdisciplinary survey in Germany. Dtsch Med Wochenschr 131: 730–734
6. Fattori R, Nienaber CA, Rousseau H, Beregi JP, Heijmen R, Grabenwoger M, Piquet P, Lovato L, Dabbech C, Kische S, Gaxotte V, Schepens M, Ehrlich M, Bartoli JM (2006) Results of endovascular repair of the thoracic aorta with the Talent Thoracic stent graft: the Talent Thoracic Retrospective Registry. J Thorac Cardiovasc Surg 132: 332–339
7. Flores J, Shiiya N, Kunihara T, Yoshimoto K, Matsuzaki K, Yasuda K (2005) Reoperations after failure of stent grafting for type B aortic dissection: report of two cases. Surg Today 35: 581–585
8. Grabenwoger M, Fleck T, Ehrlich M, Czerny M, Hutschala D, Schoder M, Lammer J, Wolner E (2004) Secondary surgical interventions after endovascular stent-grafting of the thoracic aorta. Eur J Cardiothorac Surg 26: 608–613
9. Hinchliffe RJ, Krasznai A, Schultzekool L, Blankesteijn JD, Falkenberg M, Lonn L, Hausegger K, de BM, Egana JM, Sonesson B, Ivancev K (2007) Observations on the Failure of Stent-grafts in the Aortic Arch. Eur J Vasc Endovasc Surg 34: 451–456
10. Hobo R, Buth J (2006) Secondary interventions following endovascular abdominal aortic aneurysm repair using current endografts. A EUROSTAR report. J Vasc Surg 43: 896–902
11. Iyer VS, Mackenzie KS, Tse LW, Abraham CZ, Corriveau MM, Obrand DI, Steinmetz OK (2006) Early outcomes after elective and emergent endovascular repair of the thoracic aorta. J Vasc Surg 43: 677–683
12. Jacobs MJ, Mess W, Mochtar B, Nijenhuis RJ, Statius van Eps RG, Schurink GW (2006)The value of motor evoked potentials in reducing paraplegia during thoracoabdominal aneurysm repair. J Vasc Surg 43: 239–246
13. Lettinga-van de PT, Schurink GW, De Haan MW, Verbruggen JP, Jacobs MJ (2007) Endovascular treatment of traumatic rupture of the thoracic aorta. Br J Surg 94: 525–533
14. Leurs LJ, Bell R, Degrieck Y, Thomas S, Hobo R, Lundbom J (2004) Endovascular treatment of thoracic aortic diseases: combined experience from the EUROSTAR and United Kingdom Thoracic Endograft registries. J Vasc Surg 40: 670–679
15. Leurs LJ, Harris PL, Buth J (2007) Secondary interventions after elective endovascular repair of degenerative thoracic aortic aneurysms: results of the european collaborators registry (EUROSTAR). J Vasc Interv Radiol 18: 491–495
16. Muhs BE, Balm R, White GH, Verhagen HJ (2007) Anatomic factors associated with acute endograft collapse after Gore TAG treatment of thoracic aortic dissection or traumatic rupture. J Vasc Surg 45: 655–661
17. Neuhauser B, Czermak BV, Fish J, Perkmann R, Jaschke W, Chemelli A, Fraedrich G (2005) Type A dissection following endovascular thoracic aortic stent-graft repair. J Endovasc Ther 12: 74–81
18. Neuhauser B, Greiner A, Jaschke W, Chemelli A, Fraedrich G (2008) Serious complications following endovascular thoracic aortic stent-graft repair for type B dissection. Eur J Cardiothorac Surg 33: 58–63
19. Parmer SS, Carpenter JP, Stavropoulos SW, Fairman RM, Pochettino A, Woo EY, Moser GW, Bavaria JE (2006) Endoleaks after endovascular repair of thoracic aortic aneurysms. J Vasc Surg 44: 447–452
20. Zhang R, Kofidis T, Baus S, Klima U (2006) Iatrogenic type A dissection after attempted stenting of a descending aortic aneurysm. Ann Thorac Surg 82: 1523–1525
21. Zipfel B, Hammerschmidt R, Krabatsch T, Buz S, Weng Y, Hetzer R (2007) Stent-grafting of the thoracic aorta by the cardiothoracic surgeon. Ann Thorac Surg 83: 441–448

A Combined Vascular and Endovascular Approach for Treating Aortic Arch Pathology

M. Czerny, M. Grimm

Ein kombiniertes vaskulär-endovaskuläres Verfahren zur Behandlung von Aortenbogenpathologien

Summary

New technology broadens options. Endovascular treatment has enlarged the accessability for patients to treatment not having been suitable for any kind of treatment even recently. By applying endovascular technology to the aortic arch, rerouting procedures had to be developed to maintain brain perfusion and to provide a sufficient landing zone. This chapter deals with the current options in this exciting field and tries to provide the reader with the necessary information for a safe and pragmatic application of these techniques.

Zusammenfassung

Neue Technologien erweitern Optionen. Die endovaskuläre Therapie ermöglicht eine Behandlung von Patienten, die bis vor kurzem noch nicht behandelt werden konnten. Durch Anwendung der endovaskulären Therapie im Aortenbogen war es notwendig, Verfahren zu entwickeln, welche die Gehirnperfusion aufrecht erhalten und auch eine ausreichend lange Landezone schaffen. Dieses Kapitel beschäftigt sich mit den momentanen Möglichkeiten in diesem spannenden Bereich und versucht, den Leser mit der notwendigen Information auszustatten, um diese Verfahren sicher und pragmatisch anzuwenden.

Background

Conventional surgical repair of the aortic arch using cardiopulmonary bypass (CPB) and deep hypothermic circulatory arrest (DHCA) still carries a substantial rate of risk, especially in the elderly [5,15,22]. CPB is associated with a systemic inflammatory response in high-risk subgroups [3,19,21]. Additionally, DHCA may be associated with neurologic injury in patients at risk [5].

Endovascular stent-graft placement has been developed as a safe and effective treatment modality in various diseases of the descending aorta [7,8,13,16,18]. In case of involvement of the aortic arch, innovative vascular surgical approaches to maintain cerebral perfusion have been developed to enable safe and effective endovascular aneurysm repair [1,2,14,17]. Depending onto the extent of the aneurysm into the arch, autologous approaches or approaches using alloplastic graft material to maintaining cerebral perfusion may be used [4,6,9,10].

Indications for Combined Approaches

Patient Selection: The number of patients presenting with aortic arch pathologies is rising. Besides their usually advanced age, these patients suffer from significant comorbidities such as coronary artery disease, left ventricular dysfunction, diabetes mellitus, hypertension, chronic renal insufficiency as well as obesity. In our own collective, mean EuroSCORE in these patients was 9. Therefore, conventional surgical repair of aortic arch aneurysms during deep hypothermic circulatory arrest is deemed unsuitable.

Preoperative Evaluation: Preoperative evaluation is performed by multisclice CT scans in order to exclude major occlusive disease of the supraaortic branches as well as of the aortoiliac axis – for later arterial access for stent-graft insertion – and to reassure that after reconstruction of the aortic arch a sufficient proximal neck of at least 2 cm along the lesser curvature of the aortic arch will become available. Patients undergo duplex scanning of the internal carotid as well as vertebral arteries to exclude hemodynamically significant stenoses or occlusions. Neither intraarterial digital subtraction angiography nor coronary angiography is being performed. Additionally, lung function is not being assessed in order to prevent potential pressure exposition to the aneurysm.

Surgical Approach

If the extent of the aneurysm involves the origin of the left common carotid artery, an autologous procedure to maintain cerebral perfusion may be performed. We developed this approach in 2002. In the initial two patients, a median sternotomy approach was used and the pericardium was opened. Skin incision was extended parallel to the left clavicula to gain sufficient access to the left subclavian artery. From the third patient onwards, an upper hemisternotomy instead of a complete sternotomy was chosen. Surgical access is shown in ◘ Fig. 21.1 and the intraoperative situs is shown in ◘ Fig. 21.2. After systemical heparinization with 80 IU per kilogram body weight, the left common carotid artery is dissected free and clamped. The vessel is transversely devided. The proximal portion is being closed with a 4-0 Prolene running suture (Ethicon, Inc, Somerville, NJ). Consecutively, the brachiocephalic trunk is partially clamped, longitudinally openend and a side-to-end anastomosis is performed. After flushing and deairing, blood flow is reinstalled. An analogous procedure is carried out between the left subclavian artery and the already transposed left common carotid artery (◘ Fig. 21.3]. Due to differences in maximum diameter between the left common carotid and the subclavian artery, a side-to-side anastomosis between the two vessels may be chosen. In these cases, the left subclavian artery is ligated and additionally oversewn at its origin. After chest tube insertion, the wound is closed in layers.

The main advantage of this approach, besides the less invasiveness of the procedure, is the avoidance of alloplastic material to maintain perfusion of the arch vessels. As alloplastic replacement of native blood vessels always bears the risk of infection with deliterious consequences [20], this vascular surgical approach elegantly maintains supraaortic perfusion extending a standard arterial transposition between the left sublclavian and left common carotid artery to the brachiocephalic trunk. Additionally, the potential risk of clot formation on the artificial surface of an alloplastic vascular prosthesis is avoided. Nevertheless, several authors have described excellent results with alloplastic reconstructions in this particular subgroup of patients [1,2,9,14,17].

Involvement of the Brachiocephalic Trunk: If the extent of the aneurysm involves the origin of the brachiocephalic trunk, an autologous procedure is not deemed suitable for gaining sufficient proximal length. Therefore, alloplastic material has to be used in order to maintain cerebral perfusion.

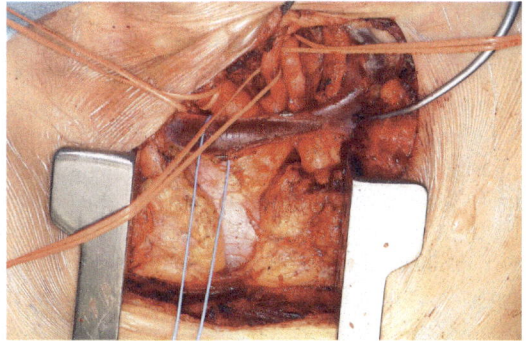

◘ **Fig. 21.1** Double transposition: surgical exposure via hemisternotomy

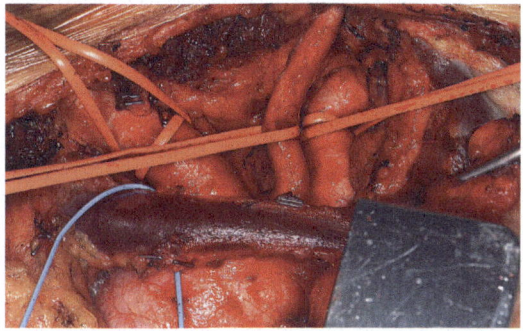

◘ **Fig. 21.2** Double transposition: supraaortic vessels circumferentially dissected and encircled with silastic tapes

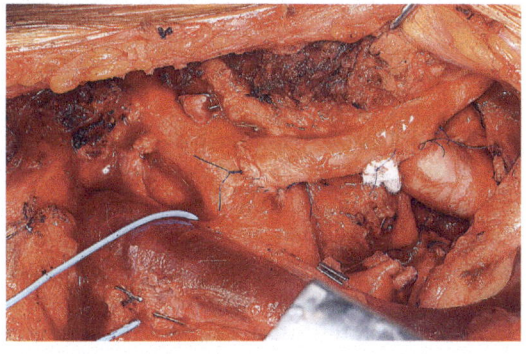

◘ **Fig. 21.3** Double transposition: final intraoperative view after accomplishment of both vascular anastomoses

In these patients, we use a reversed aortobifemoral prosthesis. Patients undergo a complete sternotomy and opening of the pericardium. After systemic heparinization with 80 IU per kilogram bodyweight, the ascending aorta is partially clamped and the anastomosis between the proximal portion of the prosthesis and the ascending aorta is performed with a 4-0 Prolene running suture. Using a Teflon felt strip for accomplishment of the anastomosis remains optional. Afterwards, the anastomosis beween the first branch of the prosthesis and brachiocephalic trunk is being performed with a 5-0 Prolene running suture. The trunk may be partially clamped and an end-to-side anastomosis may be performed or if anatomy is suitable, the trunk may be transversely devided and an end-to-end anastomosis may be performed. We have used both approaches with success. In case of transverse division of the brachiocephalic trunk, additional oversewing of the proximal portion with a Teflon felt strip is recommended. Cerebral monitoring during this particular step of the operation is by intraarterial blood pressure monitoring via the radial artery. The branch of the prosthesis is guided superior to the anonymous vein. After flushing and deairing blood flow is reinstalled. Afterwards, the second branch is guided inferior to the anonymous vein in order to avoid compression and consecutive inflow obstruction, the left common carotid artery is being clamped at its origin, transversely devived and an end-to-end anastomosis is being performed with a 5-0 Prolene running suture. The intraoperative situs after transposition is shown in ◘ Fig. 21.4. In our experience a 14/7 mm or a 16/8 mm bifurcated graft provides sufficient flow in this region, irrespective if Dacron or PTFE grafts are being used.

After having accomplished these two cranial anastomoses, the fate of the left subclavian artery has to be discussed. It may be difficult to extend the reconstruction onto this vessel, due to lack of space. In one patient with an isolated origin of the left vertebral artery, we have performed a vertebral-to-carotid artery transposition without revascularizing the left subclavian artery. This patient had an uneventful course after endovascular stent-graft placement. Another patient who also underwent overstenting of the left subclavian artery also had an uneventful clinical course. In one case, the second branch of the bifurcated prosthesis was anastomosed directly to the left subclavian artery in an end-to-end fashion with consecutive

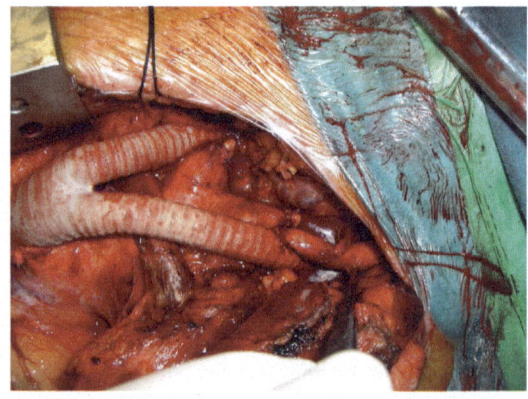

◘ **Fig. 21.4** Entire arch rerouting- final intraoperative view after accomplishment of all four vascular anastomoses

reimplantation of the left common carotid artery into the graft. Thus, a variety of types of reconstructions now is available, depending on the individual situation.

Supraaortic reconstruction and endovascular stent-graft placement are performed metachronously. A period of recovery for seven days may be sufficient. Within this period, a completion CT scan is performed in order to reconfirm patency of the reconstructions performed.

Stent-graft Systems Used: Three different commercially available stent-graft systems are used. The Talent stent-graft system (Medtronic, Santa Rosa, CA) consists of a polyurethane placement catheter with one lumen used to carry a guidewire. The stent-graft itself is made of a polyester vascular graft (Dacron) and a wire stent, that is arranged in a zigzag formation. The stent-graft delivery system varies between 22 and 25 french OD, depending on the diameter of the device, and is used without an introduction sheath. The self-expandable stent-graft is compressed over the placement catheter. Both the spring stent-graft and the catheter are pre-loaded into the outer-sheath. The hollow sheath prevents stent-graft deployment and permits the introduction of the entire system into the vasculature. The endoluminal stent-graft system is passed over the guidewire and positioned at the desired location determined by intraoperative fluoroscopy. After exact positioning, the outer-sheath is pulled back and the stent-graft gradually deploys. The length of each prosthesis was 13 cm, the length of the covered portion being 10 cm. Since January 2003, modified prostheses with a covered portion of 11.5 cm have been used, the total length still being 13 cm.

The Excluder stent-graft (WL GORE, Flagstaff, AZ) consists of a self-expanding nitinol stent, in which the inner surface is lined with expanded polytetrafluoroethylene (ePTFE). The stent-graft is constrained on the delivery catheter by a lacing fiber. By withdrawing a string, the device is released from the middle portion to the end. The system is placed into the vasculature through an introduction sheath. Depending on the diameter of the device, a 22 or 24 French vascular introducer sheath is required. The lengths of the prostheses is 10,15 and 20 cm.

The Endofit device (Endomed, Phoenix, AZ, USA) consists of a single piece PTFE graft, encapsulating circumferential Z-shaped nitinol rings along its length. There is no longitudinal support along the length of the graft, as the Z-rings are not linked together. There is an uncovered Z-stent extending from the proximal end of the stent-graft to achieve fixation against the aorta, which is attached to the first Z-ring of the covered stent at only two crowns. The Endofit is supplied within a cartridge and not as a single pre-loaded stent-graft delivery system. The Endofit is currently redesigned as a single pre-loaded system. The device instructions currently recommend using the Cook Keller-Timmermans Introducer Set. The stent-graft is available in thoracic and aortomonoiliac configurations (including custom-made devices). It is available in straight and tapered designs with diameters ranging from 30 to 40 mm and lengths from 10 to 22 cm.

Results

Surgical Procedure: In general, morbidity after supraaortic reconstructions, both autologous and alloplastic, is low. In our patient cohort, recovery was uneventful without any signs of transient or permanent neurologic injury. We routinely perform a three-dimensional CT scan after the procedure to confirm regular perfusion of the transposed arch vessels revealing regular patency in all patients.

Stent-graft Placement: Endovascular stent-graft insertion is being performed in the interventional radiologists' suite. Procedures are performed under general anesthesia and according to the individual functional status, in loco-regional anesthesia. Patients are receiving a cephalosporine of the second generation as a standard antibiotic regimen. Arterial access is performed via the common femoral artery or via the common iliac artery depending on the diameter of the vessel. Initially, a 5-French pigtail catheter is advanced via the right brachial artery into the aortic arch to reconfirm characterization of the morphology and extent of the aneurysm. After systemic heparinization with 80 IU per kilogram body weight, an arteriotomy is performed and the delivery system is advanced under fluoroscopic guidance. Afterwards, stent-grafts are inserted into the aortic arch. During deployment, mean arterial blood pressure is kept below 60 mmHg. Transesophageal echocardiography or intravascular ultrasound as a means for stent-graft deployment is not performed in our clinical setting.

The mean number of stent-grafts used was 2.5. In two patients, a small type 1a endoleak could be detected after stent-graft placement. After one week, one patient was readmitted for completion angiography. The endoleak had already closed spontaneously. The other endoleak also closed spontaneously after several weeks. ◘ Figures 21.5 and 21.6 show completion CT scans after arch rerouting and stent-graft placement (double transposition and total arch rerouting).

Mean hospital stay for both procedures – surgical and endovascular – was 16 days, thereby being substantially lower than mean hospital stay after conventional arch repair in patients with substantial comorbidities.

Follow-up Period: Due to the novelty of such procedures, few data are available with regard to midterm and long-term patency rates [1,2,14,17]. Our mean follow-up period is 35 months (range 1-84 months]. We routinely readmit patients for comple-

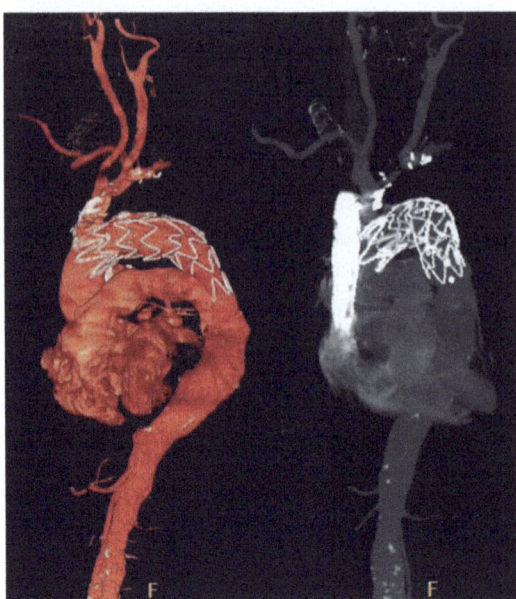

◘ **Fig. 21.5** CT after stent-graft-double transposition

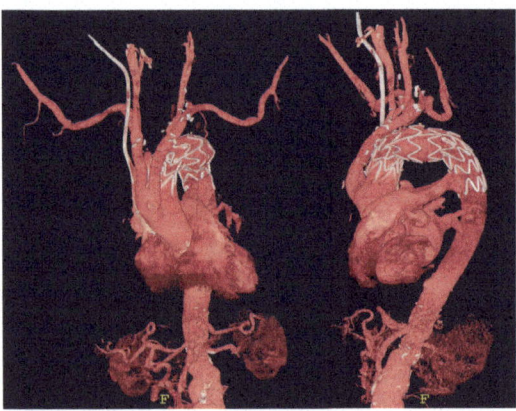

◘ **Fig. 21.6** CT after stent-graft-total arch

tion of the CT scans every 6 months after the procedure. In our initial patient performed in October 2002, a continous enlargement of the aneurysm sac could be observed in 2004 without detecting any kind of endoleak. Interestingly, we have observed this phenomenon in two other patients having received an Excluder stent-graft due to chronic atherosclerotic descending aortic aneurysms. All three patients underwent overstenting with another Excluder stent-graft. Interestingly, the diameter of the aneurysm sac was regredient even at the initial outpatient follow-up after three months. The mechanism remains speculative, however, type V endoleaks remain the most likely cause of this phenomenon.

Comment

All reports available in the literature to date confirm safety and efficacy of supraaortic reconstructions, both autologous as well as alloplastic, with consecutive stent-graft placement to exclude aortic arch aneurysms in patients not suitable for conventional surgical repair.

Due to the novelty of these procedures, experience of the scientific community with regard to long-term durability of this procedure is limited. In our experience, several technical aspects have to be considered. Type-I endoleak formation in this highly shear-stress exposed area has to be closely monitored as radial forces and severly curved pathways of vessels in combination with constant friction between the stent-skeleton and the graft are more pronounced within the aortic arch than within the descending thoracic aorta [6]. Additionally, elongation and constriction in the longitudinal axis due to functional alterations during daily life may contribute to this chronic process [11,12].

In our experience, the autologous procedure can be performed safely without exposing these elderly patients, who are frail and have a diminished physiologic reserve, to substantial risk. With regard to the alloplastic approach extending surgery up to the brachiocephalic trunk, things are even easier, as accomplishment of vascular anastomoses is not limited by the length of the native vessels.

However, some vascular surgical aspects have to be kept in mind. The aneurysm itself due to its large size approximates supraaortic branches thereby substantially facilitating vascular anastomoses. Additionally the supraclavicular extension of the incision enables mobilization of the supraaortic branches up to an extrathoracic level thereby enabling tension-free accomplishment of vascular transposition [6].

The side-to-end anastomosis between the brachiocephalic trunk and the left common carotid artery can be performed easily. However, the circumferential dissection of the left subclavian artery as well as the anastomosis between the left common carotid and the left subclavian artery might present some difficulties. In our experience, the left subclavian artery always adheres to the aneurysmal wall with more or less severe components of vessel wall inflammation resulting from the mechanical pressure arising from the aneurysm. Therefore careful dissection is mandatory in order to avoid opening of the aneurysmal sac. Additionally, maximum diameter between the left common carotid as well as the left subclavian artery may differ substantially. In three patients, we observed a two-fold diameter of the left subclavian as compared with the left common carotid artery. In these situations, we decided to perform a side-to-side anastomosis to overcome this lumen incongruency.

This new approach itself is associated with further potential kinds of risk. Central manipulation of the ascending aorta as well as of the supraaortic vessels may cause cerebral injury by embolization of atherosclerotic debris. Therefore, a non-touch technique has to be applied whenever feasible. Additionally, partial or total clamping of the brachiocephalic trunk without any collateral cerebral perfusion may have significant morbidity if the duration of the anastomosis exceeds the time frame of cerebral ischemic tolerance. Incorrect re-routing of either the left common carotid artery or the left subclavian artery may result in kinking or compression of the vessel. Brisk manipulation of the stent-graft introducer within the aortic arch may lead to detachment of soft plaques or parietal thrombi with consecutive cerebral embolization. Incorrect estimation of the proximal neck length may lead to insecure proximal fixation of the stent-graft with early type-Ia endoleak formation. Therefore, it is essential to determine the length of the proximal neck along the lesser curvature of the aortic arch.

Nevertheless, combined approaches for arch aneurysms will extend the indications in this delicate anatomic region. Actually a variety of adjunctive techniques to enable stent-graft placement in patients with arch aneurysms is available. Therefore, an extended application of these techniques will enable safe and effective treatment of this highly selected subgroup of patients with aortic aneurysms by avoiding conventional arch aneurysm repair in deep hypothermia and circulatory arrest.

References

1. Buth J, Penn O, Tielbeek A, Mersman M (1998) Combined approach to stent-graft treatment of an aortic arch aneurysm. J Endovasc Surg 5: 329-332
2. Criado FJ, Barnatan MF, Rizk Y, Clark NS, Wang C (2002) Technical strategies to expand stent-graft applicability in the aortic arch and proximal descending thoracic aorta. J Endovasc Ther 9: II32–II38
3. Czerny M, Baumer H, Kilo J, et al. (2000) Inflammatory response and myocardial injury following coronary artery bypass grafting with or without cardiopulmonary bypass. Eur J Cardiothorac Surg 17: 737–42
4. Czerny M, Fleck T, Zimpfer D, et al. (2003) Combined repair of an aortic arch aneurysm by sequential transposition of the supraaortic branches and consecutive endovascular stent-graft placement. J Thorac Cardiovasc Surg 126: 916–918
5. Czerny M, Fleck T, Zimpfer D, et al. (2003) Risk factors of mortality and permanent neurologic injury in patients undergoing ascending aortic and arch repair. J Thorac Cardiovasc Surg 126: 1296–1301
6. Czerny M, Zimpfer D, Fleck T, et al. (2004) Initial results after combined repair of aortic arch aneurysms by sequential transposition of the supra-aortic branches and consecutive endovascular stent-graft placement. Ann Thorac Surg 78: 1256–1260
7. Dake MD, Miller DC, Semba CP, Mitchell RS, Walker PJ, Liddell RP (1994) Transluminal placement of endovascular stent-grafts for the treatment of descending thoracic aortic aneurysms. N Engl J Med 331: 1729–1734
8. Dake MD, Kato N, Mitchell RS, et al. (1999) Endovascular stent-graft placement for the treatment of acute aortic dissection. N Engl J Med 340: 1546–1552
9. Dambrin C, Marcheix B, Hollington L, Rousseau H (2005) Surgical treatment of an aortic arch aneurysm without cardio-pulmonary bypass: endovascular stent-grafting after extra-anatomic bypass of supra-aortic vessels. Eur J Cardiothorac Surg 27: 159–161
10. Gottardi R, Seitelberger R, Zimpfer D, et al. (2005) An alternative approach in treating an aortic arch aneurysm with an anatomic variant by supraaortic reconstruction and stent-graft placement. J Vasc Surg 42: 357–360
11. Harris P, Buth J, Mialhe C, et al. (1997) The need for clinical trials of endovascular abdominal aortic aneurysm repair: the Eurostar Project. J Endovasc Surg 4: 72–77
12. Harris P, Brennan J, Martin J, et al. (1999) Longitudinal aneurysm shrinkage following endovascular aortic aneu-

rysm repair: a source of intermediate and late complications. J Endovasc Surg 6:11–16
13. Hutschala D, Fleck T, Czerny M, et al.(2002) Endoluminal stent-graft placement in patients with acute aortic dissection type B. Eur J Cardiothorac Surg 21: 964–969
14. Iguro Y, Arata K, Yamamoto H, Masuda H, Sakata R (2002) A new concept in distal arch aneurysm repair with a stent graft. J Thorac Cardiovasc Surg 123: 378–380
15. Kazui T, Washiyama N, Muhammad BA, Terada H, Yamashita K, Takinami M (2001) Improved results of atherosclerotic arch aneurysm operations with a refined technique. J Thorac Cardiovasc Surg 121: 491–499
16. Nienaber CA, Fattori R, Lund G, et al. (1999) Nonsurgical reconstruction of thoracic aortic dissection by stent-graft placement. N Engl J Med 340: 1539–1545
17. Okada K, Sueda T, Orihashi K, Watari M, Ishii O (2001) An alternative procedure of endovascular stent-graft repair for distal arch aortic aneurysm involving arch vessels. J Thorac Cardiovasc Surg 121: 182–184
18. Schoder M, Grabenwoger M, Holzenbein T, et al. (2002) Endovascular stent-graft repair of complicated penetrating atherosclerotic ulcers of the descending thoracic aorta. J Vasc Surg 36: 720–726
19. Strueber, Cremer JT, Gohrbandt B, et al. (1999) Human cytokine responses to coronary artery bypass grafting with and without cardiopulmonary bypass. Ann Thorac Surg 68: 1330–1335
20. Vogt PR, Brunner-La Rocca HP, et al. (1998) Cryopreserved vascular allograft in the treatment of major vascular infection: a comparison with conventional surgical techniques. J Thorac Cardiovasc Surg 116: 965–972
21. Wan S, Izzat MB, Lee TW, Wan IY, Tang NL, Yim AP (1999) Avoiding cardiopulmonary bypass in multivessel CABG reduces cytokine response and myocardial injury. Ann Thorac Surg 68: 52–56
22. Westaby S, Katsumata T (1998) Proximal aortic perfusion for complex arch and descending aortic disease. J Thorac Cardiovasc Surg 115: 162–167

Management von Komplikationen bei thorakaler endovaskulärer Aortenstentgraftimplantation (TEVAR)

T. Umscheid, E. Cording, T. Dill

Management of Complications in Thoracic Endovascular Aortic Repair (TEVAR)

Zusammenfassung

Komplikationen lassen sich am besten durch sorgfältige Planung vermeiden. Neben der Anatomie der Gefäße ist auch das verschiedene Verhalten der Prothesenmodelle zu berücksichtigen und in die Planung mit einzubeziehen. Zur Korrektur eingetretener Komplikationen an der thorakalen Aorta ist ein großes Arsenal an Material und Erfahrung notwendig. Eine Konversion ist selten, muss aber immer, sowohl früh wie auch im Follow-up, zur Korrektur einer Komplikation in Erwägung gezogen werden.

Summary

Meticulous planning is the key to avoid complications in TEVAR. Besides vascular anatomy the different characteristics of grafts have to be taken into consideration. Correction of a complication after TEVAR requires a large armamentarium of interventional material and experience. The consequences of complications are much more serious as compared to infrarenal interventions. Conversion is rare, but has to be an available alternative in primary repair as well as during follow up.

Einleitung

Den größten Benefit der endovaskulären Behandlung von Aortenpathologien erfahren ohne Zweifel Patienten mit Erkrankungen der thorakalen Aorta. Die Morbidität und Mortalität sind um ein Wesentliches kleiner als bei der offenen Operation. Drei große Entitäten, deren Komplikationsmöglichkeiten verschieden sind, werden mit endovaskulären Prothesen behandelt:
1. degenerative Erkrankungen (Aneursysma, perforierendes Aortenulkus [PAU]),
2. traumatische Rupturen (der im wesentlichen gesunden Aorta),
3. Dissektionen.

Die Behandlung, besser die Vermeidung von Problemen, ist bei diesen Entitäten zum Teil überlappend, zum Teil different.

Schlüssel für das Management von Komplikationen ist deren Vermeidung. Dies gilt für endovaskuläre Techniken in viel größerem Ausmaß als beim offenen Operieren. Bei der offenen Operation sind die Korrekturmöglichkeiten meist einfacher, weil Standardmaterial verwendet werden kann; im Rahmen endovaskulärer Techniken ist zumeist ein beträchtlicher materieller Aufwand nötig. Es ist deshalb essenziell, immer genügend Material für ein Backup vorzuhalten und Komplikationen mit einzukalkulieren. Bei der Stentgraftimplantation in der thorakalen Aorta sind Komplikationen gravierender als im Bereich der infrarenalen Aorta oder noch weiter peripher, bedingt durch die Nähe zu den hirnversorgenden Arterien, das große Blutvolumen und den hohen Druck im Gefäßsystem. Sie erfordern daher schnelleres und effizienteres Handeln im Falle einer Komplikation als in anderen Gefäßprovinzen intra- und perioperativ. Spätkomplikationen sind gravierend, eine einfache Konversion wie im infrarenalen Bereich oft nicht möglich.

Wie immer beim interventionellen Vorgehen ist die präoperative Planung zur Vermeidung von Komplikationen entscheidend. Bei thorakalen Prothesen kommt der Bestimmung des Durchmessers nicht nur der Landezonen, sondern auch der Zugangsgefäße und deren Verkalkungsgrad eine wichtige Bedeutung zu. Zu den allgemein zu beachtenden Parametern gehören die kardiale Leistungsfähigkeit und die Nierenfunktion: Eine Absenkung des Blutdruckes ist für die Platzierung einer thorakalen Prothese genauso nötig wie größere Kontrastmittelmengen. Dies gilt es bereits in die präoperative Planung mit einzubeziehen.

Im Folgenden sollen die einzelnen Probleme intra-, früh- und spätpostoperativ getrennt betrachtet werden.

Intraoperative Komplikationen

Zugangsgefäße

Viele thorakale Implantationen scheitern, weil die Einführbestecke mit bis zu 24 F den iliakofemoralen Gefäßdurchmesser überschreiten. Es ist zu beachten, dass die Hersteller der Prothesen, nicht zuletzt aus Marketinggründen, den Schleusendurchmesser der Prothesen angeben, der sich nach dem In-

nendurchmesser bemisst. Das heißt, ein 24-F-Einführbesteck hat einen Außendurchmesser bis 27 F (9 mm). Zusammen mit dem wenig flexiblen Schaft ist dies für viele Patienten zu viel, zumal wenn zusätzlich Verkalkungen vorliegen. Zudem sind 30 % der TEVAR-Patienten Frauen, die ohnehin dünnere Zugangsgefäße haben. Verschiedene Möglichkeiten der Kompensation werden angegeben:
- Wahl der Gegenseite,
- »Prädilatation« mit und ohne Stenting [7],
- retroperitonealer Zugang mit/und ohne Konduit [1],
- »Exoten«: direkter Zugang zur abdominalen Aorta/karotidealer Zugang [2, 10].

Ein Kinking der Beckengefäße kann durch Anwendung eines Buddy-wire von der Leiste bis zur A. brachialis rechts bis zu einem gewissen Grad ausgeglichen werden, er stabilisiert das System, bietet aber bei zu engen und verkalkten Gefäßen eine falsche Sicherheit. Auch die häufig empfohlene Prädilatation oder das »Kalibrieren« mit einer entsprechenden Schleuse sind Möglichkeiten, die mit Vorsicht zu gebrauchen sind.

Eine Ruptur der Beckengefäße bemerkt man unter Umständen nicht beim Vorschieben, sondern erst beim Entfernen des Systems. Es ist deshalb beim Rückholen des Einführbesteckes auf den Verbleib des Führungsdrahtes unbedingt zu achten, damit ein Blockadekatheter vorgeschoben werden kann. Bei vier eigenen Rupturen war es jeweils zu einem Abreißen der A. iliaca externa im Bereich der iliakalen Bifurkation gekommen. Eine interventionelle »Reparatur« mit gecoverten Stents war in keinem der Fälle erfolgreich, da eine Blutung über die A. iliaca interna retrograd persisitierte. Die Autoren wählen daher immer den offenen Zugang extraperitoneal und ersetzen das meist massiv verletzte Gefäß durch ein Kunststoffinterponat (dies im Gegensatz zu anderen Autoren [6]).

Erstaunlicherweise etabliert sich auch für TEVAR der perkutane Zugang mit Erfolg. Auch die arteriellen Zugänge der dicken Einführbestecke lassen sich ohne Komplikationen mit dem Prostar-System in der Preclose-Technik verschließen. Die Komplikationen scheinen insgesamt geringer als bei Eröffnung der Leiste [5].

Platzierung der Prothese

Das Vorschieben der Prothese in die gewünschte Position gestaltet sich gelegentlich durch ein massives Kinking der Aorta descendens schwierig. Der oben bereits erwähnte Buddy-wire ist hier hilfreich. Zu beachten ist, dass der Draht, der über die rechte A. subclavia läuft, durch einen 5-F-Diagnostikkatheter geschützt wird. Ansonsten besteht die Gefahr, die A. subclavia oder den Truncus brachiocephalicus einzuschneiden.

Obwohl die meisten Prothesen in ihren Einführbestecken recht flexibel sind, gelingt es manchmal nicht, die Prothese um den Bogen in die Aorta ascendens zu schieben. Als Komplikationsmöglichkeit droht die Perforation im Bogen oder Embolisationen in die supraaortalen Äste, weil die Prothesenbestecke sich hier gerne abstützen.

Ein seltenes, aber potenziell extrem gefährliches Problem ist die Unmöglichkeit des Vorschiebens der Prothese um den Bogen. Lässt sich das Problem nicht durch einen steifen Draht (Lunderqvist/Backup Meier) lösen, der tief über die Aortenklappe in den linken Ventrikel geschoben wird und wird gleichzeitig am Draht gezogen, sollte man das Vorhaben abbrechen, denn Bogenperforationen mit letalem Ausgang kommen vor. Es gibt zwar noch eine Reihe weiterer Techniken, die helfen können, sie sollten jedoch sehr erfahrenen Zentren vorbehalten bleiben.

Selbstverständlich sollte die richtige Rotation des Bildwandlers sein. In der Regel bietet die 30°-LAO-Stellung die beste Projektion. Ebenso lassen sich Angiographien, die zum korrekten Platzieren einer Prothese nötig sind, nur mit einem Hochdruckinjektor erstellen.

Zur Entfaltung der Prothese muss eine adäquate Drucksenkung erfolgen. Deren Ausmaß bestimmen neben dem Landungsort und der Präzision, mit der die Prothese entfaltet werden muss, auch die allgemeinen Vorerkrankungen des Patienten. Während bei einem in der mittleren Aorta descendens gelegenen Aneurysma eine moderate Senkung auf systolische Werte von 100 mm Hg ausreichend ist, müssen bei karotisabgangsnaher Entfaltung unter Umständen alternative Methoden der Drucksenkung angewendet werden. Dabei ist nach unserer Auffassung das entscheidende Kriterium nicht der Mitteldruck, sondern die Systole, welche die Prothese wegdrückt. Sowohl ein kurzfristiger Kreislaufstillstand mit Adenosin wie auch das Overpacing mit einem Schrittmacher kommen in Frage. Es sollte der Methode der Vorzug gegeben werden, mit der Erfahrungen bestehen. Das Overpacing scheint einige Vorteile zu bieten, wenn es sicher beherrscht wird [13, 15, 16].

Die Komplikation der primären Endoleckage sollte vermeidbar sein, wenn die Prothese entsprechend ausgemessen war und die anatomischen Limitationen beachtet wurden. Ein entsprechender Cuff zur Verlängerung nach proximal oder distal *muss* vorhanden sein. Nicht in jedem Fall ist eine Verlängerung möglich, weil wichtige Gefäße verschlossen würden. Hier dürfen keine Kompromisse eingegangen werden, und Bypässe müssen vorher angelegt sein!

Das früher liberale Überstenten der linken A. subclavia ist heute einer differenzierten Sicht gewichen [17]. Vor der Stentprozedur muss zumindest angiographisch überprüft werden, ob sie zur Hirnperfusion benötigt wird. Wir sind dazu übergegangen, fast routinemäßig die A. subclavia zu transponieren oder einen Bypass anzulegen, zumal damit auch die Inzidenz von Typ-II-Endoleckagen verringert wird.

Überlappungszonen

Je größer das Aneurysma ist, umso größer muss die Überlappung bei modularen Komponenten gewählt werden. Die als Mindestmaß angegebenen 60 mm sind relativ zu sehen. Es gilt die Überlappung maximal zu wählen, das heißt primär lange Komponenten zu ordern. Im Laufe der Zeit weichen durch die Bewegung der Prothesen und deren Annäherung an die Aneurysmawand die Prothesen auseinander. Auch halten wir es für besser, die Prothese modular zu wählen, damit kann man proximale und distale Landungszone optimal und präzise nutzen. Durch ausreichende Überlappung in der Mitte gibt man der Prothese die Möglichkeit, in der Mitte in der Länge nachzugeben, und belastet damit die Fixierung an den Landungszonen nicht. Für das intraoperative Vorgehen ist es unerlässlich, dass ein »Brückenteil« als Ersatz vorhanden ist, falls die Überlappung nicht ausreicht. Es ist häufig von den präoperativen Messungen her nicht zu kalkulieren, wie groß die Überlappungszonen sein werden.

Ruptur

Wie oben bereits angesprochen, sind beim thorakalen Vorgehen Rupturen möglich. Vor allem bei stark gewundenen und elongierten Aorten wird der Schub von distal aus der Leiste im Verlauf in Teilkräfte zerlegt, die im Winkel von 90° auf die Wand zeigen. Lassen sich diese Schubkräfte nicht durch einen Drahtzug oder Buddy-wire lösen, sollte man die Prozedur abbrechen. Unter Umständen ist eine flexiblere Prothese vorhanden oder bieten kürzere modulare Teile Vorteile. Die beiden Rupturen beim Platzieren einer Prothese aus dem eigenen Krankengut waren letal!

Retrograde Dissektion

Retrograde Dissektionen während und nach TEVAR sind extrem selten. Insgesamt treten sie mit einem Prozentsatz von 1,33 % auf [4], wobei 15 % davon intraoperativ auftreten. Am meisten gefährdet sind Typ-B-Dissektionen. Die Gesamtletalität liegt bei 42 %. In der Mehrheit sind Prothesen mit proximalen freien Stentreihen beteiligt. Die Empfehlung für die retrograde Dissektion ist die Konversion zum sofortigen offenen Bogenersatz, wenn der Allgemeinzustand des Patienten dies erlaubt.

Frühpostoperative Komplikationen

Apoplex

In der Regel entstehen Schlaganfälle während des Eingriffs, sie fallen jedoch zunächst wegen der Vollnarkose nicht auf. Ihre Häufigkeit liegt bei 3–6 % [9]. Das Risiko scheint bei Patienten mit Überstenten der A. subclavia erhöht zu sein. Eine wichtige Rolle spielt aber auch die Operationstechnik insbesondere bei stark atheromatös veränderten Aorten. Auch steigt das Risiko durch die Verwendung von brachialen Zugängen für die Angiographie oder den Buddy-wire [14].

Spinale Ischämie

Die Inzidenz spinaler Ischämien wird mit 3–6 % angegeben, wobei die Mehrzahl nicht persistiert. Das Risiko steigt mit der Länge der verwendeten Prothese, vorherigen Operationen an der Aorta und Überstenten der A. subclavia. Bei diesen Risikogruppen wird eine generelle Liquordrainage empfohlen. Bei den Patienten, die postoperativ einen neurologischen Befund entwickeln, ist das Drainieren zumindest eine Option, die eine Verbesserung herbeiführen kann. Für die Applikation von Steroiden gibt es bisher keine eindeutige Basis. Das Anheben des arteriellen Mitteldrucks scheint einen günstigen Effekt zu haben [12]. Wir legen routinemäßig bei allen Patienten mit Risikopotential präoperativ eine Liquordrainage.

Spätkomplikationen

Die Spätkomplikationen unterscheiden sich prinzipiell zwischen TEVAR und EVAR nicht. Eine wichtige Ausnahme bildet der proximale Prothesenkollaps und die Lage der Prothese im Mediastinum mit den benachbarten Strukturen. Berichte über das Management von Komplikationen beschränken sich auf wenige Fälle. Größere relevante Studien liegen bisher nur über weniger als drei Jahre vor.

Proximaler Prothesenkollaps

Bei Dissektionen und bei der Behandlung von traumatischen Rupturen kommt es in seltenen Fällen zu einem proximalen Kollaps der Prothese. Inzwischen gibt es zahlreiche Veröffentlichungen dieser Komplikation, die insgesamt bei 0,4 % aller thorakalen Implantationen auftritt [18]. Verantwortlich hierfür ist neben der Bogenanatomie wahrscheinlich ein zu großes Oversizing. Bei den traumatischen Rupturen der noch relativ jungen Patienten ist dies öfter der Fall. Neben dem resultierenden akuten, meist tödlichen Aortenverschluss sind auch chronische Verläufe mit rezidivierendem kurzzeitigen Kollaps bekannt. Aus dem eigenen Krankengut ist über einen 17-jährigen Jungen zu berichten, der sich mit intermittierender Claudicatio nach Stentgraftversorgung vorstellte. Neben der Konversion als Therapieoption bei jüngeren Patienten kommt die interventionelle Versorgung durch eine Verlängerung des Stentgrafts nach proximal in Frage, eventuell mit vorheriger A.-subclavia-Transposition, oder die Aussteifung mit einem Palmaz-Stent (Off-label-use). Primär sollte das Oversizing thorakaler Prothesen nicht mehr als 10–15 % betragen. Zwischenzeitlich reagiert die Industrie mit der Produktion englumiger Prothesen für jüngere Patienten und forscht mit Prothesen, die sich besser an die Anatomie des Bogens anpassen. Außerdem werden Strategien zur Anpassung an den Bogen entwickelt [8].

Typ-I-Endoleck proximal und distal

Proximale und distale Leckagen sind meist Folgen einer problematischen Indikationsstellung. Die nutzbare Halslänge sollte 2 cm nicht unterschreiten. Ob proximale freie Stentreihen einen Vorteil bringen, ist umstritten. Als Reparaturmöglichkeiten kommen die Konversion und die proximale Verlängerung nach Schaffung einer ausreichenden Landezone in Frage. Distale Endolecks sind häufig Folge einer Platzierung der Prothese in eine konische, rotweinglasartige Aorta. Man erzielt kurzfristig eine Abdichtung, sekundär rutscht die Prothese jedoch aus dem kurzen Hals nach proximal heraus. Wir haben inzwischen mehrere dieser Patienten gesehen. Eine sekundäre Therapie ist extrem schwierig. Auch das primäre oder sekundäre Überstenten des Truncus zur Gewinnung zusätzlicher Landezone scheint nur in Ausnahmefällen hilfreich, ist aber derzeit Gegenstand mehrerer Untersuchungen. Leider sind auch fenestrierte Prothesen nicht sehr hilfreich, denn sie müssen mit 4 Fenstern versehen werden und sind damit sehr komplex und indikatorisch eingeschränkt. Wenn der Allgemeinzustand des Patienten es erlaubt, ist das offene Vorgehen hier die Wahl, sei es als Hybrideingriff oder als thorakoabdominale Operation.

Typ-II-Endoleak

Theoretisch müssten Typ-II-Endoleckagen mit der gleichen Häufigkeit vorkommen wie infrarenale Lecks. Sie liegen jedoch nach der Literatur mit 4 % eher in einem niedrigeren Bereich [11]. Wie bei den infrarenalen Lecks erscheint auch hier eher ein Abwarten gerechtfertigt. Im Falle des Wachstums ist wahrscheinlich die offene Ausräumung des Sackes und die Umstechung der Interkostalarterien die Therapie der Wahl.

Typ-III-Endoleak und Migration

Typ-III-Endoleaks durch ein Auseinanderweichen von Prothesenteilen sind meist Folge der primär mangelnden Überlappung. Die Computertomographie alleine ist deshalb gerade bei thorakalen Prothesen nicht ausreichend. Das konventionelle Röntgenbild des Thorax in zwei Ebenen zeigt die Überlappung der Stentanteile und ermöglicht eine frühzeitige Therapie. Die Therapie eines Auseinanderweichens ist einfach und durch eine Protheseninterposition zu lösen. Zu fordern ist eine jährliche Kontrolle des Migrationsverhaltens.

Aortoösophageale Fisteln

Hierbei handelt es sich neben der Ruptur sicherlich um die größte Komplikation. Die Arrosion der Prothese oder des Aneurysmasackes in den Ösophagus oder auch in das tracheobronchiale System ist selten beschrieben. In einer größeren Serie imponierten aortoösophageale Fisteln mit immerhin 1,9 % nach Stentprothesenimplantation . Bei allen Patienten endete die Komplikation letal [3].

Literatur

1. Criado FJ (2007) Iliac arterial conduits for endovascular access: Technical considerations. J Endovasc Ther 14: 347–351
2. Criado FJ, McKendrick C, Criado FR (2009) Technical solutions for common problems in TEVAR: managing access and aortic branches. J Endovasc Thor 16: I-63–I-79
3. Eggebrecht H, Mehta RH, Dechene A, Tsagakis K, Kühl H, Huptas S, Gerken G, Jakob HG, Erbel R (2009) Aortoesophageal fistula after thoracic aortic stent-graft placement: a rare but catastrophic complication of a novel emerging technique. JACC Cardiovasc Interv 2: 570–576
4. Eggebrecht H, Thompson M, Rousseau H, et al. (2009) Retrograde ascending aortic dissection during or after thoracic aortic stent graft placement: insight from the European registry on endovascular aortic repair complications. Circulation 120 (Suppl 11): 276–281
5. Eisenack M, Umscheid T, Tessarek J, Torsello GF, Toresello GB (2009) Percutaneous Endovascular Aortic Repair: A Prospective Evaluation of Safety, Efficiency, and Risk Factors. J Endovasc Ther 16: 708–713
6. Fernandez JD, Craig JM, Garrett HE, Burgar SR, Bush AJ (2009) Endovascular management of iliac rupture during endovascular aneurysm repair. J Vasc Surg 5: 1293–1299
7. Hinchliffe RJ, Ivancev K, Sonesson B, Malina M (2007) »Paving and cracking«: an endovascular technique to facilitate the introduction of aortic stent-grafts through stenosed iliac arteries. J Endovasc Ther 14: 630–633
8. Kölbel T, Resch TA, Dias N, Björses K, Sonesson B, Malina M (2009) Staged proximal deployment of the Zenith TX2 thoracic stent-graft: a novel technique to improve conformance to the aortic arch. J Endovasc Ther 16: 598–602
9. Lee WA (2007) Pitfalls in pre-case planning for thoracic stentgrafting. Endovasc Today (Suppl): 3–6
10. Martinez Trabal JL, Pigott JP, Comerota AJ (2008) Use of the abdominal aorta as an alternative access site for thoracic aortic stent graft placement. Vasc Endovasc Surg 42: 574–578
11. Matsumura JS, Cambria RP, Dake MD (2008) International controlled clinical trial of thoracic endovascular aneurysm repair with the Zenith TX2 endovascular graft: 1-year results. J Vasc Surg 47: 247–257
12. Mehta M, Hnath JC, Sternbach Y, et al. (2008) Cerebrospinal fluid drainage during TEVAR. Endovasc Today (Suppl; endovasculartoday.com): 44–46
13. Nienaber CA, Kische S, Rehders TC, Schneider H, Chatterjee T, Bünger CM, Höppner R, Ince H (2007) Rapid pacing for better placing: comparison of techniques for precise deployment of endografts in the thoracic aorta. J Endovasc Ther 14: 506–512
14. Patel HJ, Williams DM, Upchurch GR, et al. (2008) A comparison of open and endovascular descending thoracic aortic repair in patients older than 75 years of age. Ann Thor Surg 85: 1597–1604
15. Plaschke K, Böckler D, Schumacher H, Martin E, Bardenheuer HJ (2006) Adenosine-induced cardiac arrest and EEG changes in patients with thoracic aorta endovascular repair. Br J Anesth 96: 310–316
16. Qu L, Raithel D (2009) Techniques for Precise Thoracic Endograft Placement. J Vasc Surg 49: 1069–1072
17. Rivzi AZ, Murad MH, Fairman RM, Erwin PJ, Montori VM (2009) The effect of left subclavian artery coverage on morbidity and mortality in patients undergoing endovascular thoracic aortic interventions: a systematic review and meta-analysis. J Vasc Surg 50: 1159–1169
18. Stehr A, Töpel I, Steinbauer M (2009) Endograftkollaps nach endovaskulärer thorakaler Versorgung: Ein krankheits- oder prothesenspezifisches Problem? Gefäßchirurgie 14: 100–107

Spätparaplegie nach Versorgung eines Endoleaks einer langstreckigen aortalen Stentgraftprothese

O. Tsiosta, B. Luther, T. Nowak

Delayed-onset paraplegia after the supply of an endoleak after long segment aortic stentgrafting

Zusammenfassung

Ischämische Schädigungen des Rückenmarks sind gefürchtete Komplikationen nach Ausschaltung thorakoabdominaler Aortenaneurysmen. Auch die endovaskuläre Stentgrafttherapie ist mit einer Paraplegierate von 3 % behaftet. In diesem Kapitel wird über einen Fall berichtet, bei dem ein Aortenaneurysma Typ II nach Crawford nach Debranching der Viszeralarterien durch 4 Stentgraftprothesen ausgeschaltet wurde. Bei der Versorgung eines distalen Endoleaks Typ I durch offenes Banding kam es nach 36 Stunden zu einer Spätparaplegie. Als Ursache wird eine sukzessive Thrombosierung der Spinalarterien angenommen. Wir sehen als Konsequenz aus diesem Verlauf die längerfristige Kontrolle der Kreislaufdynamik, des Liquordrucks und der Antikoagulation.

Summary

Ischemic damages of the spinal cord are feared complications after elimination of thoracoabdominal aortic aneurysms. Also the endovascular stentgrafting therapy is afflicted with a paraplegia rate of 3 %. It is reported on a case, with which a Crawford type II thoracoabdominal aortic aneurysm was switched off by four stentgraft protheses after visceral debranching of the arteries. In the supply of a distal type I endoleak by open banding there was a delayed-onset paraplegia after 36 hours. As a cause a gradual thrombosis of the spinal arteries is assumed. We see the long-term monitoring of the cycle dynamics, the liquor pressure and the anticoagulation as a consequence from this process.

Einleitung

Aneurysmen der thorakoabdominalen Aorta sind potenziell lebensbedrohliche Erkrankungen. Seit dem ersten erfolgreichen thorakalen Aortenersatz durch DeBakey und Crawford haben die Entwicklungen in der Gefäßchirurgie zu einer deutlichen Besserung der Überlebenschancen geführt [2, 6]. Trotzdem gehören Eingriffe an der thorakalen Aorta descendens immer noch zu den großen Herausforderungen in der Gefäßchirurgie. Perioperative Letalität und Morbidität sind weiterhin hoch. Die meisten Komplikationen sind durch intraoperative ischämische Organschädigungen und postoperatives Lungen- bzw. Multiorganversagen bedingt [14]. Die am meisten gefürchtete Komplikation ist nach wie vor die ischämische Rückenmarkschädigung mit Paraparese bzw. Paraplegie des unteren Körperabschnitts. Diese wird durch Unterbrechung der spinalen Gefäßversorgung bei der Aneurysmaausschaltung verursacht und hat eine Häufigkeit bis zu 20 % [3, 8, 11]. Vor allem die Zeitdauer der notwendigen Aortenabklemmung korreliert mit einer ischämischen Schädigung des Rückenmarks. Prädiktoren dafür sind langstreckige Aneurysmen mit Einbeziehung vieler Spinalarterien oder auch notfallmäßige Operationen mit frühzeitiger und damit prolongierter Aortenausklemmung.

Bessere Ergebnisse werden durch die endovaskuläre Ausschaltung der thorakoabdominalen Aortenaneurysmen erreicht, welche seit 1995 mehr und mehr zur Behandlungsmethode der ersten Wahl geworden ist [10, 13]. Die Indikation stellt sich insbesondere bei den TAA-Typen I-III nach Crawford. Durch das transfemorale oder -iliakale Einbringen eines Stentgrafts wird eine Sanierung der Aorta mit kurzer Ischämiezeit erreicht. Die Letalität beträgt ebenso wie die Paraplegierate nur 3 %. Die Morbidität ist ebenfalls gering [7]. Bei langstreckigen Befunden (Typ II) eignen sich Hybridverfahren, bei denen im 1. Schritt sämtliche Viszeralarterien mittels einer extraanatomischen Oktopusrekonstruktion vom Aneurysma getrennt werden [1]. Im 2. Schritt erfolgt die Stentgraftausschaltung des Aneurysmas. Dennoch kann in Sonderfällen eine langstreckige Ausschaltung des Aneurysmas mit Verschluss vieler Spinalarterien zur Paraplegie führen, wie nachfolgendes Beispiel zeigt.

Kasuistik

Dabei handelt es sich um eine 70-jährige Patientin mit initial thorakalen Schmerzen, die in den Rücken ausstrahlen, und kachektischem Allgemeinzustand. Der Befund (◘ Abb. 23.1a, b) ergibt ein thorakoabdominales Aortenaneurysma Typ II nach Crawford (max. Querdurchmesser 7,4 cm).

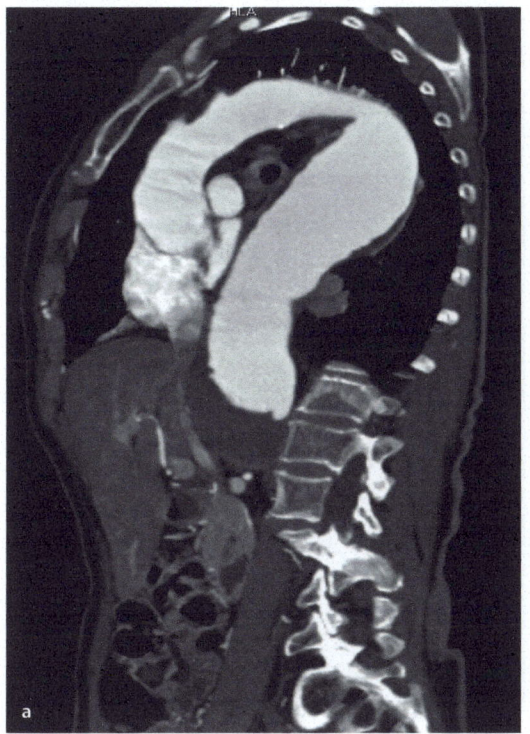
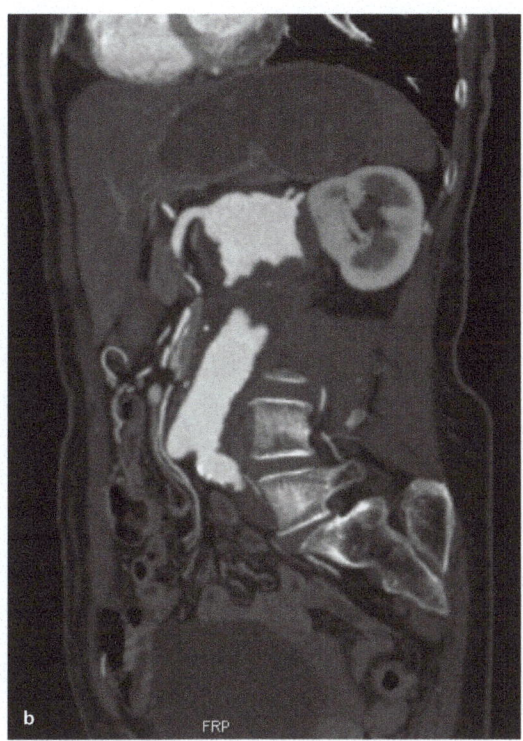

Abb. 23.1 Ausgedehntes thorakoabdominales Aortenaneurysma: **a** thorakaler Abschnitt, **b** abdominaler Abschnitt

Nebenbefundlich fanden sich eine arterielle Hypertonie sowie eine Niereninsuffizienz im Stadium der kompensierten Retention.

Aufgrund des Aortenbefundes wurde die Indikation zu einer zweizeitigen Aneurysmaausschaltung gestellt. In der ersten Sitzung erfolgte die Rekonstruktion des infrarenalen Abschnitts des Aneurysmas durch eine Dacron-Doppel-Velour-Rohrprothese (32 mm), um eine gute Landungszone für den geplanten Stentgraft zu erhalten. Anschließend wurde eine Y-Prothese (14×7 mm) in die linke A. iliaca communis implantiert, wobei in End-zu-End-Position die Prothesenschenkel zur rechten und linken Nierenarterie geführt wurden. Danach Anschluss einer Dacron-Prothese (8 mm) vom linken iliakorenalen Bypass zum intestinalen Common-Ostium (Vereinigung der A. mesenterica superior und des Truncus coeliacus). Rechtsseitig wurde in die A. iliaca communis eine Dacron-Prothese (10 mm) eingenäht, die distal ligiert und in das rechte kleine Becken versenkt wurde, wodurch

in einer zweiten Sitzung endovaskulär die Stentprothese geführt werden konnte. Der Stentgraft bestand aus 4 Teilen und umfasste den gesamten thorakoabdominalen Aortenabschnitt unterhalb der linken A. subclavia bis zur infrarenalen Rohrprothese.

In der postoperativen computertomographischen Verlaufskontrolle zeigte sich im Übergang zwischen distalem Stentgraft und Rohrprothese ein Endoleak Typ I (◘ Abb. 23.2a, b). Nach primärem Abwarten entwickelte sich abermals ein Schmerzsyndrom im Rücken, sodass die Indikation zur Ausschaltung des Endoleaks durch Überstentung des distalen Graftendes gestellt wurde.

In der intraoperativen Verlaufskontrolle nach Überstentung zeigte sich weiterhin ein persistierendes Endoleak auf gleicher Höhe. Daraufhin erfolgte in gleicher Sitzung über einen kleinen translumbalen Zugang ein offenes Banding der Rohrprothese über dem distalen Stentgraft (◘ Abb. 23.3). Das thorakoabdominale Aortenaneurysma war

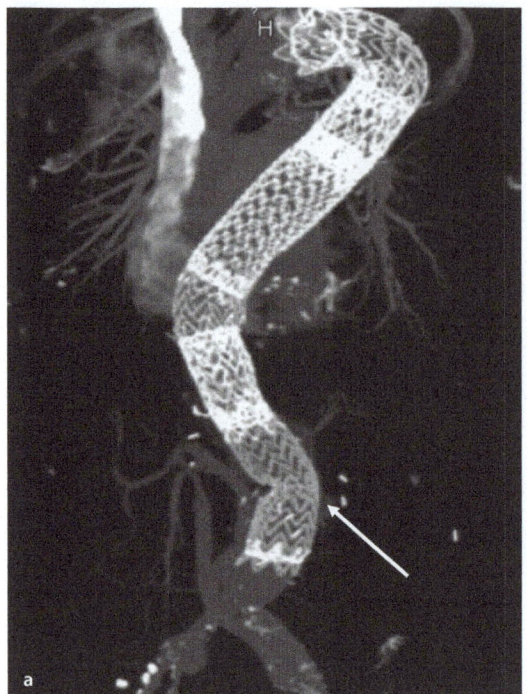
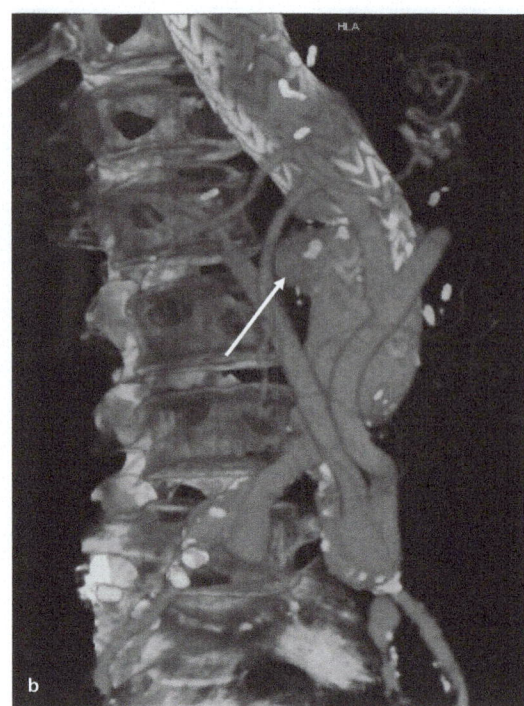

Abb. 23.2a Zustand nach endovaskulärer Ausschaltung mit Debranching aller Viszeralarterien, **b** deutliches Endoleak im distalen Stengraftende (Pfeil)

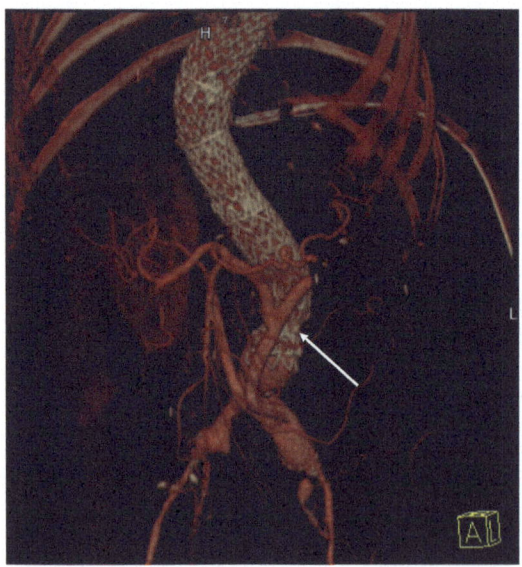

Abb. 23.3 Zustand nach translumbalem offenem Banding (Pfeil) des distalen Stentgrafts mit Ausschaltung des Endoleaks.

nun vollständig ausgeschaltet und das Endoleak verschlossen. Die Patientin befand sich wohl und war neurologisch unauffällig. Eineinhalb Tage nach dem Eingriff kam es jedoch überraschend zu einer Paraplegie der unteren Extremitäten.

Im mehrmonatigen postoperativen Nachbeobachtungszeitraum zeigte sich trotz intensiver krankengymnastischer Behandlung keine Besserung der neurologischen Symptomatik. Die Patientin verstarb 10 Monate nach dem Ersteingriff an einer Pneumonie.

Diskussion

Die Rückenmarkischämie mit konsekutiver Paraplegie stellt sowohl im Rahmen der offen-konventionellen als auch der endovaskulären Chirurgie der thorakoabdominalen Aorta eine schwerwiegende und folgenschwere Komplikation dar. Die Ursache besteht in der akuten Minderperfusion des Rückenmarks durch Ausschaltung essenzieller Spinalarterien. Am wesentlichsten ist die A. radicularis magna, die in Höhe des 9. Brust- und 1. Lendenwirbels aus der Aorta abgeht und als Hauptgefäß das mediale und distale Rückenmark versorgt. Dennoch gibt es weitere Versorgungsquellen aus dem subklavialen und iliakalen Stromgebiet, sodass bei endovaskulärem Vorgehen mit nur sekundenlangem Aortenverschluss eine Paraplegie selten ist.

Bei der vorgestellten Patientin wurde die thorakoabdominale Aorta langstreckig ersetzt. Eine symptomatische Minderperfusion des Rückenmarks trat nicht auf. *Ex post* ist dies dem Endoleak geschuldet, sodass retrograd neben dem Stentgraft genügend Blut in die Spinalarterien transportiert wurde. Erst mit dem erfolgreichen Verschluss des Endoleaks kam es zu einer allmählichen Thrombosierung der spinalen Versorgungsarterien, wodurch verzögert eine Rückenmarkischämie mit Paraplegie ausgelöst wurde. Dies haben auch andere Autoren erlebt, sodass manche eine temporäre retrograde Restdurchblutung des Aortenaneurysmas nicht für bedenklich halten [5, 12, 15]. In vielen Fällen kommt es sowieso allmählich zu einer Spontanthrombosierung, dann meist ohne neurologische Ausfälle.

Aufgrund des geschilderten Falles haben wir folgende klinische Konsequenzen für das zukünftige Management solcher Patienten gezogen:
- Erstens streben wir einen perioperativen mittleren arteriellen Druck von >120 mm Hg systolisch an. Eine auch nur kurzfristige Hypotension kann für eine arterielle Thrombose mit postoperativer Paraplegie verantwortlich sein.
- Zweitens empfehlen wir den Einsatz eines intraoperativen Monitorings durch Ableitung der muskulär-evozierten Potentiale und Kontrolle des Liquordrucks über mehrere Tage. Der zerebrospinale Druck sollte 10–12 mm Hg nicht überschreiten.
- Ebenfalls ist für die ersten Tage eine Antikoagulation (PTT=60 s) sinnvoll [4, 9, 16].

Weitere präventive Ansätze gelten der Weiterentwicklung und dem verbreiteten Einsatz fenestrierter oder gebranchter Stentprothesen.

Literatur

1. Böckler D, Kotelis D, Geisbüsch P, Hyhlik-Dürr A, Klemm K, Tengg-Kobligk H v, Kauczor H-U, Allenberg J-R (2008) Hybrid procedures for thoracoabdominal aortic aneurysms and chronic aortic dissections – A single center experience in 28 patients. J Vasc Surg 47: 724–732
2. DeBakey ME, Cooley DA (1953) Successful resection of aneurysm of thoracic aorta and replacement by graft. JAMA 152: 673–676
3. Cambria RP, Clouse WD, Davison JK, Dunn PF, Corey M, Dorer D (2002) Thoracoabdominal aneurysm repair: results with 337 operations performed over a 15-year interval. Ann Surg 236: 471–479
4. Carroccio A, Marin ML, Hollier LH (2003) Endovascular thoracic aortic aneurysm repair: proposed mechanism of paraplegia. Gefaesschirurgie 8: 564–568
5. Chiese R, Melissano G, Marroco-Trischitta MM, et al. (2005) Spinal cord ischemia after elective stent-graft repair of the thoracic aorta. J Vasc Surg 42: 11–18
6. Coselli JS, LeMaire SA, Conklin LD, Koksoy C, Schmittling ZC (2002) Morbidity and mortality after extent II thoracoabdominal aortic aneurysm repair. Ann Thorac Surg 73: 1107–1115
7. Fairman RM, Criado F, Farber M, Kwolek C, Mehta M, White R, Lee A, Tuchek JM (2008) Pivotal results of the Medtronic Vascular Talent thoracic stent graft system: The VALOR trial. J Vasc Surg 48: 546–554
8. Grabitz K, Sandman W, Stühmeier K, Mainzer B, Godehardt E, Ohle B, Hartwich U (1996) The risk of ischemic spinal cord injury in patients untergoing graft replacement for thoracoabdominal aortic aneurysms. J Vasc Surg 23: 230–240
9. Kotelis D, Geisbüsch P, Tengg-Kobligk H von, Allenberg J-R, Böckler D (2008) Paraplegia after endovascular repair of the thoracic and thoracoabdominal aorta. Zentralbl Chir 133: 338–343
10. Parodi JC (1997) Endovascular stent-graft repair of aortic aneurysms. Curr Opin Cardiol 12: 396–405
11. Rectenwald JE, Huber TS, Martin TD, Ozaki CK, Devidas M, Welborn MB, Seeger JM (2002) Functional outcome after thoracoabdominal aortic aneurysm repair. J Vasc Surg 35: 640–647
12. Reid J, Mole D, Johnston L, Lee B. (2003) Delayed paraplegia after endovascular repair of abdominal aortic aneurysm. J Vasc Surg 37: 1322–1323
13. Ricotta JJ, Malgor RD, Oderich GS (2009) Endovascular abdominal aortic aneurysm repair: Part I. Ann Vasc Surg 23: 799–812
14. Schumacher H, Böckler D, Allenberg JR (2004) Chirurgische Therapie thorakaler Aortenläsionen. Chirurg 75: 937–58
15. Tiesenhausen K, Amann W, Koch G (2000) Drainage to reverse paraplegia after endovascular thoracic aortic aneurysm repair. J Endovasc Ther 7: 132–135
16. Weigang E, Sircar R, von Samson P, Hartert M, Siegenthaler MP, Luehr M, Richter H, Szabó G, Czerny M, Zentner J, Beyersdorf F (2007) Efficacy and frequency of cerebrospinal fluid drainage in operative management of thoracoabdominal aortic aneurysms. Thorac Cardiovasc Surg 55: 73–78

Spätergebnisse nach Stentgraft-implantation bei penetrierendem Aortenulkus der thorakalen Aorta

M. Dorfmeister, R. Gottardi, J. Holfeld, J. Dumfarth, D. Zimpfer, M. Funovics,
M. Schoder, J. Lammer, E. Wolner, M. Czerny, M. Grimm

Mid-Term Results after Endovascular Stent-graft Placement due to Perforating Atherosclerotic Ulcers of the Thoracic Aorta

Zusammenfassung

Ziel dieser Studie war es, die Haltbarkeit und die Risikofaktoren für Mortalität und frühe und späte kardiovaskuläre Ereignisse nach endovaskulärer Stentgraftimplantation bei Patienten mit penetrierenden atherosklerotischen Ulzera (PAU) der thorakalen Aorta zu erheben.

Patienten und Methoden: Von 1997 bis 2007 wurden 39 Patienten mit PAU mittels endovaskulärer Stentgraftimplantation behandelt. Der durchschnittliche Nachbeobachtungszeitraum betrug 42 (10–86) Monate. Erhoben wurden die Krankenhausmortalität, das Auftreten von frühen und späten Endoleaks Typ I sowie von frühen und späten kardiovaskulären Ereignissen und das Überleben der Patienten.

Ergebnisse: Die Krankenhausmortalität betrug 11%. Die primäre Erfolgsrate lag bei 100%. Das Langzeitüberleben betrug 93%, 78% und 70% nach 1, 3 und 5 Jahren. Hämodynamische Instabilität sowie der logistische EuroSCORE zeigten sich als unabhängige Risikofaktoren für die Mortalität sowie für das Auftreten früher und später kardiovaskulärer Ereignisse.

Fazit: Endovaskuläre Stentgraftimplantation bei Patienten mit penetrierenden atherosklerotischen Ulzera ist eine effektive Behandlungsmethode. Hämodynamische Instabilität und ein hoher präoperativer Risikoscore der Patienten nehmen negativen Einfluss auf den Therapieerfolg. Das Überleben der Patienten im Nachbeobachtungszeitraum wird vorwiegend von den Spätkomplikationen der zugrunde liegenden Erkrankung bestimmt.

Summary

To determine mid-term durability of endovascular stent-graft placement in patients with perforating atherosclerotic ulcers (PAU) involving the thoracic aorta and to identify risk factors for death as well as early and late cardiovascular events.

Methods: From 1997 through 2007, 39 patients (mean age 67 years) presented with PAU. Mean numeric EuroSCORE was 11 and mean logistic EuroSCORE was 35. Median follow-up was 42 (10-86) months, being complete in all patients. Outcome variables included death and occurence of early and late cardiovascular events.

Results: In-hospital mortality was 11%. Primary success rate was 100%. Actuarial survival rates at 1, 3 and 5 years were 93%, 78% and 70% respectively. Hemodynamic instability (OR 2.5; p=0.034) as well as logistic EuroSCORE (OR 2.8; p=0.019) were identified as independent predictors of early and late cardiovascular events and of death.

Conclusions: Endovascular stent-graft placement in patients with PAU is an effective palliation for a life-threatening sign of a severe systemic process. Hemodynamic instability at referral and a high preoperative risk score predict adverse outcome. During mid-term follow-up, patients are mainly limited by sequelae of their underlying disease.

Einleitung

Unter penetrierenden atherosklerotischen Ulzera (PAU) versteht man einen eigenen morphologischen und funktionellen Symptomenkomplex, welcher auf der Basis von Atherosklerose entsteht und sämtliche Abschnitte der Aorta betreffen kann [6, 7]. Daraus wird ersichtlich, dass PAU auch mit anderen Organmanifestationen dieser Systemerkrankung vergesellschaftet sein können [7].

Die Tatsache, dass sie nicht nur zu einem intramuralen Hämatom der Aorta, sondern auch zu Aneurysmen und Dissektionen und in weiterer Folge zur Ruptur führen können, unterstreicht den lebensbedrohlichen Charakter dieser Erkrankung und die Bedeutung von rechtzeitig gesetzten therapeutischen Maßnahmen.

Da Entstehung und Progression der penetrierenden atherosklerotischen Ulzera einem obliterierenden Prozess zugrunde liegen, ist es nicht möglich, den Durchmesser der Aorta als Kriterium für ein therapeutisches Einschreiten heranzuziehen, wie es zum Beispiel beim Aortenaneurysma üblich ist. Vielmehr stehen die Morphologie der Läsion, deren Progression sowie die Symptomatik des Patienten im Vordergrund und erlauben eine individuelle Einschätzung des Risikos [1, 6, 7, 10]. Einheitliche Kriterien, anhand derer die Indikation zum therapeutischen Eingriff gestellt wird, liegen derzeit nicht vor, weshalb die Erfahrung der behandelnden Ärzte hier eine entscheidende Rolle spielt.

Die endovaskuläre Stentgraftimplantation hat sich in der Vergangenheit als die Therapiemethode der Wahl bei diversen akuten Pathologien der thorakalen Aorta herauskristallisiert [2–5, 7–9].

Ziel dieser Studie war es, Haltbarkeit und Risikofaktoren für die Mortalität sowie für frühe und späte kardiovaskuläre Ereignisse nach endovaskulärer Stentgraftimplantation bei penetrierenden atherosklerotischen Ulzera der thorakalen Aorta zu ermitteln [7].

Patienten und Methoden

Unser Patientengut umfasst 39 Patienten (Durchschnittsalter 67 Jahre) mit penetrierenden atherosklerotischen Ulzera der thorakalen Aorta, welche sich zwischen 1997 und 2007 einer endovaskulären Stentgraftimplantation unterzogen haben. An Komorbiditäten fanden sich vornehmlich Hypertonie (100 %), COPD (44 %) und vorangegangene kardiovaskuläre Ereignisse (62 %). Zur Einschätzung der postoperativen Frühmortalität wurde bei allen Patienten der EuroScore (European System for Cardiac Operative Risk Evaluation) herangezogen [7].

Bei jedem Patienten wurde präoperativ mittels einer Multislice-Computertomographie die gesamte Aorta evaluiert, um gröbere athersklerotische Veränderungen an den supraaortischen Ästen und den Iliacal- bzw. Femoralarterien (bedeutsam für den arteriellen Zugang bei der Stentgraftimplantation) auszuschließen, sowie um die benötigte Länge der Landezone zu berechnen [7]. Bei jenen Patienten, bei denen eine Verlängerung der proximalen Landezone vor der Stentgraftimplantation erforderlich war, wurden im Vorfeld eine Subclavia-Carotis-Transposition, eine Doppeltransposition oder ein totaler Bogenumbau durchgeführt [7].

Die Stentgraftimplantation erfolgte in Allgemeinnarkose, wobei in 40 % der Fälle ein Zugang über die A. femoralis communis aufgrund ausgeprägter atherosklerotischer Veränderungen nicht möglich war und deshalb in die A. iliaca communis eingegangen werden musste [7]. Die Stentgrafts wurden routinemäßig unter hypotensiven Bedingungen abgesetzt, wobei Stentgrafts von WL GORE (EXCLUDER, TAG) bei 14 Patienten, von Medtronic (Talent) bei neun Patienten, von Bolton Medical (Relay) bei zwei Patienten und von Jotec (Evita) ebenfalls bei zwei Patienten Verwendung fanden [7].

Der Durchmesser der benötigten Stentgrafts wurde anhand des größten Durchmessers des proximalen oder distalen Halses, zu dem ein »Oversizing-Faktor« von 10–20 % zu addieren ist, berechnet [7].

Nach der Stengraftimplantation wurden CT- oder MRT-Kontrollen unmittelbar vor der Entlassung der Patienten und außerdem nach 3, 6 und 12 Monaten durchgeführt, anschließend einmal jährlich [7].

Risikofaktoren wurden schrittweise mittels logistischer Regressionsanalyse erhoben. Der Schwellenwert für die multivariate Analyse war ein P-Wert unter 0,05 in der univariaten Analyse. Die statistische Analyse wurde mit SPSS 11.0 Statistical Software durchgeführt [7].

Ergebnisse

Die Lokalisation der penetrierenden atherosklerotischen Ulzera bei unseren Patienten [7] zeigt Abb. 24.1. Die Mehrheit der Läsionen fand sich in der Aorta descendens (n=27), in 23 % der Fälle waren sie im distalen Bogen (n=9) und bei den übrigen Patienten im mittleren Bogen (n=3) lokalisiert.

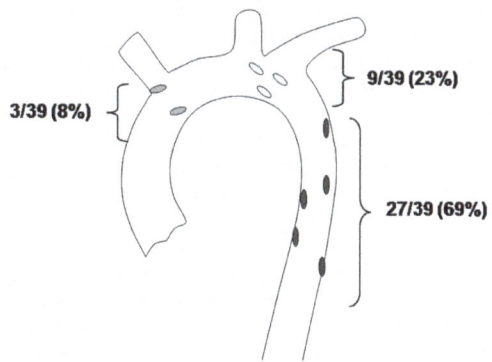

Abb. 24.1 Lokalisation der PAU

Aufgrund der Lage im distalen und mittleren Bogen, war es bei zwölf Patienten notwendig, vor der Stentgraftimplantation eine ausreichend lange Landezone zu schaffen, weshalb bei neun Patienten eine Doppeltransposition und bei drei Patienten ein totaler Bogenumbau durchgeführt wurde.

Die primäre Erfolgsrate betrug 100 % [7]. Vier Patienten verstarben nach dem Eingriff noch während des stationären Aufenthalts. Bei ihnen war die Stentgraftimplantation unter Notfallbedingungen erfolgt. Einer von ihnen erhielt den Stentgraft aufgrund einer aortoösophagealen Fistel und erlag vier Tage nach dem Eingriff einer schweren Blutung. Die übrigen verstarben an einer akuten Darmischämie zwei Wochen nach der Intervention (n=1) und an Multiorganversagen (n=2).

Der durchschnittliche Nachbeobachtungszeitraum betrug 42 (10–86) Monate. In diesem Zeitraum verstarben sechs Patienten an kardiovaskulären Ereignissen [7].

Späte Endoleaks vom Typ I beobachteten wir bei zwei Patienten. Bei zehn Patienten waren weitere operative oder interventionelle Eingriffe aufgrund sekundärer kardiovaskulärer Erkrankungen durch das Fortschreiten der zugrunde liegenden athersklerotischen Erkrankung erforderlich.

Eine multivariate Analyse unserer Daten zeigte, dass hämodynamische Instabilität zum Zeitpunkt der Aufnahme der Patienten (HR=2,5, p=0,034) und der logistische EuroScore (HR=2,8, p=0,019) die Mortalität und das Auftreten von frühen oder späten kardiovaskulären Ereignissen negativ beeinflussen, wohingegen das Alter (HR=1,0, p=0,488) hier keinen Einfluss zeigt [7].

Schlussfolgerung

Die endovaskuläre Stentgraftimplantation hat sich als effektive Behandlungsmethode bei Patienten mit penetrierenden atherosklerotischen Ulzera der thorakalen Aorta herausgestellt.

Da es sich um keine dilatative Erkrankung wie beim Aortenaneurysma handelt, spielt der Durchmesser der Ulzera bei der Entscheidungsfindung, ob ein therapeutisches Eingreifen notwendig ist, eine nur untergeordnete Rolle [1, 6, 7, 10]. Vielmehr stehen die Morphologie und die Progression der Läsionen sowie die Symptome des Patienten im Vordergrund. Einheitliche Richtlinien hierfür liegen derzeit nicht vor, die Ausarbeitung derselben durch ein interdisziplinäres Expertenteam wäre sinnvoll [7].

Die Möglichkeit der supraaortalen Transpositionen erlaubt es, die endovaskuläre Stentgraftimplantation auch bei jenen Patienten durchzuführen, welche die Läsionen im distalen und mittleren Bogen aufweisen, da auf diese Weise eine ausreichend lange Landezone für den Stentgraft geschaffen werden kann [7].

Obwohl die primäre Erfolgsrate bei 100 % lag [7], betrug die Mortalität unter den stationären Patienten 10 %. Bei diesen Patienten musste unter Notfallbedingungen ein Stentgraft implantiert werden, da bereits eine Ruptur der thorakalen Aorta stattgefunden hatte [7]. Hämodynamische Instabilität zum Zeitpunkt der Aufnahme des Patienten und der logistische EuroScore erwiesen sich dabei als unabhängige Risikofaktoren für die Mortalität, sowie für das Auftreten von frühen und späten kardiovaskulären Ereignissen [7]. Dies wird verständlich, wenn man den obliterierenden Charakter der atherosklerotischen Grunderkrankung und die Mitbeteiligung anderer Organsysteme ins Auge fasst. Der Großteil der Patienten mit penetrierenden atherosklerotischen Ulzera leidet außerdem an einer koronaren Herzerkrankung, was bei hämodynamischer Instabilität mit einer Schädigung des Herzmuskels einhergeht, von welcher sich diese schwerstkranken Patienten in der Folge nur schwer erholen [7].

Die Rate an sekundären Endoleaks war, im Vergleich zu jener bei anderen Aortenpathologien – sehr gering [7]. Dies könnte daran liegen, dass penetrierende atherosklerotische Ulzera in der Regel nicht sehr ausgedehnt sind und eine Dilatation des betroffenen Aortenabschnitts aufgrund des obliterierenden Charakters der Grunderkrankung eher unwahrscheinlich ist [7].

Die Anzahl der operativen oder interventionellen Eingriffe wegen sekundärer kardiovaskulärer Erkrankungen nach der Stentgraftimplantation war hingegen vergleichsweise hoch, was durch das Voranschreiten des systemischen atherosklerotischen Prozesses erklärbar wird, da es sich bei PAU selten um die Erstmanifestation dieser Erkrankung handelt [7].

Somit ist die endovaskuläre Stentgraftimplantation bei penetrierenden atherosklerotischen Ulzera der thorakalen Aorta in erster Linie als palliative Therapie zu betrachten und nicht als nachhaltige Behandlung der obliterierenden Grunderkrankung, an deren Spätkomplikationen der Patient meist verstirbt [7].

Literatur

1. Cho KR, Stanson AW, Potter DD, et al. (2004) Penetrating atherosclerotic ulcer of the descending thoracic aorta and arch. J Thorac Cardiovasc Surg127: 1393–1401
2. Criado FJ, Barnatan MF, Rizk Y, et al. (2002) Technical strategies to expand stent-graft applicability in the aortic arch and proximal descending thoracic aorta. J Endovasc Ther 9: II32–38
3. Czerny M, Gottardi R, Zimpfer D, et al. (2007) Mid-term results of supraaortic transpositions for extended endovascular repair of aortic arch pathologies. Eur J Cardiothorac Surg 31: 623–627
4. Czerny M, Grimm M, Zimpfer, et al. (2007) Results after endovascular stent-graft placement in atherosclerotic aneurysms involving the descending aorta. Ann Thorac Surg 83: 450–455
5. Czerny M, Zimpfer D, Rodler S, Funovics M, Dorfmeister M, et al. (2007) Endovascular stent-graft placement of aneurysms involving the descending aorta originating from chronic type B dissections. Ann Thorac Surg 83: 1635–1639
6. Erbel R, Alfonso F, Boileau C, et al. (2001) Task force on aortic dissection, European Society of Cardiology. Diagnosis and management of aortic dissection. Eur Heart J 22: 1642–1681
7. Gottardi R, Zimpfer D, Funovics M, et al. (2008) Mid-term results after endovascular stent-graft placement due to penetrating atherosclerotic ulcers of the thoracic aorta. Eur J Cardiothorac Surg 33: 1019–1024
8. Hutschala D, Fleck T, Czerny M, et al. (2002) Endoluminal stent-graft placement in patients with acute aortic dissection type B. Eur J Cardiothorac Surg 21: 964–969
9. Schoder M, Grabenwoger M, Holzenbein T, et al. (2002) Endovascular stent-graft repair of complicated penetrating atherosclerotic ulcers of the descending thoracic aorta. J Vasc Surg 36: 720–726
10. Sundt TM (2007) Intramural hematoma and penetrating atherosclerotic ulcer of the aorta. Ann Thorac Surg 83: S835–841

Die endovaskuläre Therapie des traumatischen Aortenabrisses

S. Ockert, H.-H. Eckstein

Endovascular aortic repair in traumatic aortic rupture

Zusammenfassung

Die traumatische Aortenruptur ist eine Verletzung mit einer hohen Mortalitätsrate beim polytraumatisierten Patienten. Die Mehrzahl der Betroffenen verstirbt in > 80 % der Fälle bereits an der Unfallstelle. Ursächliche Unfallmechanismen sind insbesondere Verkehrsunfälle (Motorrad/PKW) oder der Sturz aus großer Höhe (z. B. suizidal). Die klassische aortale Verletzungslokalisation liegt auf Höhe des obliterierten Ductus arteriosus. Konventionell offen-chirurgische Therapieverfahren der traumatischen Aortentransektion sind mit einer relevanten Morbiditäts- und Mortalitätsrate vergesellschaftet. Neue endovaskuläre Techniken (TEVAR) stellen ein alternatives Therapiekonzept mit potenziell niedrigeren Komplikationsraten dar. Prospektiv randomisierte Daten zum Vergleich offene vs. endovaskuläre Therapie liegen aktuell nicht vor. Aufgrund positiver Erfahrungen nach TEVAR an endovaskulär erfahrenen Zentren ist mittlerweile ein Paradigmenwechsel hin zum endovaskulären Verfahren zu verzeichnen. Bezüglich relevanter Fragestellungen wie Zeitpunkt der Therapie, Prothesendimensionierung und langfristigem Prothesenverhalten müssen weitere Daten zur endgültigen Einschätzung des Stellenwertes des Verfahrens in Zukunft abgewartet werden.

Summary

Traumatic aortic rupture is associated with a high mortality and morbidity. More than 80 % of patients die at the scene of trauma. Typical mechanism are motor vehicle accidents or fall from heights. Rupture side is the proximal part of the descending thoracic aorta (Ductus arteriosus). Open surgical repair is associated with a high mortality and morbidity. Endovascular aortic repair (TEVAR) represents an alternative treatment option. Prospective randomised trials to compare open with endovascular repair are not available at this point of time. Nevertheless several data suggests that TEVAR presents the treatment of choice at endovascular experienced centres. Several questions are needed to be answered (time of repair, device dimensions, long term durability) in future to estimate the status of endovascular aortic repair in traumatic aortic rupture.

Ätiologie und Pathogenese

Der traumatische Aortenabriss (syn. Aortenruptur/ traumatische Aortentransektion) beschreibt eine akute und zumeist fatale Verletzung der thorakalen Aorta nach Hochrasanztraumen, insbesondere bei Verkehrsunfällen. Neben dem Schädel-Hirn-Trauma ist die traumatische Aortenruptur mit 18 % die zweithäufigste Todesursache bei Motorradunfällen und stellt somit eine der führenden Todesursachen für die Bevölkerungsgruppe der unter 40-Jährigen dar. Andere Unfallmechanismen resultieren beim Sturz aus großer Höhe oder durch extreme Druckeinflüsse bei Explosionen (Arbeitsunfälle/Kriegseinsatz); im Folgenden seien die Ursachen des traumatischen Aortenabrisses zusammenfassend aufgelistet [1,2]:

- Verkehrsunfall (PKW/Motorrad/Fahrrad/Fußgänger)
- Sturz aus großer Höhe (suizidal, Gleitschirm, Skilift)
- Skiunfall
- Flugzeugabsturz
- iatrogen (Kathetermanöver, z. B. Dilatation Coarctatio aortae)
- Schuss-/Stichverletzungen

Durch die aus dem Unfallsmechanismus bedingten Beschleunigungskräfte kommt es zu einer horizontalen und vertikalen Gewebeverschiebung (Dezeleration) mit einer Akzentuierung von Torsions-, Scher- und Beugekräften auf bestehende Verankerungszonen der Organe. An der thorakalen Aorta besteht eine »vulnerable Zone« im Aortenisthmus am Ansatz des obliterierten Ductus Botalli, also in dem Bereich, in welchem der fixierte Anteil des Aortenbogens in den mobileren Anteil der deszendierenden Aorta übergeht (Abb. 25.1). Ein zirkumferenzieller Aortenabriss wird nur in den seltensten Fällen überlebt, mehr als 80 % dieser Patienten versterben an den Folgen der thorakalen Blutung noch am Unfallort. Bei den Patienten, die lebend die Klinik erreichen, verhindert der die Kontinuität der Aorta erhaltende Adventitiaschlauch eine letale

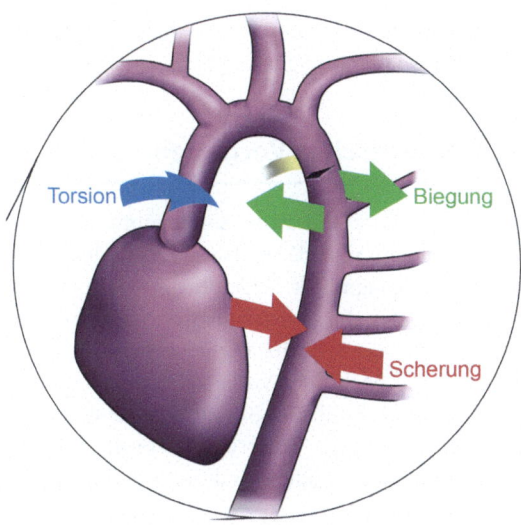

◘ **Abb. 25.1** Biomechanische Ursachen des traumatischen Aortenabrisses

◘ **Tab. 25.1** Klassifikation der thorakalen Aortenläsion nach Pamley [2,4]

Schweregrad	Verletzungsart
1	Intimale Hämorrhagie
2	Intimale Hämorrhagie mit Gewebezerreißung
3	Gewebezereißung der Tunica media
4	Komplette Zerreißung aller Wandschichten zirkumferentiell
5	Ausbildung eines falschen Aneurysmas
6	Periaortale Hämorrhagie

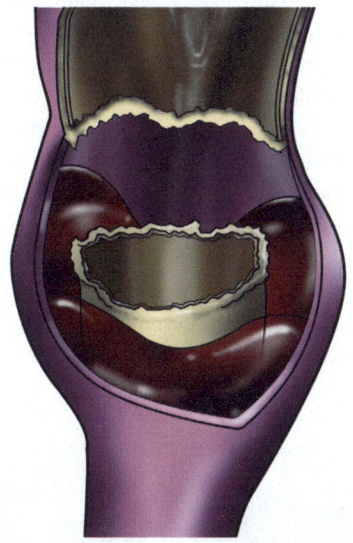

◘ **Abb. 25.2** Schematische Darstellung eines zirkumferenziellen Aortenabrisses mit verbliebenem stabilisierenden Adventitiaschlauch

Blutung (◘ Abb. 25.2). Weitere Entstehungsmechanismen einer Aortenruptur stellen direkte Traumen wie z. B. Schuss- und Stichverletzungen oder iatrogene Verletzungen durch Kathetermanipulationen dar [1,2,3]. Bezugnehmend auf eine historische Beschreibung des Pathologen Loren Pamley an 296 Opfern des Korea-Krieges wurde eine Klassifikation der thorakalen Aortenläsion in 6 Schweregrade unterteilt (◘ Tab. 25.1). Eine periaortale Hämorrhagie findet sich hierbei laut Pamley in allen Schweregraden, unabhängig vom Typ der Läsion. Eine komplette Ruptur aller Wandschichten inklusive der Adventitia oder des periadventitiellen Gewebes führt zum sofortigen Verblutungstod [3,4].

Prognose

Stumpfe Thoraxtraumen mir aortaler Beteiligung haben eine extrem schlechte Prognose mit Mortalitätsraten von bis zu 85 % noch vor Erreichen der behandelten Klinik. Penetrierende aortale Thoraxverletzungen können de facto nicht überlebt werden [2,5]. Derjenige Anteil der Patienten, die die behandelnde Klinik lebend erreichen, zeigen weiterhin Mortalitätsraten von 30 % in den ersten 6 Stunden und eine 50 %ige Sterblichkeit innerhalb der ersten beiden Tage nach der stationären Aufnahme. Zusammengefasst versterben insgesamt ca. 90 % der Patienten innerhalb der ersten 4 Monate nach dem Unfallereignis. Die Prognose der Patienten mit einer aortalen thorakalen Aortenverletzung, die eine weiterbehandelnde Klinik lebend erreichen, wird im Wesentlichen vom Ausmaß der zusätzlich bestehenden Verletzungen bestimmt. In ca. 90 % der Fälle liegen bei den Patienten folgende relevante Be-

gleitverletzungen vor, die in ca. 24 % der Fälle eine operative Versorgung noch vor der Behandlung der Aortenruptur nötig machen [1,2,3,6]:
- Schädel-Hirn-Trauma
- Gesichtsschädelfraktur
- Rippen-/Sternumfraktur
- Lungenkontusion/Herzbeuteltamponade
- Leber-/Milz-/Nierenparenchymverletzung
- Becken/Extremitätenfraktur

Diagnostik

Die kontrastmittelverstärkte Computertomographie (CTA) stellt derzeit mit einer Sensitivität und Spezifität von nahezu 100 % den Goldstandard bei der Diagnose der traumatischen Aortenruptur dar und hat die klassische konventionelle Angiographie in DSA-Technik nahezu vollständig ersetzt. (◘ Abb. 25.3) [1,2,7]. Die alleinige konventionelle Röntgendiagnostik mittels Röntgenthoraxaufnahme ist unzureichend, da bis zu 5 % aller traumatischen Aortenabrisse übersehen werden [1,2]. Insbesondere unter Berücksichtigung der potenziell bestehenden Begleitverletzungen scheint ein komplettes Screening der polytraumatisierten Patienten (Traumaschleife) im Sinne eines Ganzkörper-CTs indiziert. Die multiplanare transösophagiale Echokardiographie (Ductus arteriosus: Sensitivität 91–100 %; Spezifität 98–100 %) kann eine alternative Untersuchungsmethode bei Patienten darstellen (z. B. im OP), wenn eine weiterführende CT-Diagnostik aufgrund einer instabilen Kreislaufsituation nicht möglich ist [7].

Therapeutisches Vorgehen

Die traumatische thorakale Aortenruptur stellt einen absoluten vaskulären Notfall dar, der einer sofortigen Diagnostik zugeführt werden muss. Insbesondere beim polytraumatisierten Patienten richtet sich die Sequenz der einzelnen Behandlungsschritte nach dem Vorliegen weiterer unmittelbar lebensbedrohlicher Begleitverletzungen (z. B. primäre Milz- oder Leberruptur, sonstige offene Gefäßverletzungen, offene Frakturen etc.) [1,2].

Notfallversorgung

Nach schnellstmöglichem Transfer in ein geeignetes Notfallzentrum erfolgt die Stabilisierung des Patienten zunächst im Schockraum. Direkt im Anschluss erfolgt die weiterführende Diagnostik per CT-A (Ganzkörper-CT-Angiographie), um relevante Begleitverletzungen und eine aortale Läsion und deren Ausmaß zu verifizieren [1,2].

Zeigt sich im Rahmen der bildgebenden Diagnostik eine aortale Verletzung ohne Zeichen einer aktiven Blutung, steht in erster Linie die medikamentöse Therapie mittels Vasodilatatoren und ß-Blockern zur Blutdrucksenkung unter intensivmedizinischen Bedingungen im Vordergrund. Die

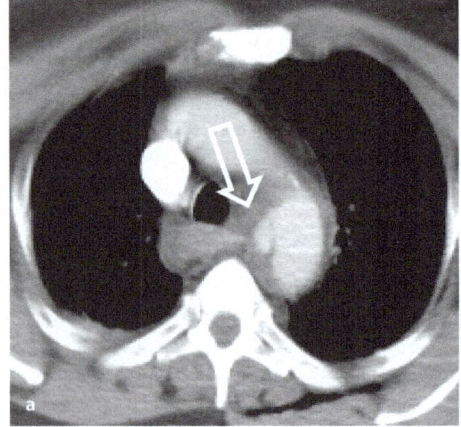
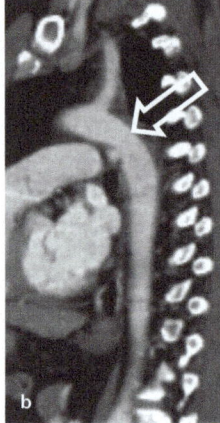

◘ **Abb. 25.3** a CTA transversal, b CTA sagittal mit Kontrastmittelaustritt beim traumatischen Aortenabriss loco typico (*Pfeil*)

gezielte Blutdruckeinstellung hat zum Ziel, den aortalen Wandstress zu reduzieren, um eine drohende Ruptur zu verhindern. Pate et al. konnten zeigen, dass bei Vorliegen eines periaortalen Hämatoms die Gefahr einer Ruptur durch die Senkung des systolischen Blutdruckes <120 mm Hg signifikant reduziert werden konnte [3,6,8].

Die sofortige Versorgung der Patienten durch einen konventionell-offenen Ersatz der thorakalen Aorta mittels Protheseninterponat ist mit einer Mortalitäts- und Morbiditätsrate von ca. 20–40 % verbunden [3]. Eine Arbeit zum Thema an 144 Patienten wies beispielsweise bei operativer Versorgung innerhalb eines Zeitraumes von 6 Stunden nach dem Unfallereignis eine intraoperative Mortalität von 10,8 % und eine postoperative Mortalität von 18,4 % beim offenen Aortenersatz auf, bei einer zusätzlichen Rate an Paraplegien von 10,5 % [3,9]. Diese hohen Komplikationsraten können bei primärer Versorgung der sonstigen lebensbedrohlichen Begleitverletzungen reduziert werden [1,2,3]. Eine sofortige Notfalltherapie des Aortenabrisses ist nur bei rascher Zunahme des periaortalen Hämatoms oder den klinischen Zeichen der aktiven Blutung/Ruptur indiziert [3]. Laut Literatur kann der Zeitraum bis zur definitiven aortalen Versorgung der Ruptur im stabilen Zustand hierbei bis zu mehren Monaten betragen [6]. Klinische Daten bei verzögerter Behandlung unter adäquater antihypertensiver Therapie zeigen jedoch eine relativ hohe Variabilität von Rupturraten zwischen 0 und 7 % im Intervall [10].

Konventionell-offener Aortenersatz

Die erste offen chirurgische Therapie des traumatischen Aortenabrisses wurde im Jahre 1960 über eine posterolaterale Thorakotomie durchgeführt. Seit dieser Zeit stellt die konventionell-offene Therapie mit Interposition einer Rohprothese in »clamp and sew«-Technik das Verfahren der Wahl dar [2]. Problematisch bei der offenen Behandlung bleibt insbesondere neben dem operativen Zugangstrauma das hohe Aortenclamping und die notwendige Einlungenbeatmung. Durch die kontinuierliche Weiterentwicklung kreislaufunterstützender Maßnahmen (temporärer Bypass, Gott-Shunt, Linksherzbypass) konnten die Mortalität und die Rate an spinalen Ischämien im Rahmen der offenen Versorgung in spezialisierten Zentren von 7 % auf 3 % reduziert werden [1,2,10]. Die erforderliche systemische Heparinisierung der Patienten geht jedoch mit einer erhöhten Blutungsgefahr insbesondere der Begleitverletzungen einher. Aktuelle multizentrische Datenanalysen zum Thema weisen trotz Ausnutzung aller modernen intensivmedizinischen und operativen Möglichkeiten weiterhin eine Mortalitätsrate von 19 % und eine Rate spinaler Ischämien von bis zu 6 % beim offenen Verfahren auf [11]. Weitere Komplikationen betreffen bei diesen Patienten das ARDS (Acute Respiratory Distress Syndrome), akutes Nierenversagen und neurologische Komplikationen als Folge eines bestehenden Schädel-Hirn-Traumas (SHT) [11]. Bezüglich des langfristigen Outcome zeigen sich nach konventionell-offenen Verfahren keine nennenswerten prozeduralen Probleme [12].

Endovaskuläre Therapie

1994 wurde von M. Dake erstmalig über eine erfolgreiche endovaskuläre Versorgung thorakaler Aortenaneurysmen (TEVAR: Thoracic EndoVascular Aortic Repair) berichtet [6,13], und bereits 1997 wurden erste klinische Erfahrungen bei der endovaskulären Behandlung thorakaler Aortenrupturen publiziert [6,14].

Die potenziellen Vorteile der endovaskulären Versorgung sind insbesondere die Vermeidung des Zugangstraumas, das fehlende aortale Clamping, Vermeidung der Einlungenbeatmung und die fehlende Heparinisierung durch Vermeidung eines Linksherzbypass. Bezugnehmend auf die in allen bisher publizierten Daten dokumentierte hohe primäre technische Erfolgsrate von >98 % wurde die endovaskuläre Therapie im Rahmen der Versorgung traumatischer Aortenrupturen zunehmend in die klinische Routine eingeführt [1,2,6].

Aktuelle Studienlage zur TEVAR

Prospektiv randomisierte Studien zum Vergleich der konventionell-offenen Therapie versus endovaskulärer Versorgung liegen bisher nicht

Tab. 25.2 Literaturübersicht von endovaskulärer Therapie (*TEVAR*) versus konventionell-offenem Aortenersatz (*OR*; »open repair«) beim traumatischen Aortenabriss (ausgewählte Publikationen n>30)

Autor/Jahr	Patientenzahl Gesamt [n]	TEVAR [n (%)]	OR [n (%)]	Proz.- Mortalität[a] TEVAR [n (%)]	OR [n (%)]	30-Tage-Mortalität TEVAR [n (%)]	OR [n (%)]	Paraplegie TEVAR [n (%)]	OR [n (%)]
Andrassy 2006 [19]	31	15 (48)	16 (52)	1 (7)	2 (13)	2 (13)	3 (19)	0 (0)	2 (13)
Broux 2006 [20]	30	13 (43)	17 (57)	0 (0)	1 (6)	2 (15)	4 (24)	0 (0)	1 (6)
Cook 2006 [21]	42	19 (45)	23 (55)	0 (0)	0 (0)	4 (21)	5 (22)	0 (0)	1 (4)
Buz 2007 [22]	74	39 (53)	35 (47)	2 (5)	3 (9)	3 (8)	7 (20)	0 (0)	0 (0)
Chung 2007 [6]	71	29 (41)	42 (59)	0 (0)	4 (10)	0 (0)	4 (10)	0 (0)	8 (19)
Riesenman 2007 [23]	62	14 (23)	48 (77)	0 (0)	11 (23)	2 (14)	19 (40)	0 (0)	0 (0)
Kokotskis 2007 [24]	32	22 (69)	10 (31)	0 (0)	1 (10)	1 (5)	1 (10)	0 (0)	1 (10)
Xenos[b] 2008 [6]	589	220 (37)	369 (63)	4 (2)	50 (14)	18 (8)	72 (20)	1 (0)	22 (7)
Akowuah[b] 2009 [11]	262	153 (58)	109 (42)	k. A.	k. A.	18 (7)	50 (19)	3 (1)	16 (6)

k. A. keine Angabe; [a] Prozedurale Mortalität; [b] Metaanalyse

vor [6,10,11]. Auch in Zukunft scheint es aufgrund der niedrigen Patientenzahlen selbst in Traumazentren unrealistisch, eine solche Studie initiieren zu können. Darüber hinaus sind die potenziellen Vorteile der endovaskulären Methode in allen retrospektiv analysierten Arbeiten so eindeutig, dass eine multizentrische Studie zum Thema – neben den offensichtlichen organisatorischen Problemen – ethisch schwer zu rechtfertigen ist. Außer der technischen Durchführbarkeit der Methode konnte bezüglich der Mortalität und Morbidität (insbesondere der spinalen Ischämierate) der Vorteil der Methode gegenüber der konventionell-offenen Therapie auch in aktuellen Metaanalysen eindrucksvoll dokumentiert werden (◘ Tab. 25.2) [6,10,11,15].

Technisches Vorgehen bei der endovaskulären Therapie

Die endovaskuläre Versorgung des traumatischen Aortenabrisses erfolgt vorzugsweise im Operationssaal unter Verwendung eines von der Bildqualität ausreichenden C-Bogens oder eines Hybrid-OPs. Prinzipiell unterscheidet sich die Prozedur bis auf die Besonderheiten des Zugangsweges und der Prothesendimensionierung (siehe unten) nicht wesentlich von der Behandlung atherosklerotischer thorakaler Aortenaneurysmen. Nach Durchsicht der CTA in mehreren Ebenen sollte vor der Prothesenimplantation unbedingt ein Probedurchlauf der Röntgeneinheit durchgeführt werden, um den Aortenbogen in maximaler Länge inkl. der supraaortalen Äste optimal darstellen zu können (Parallaxenausgleich). Nach Durchführung einer Übersichtsangiographie zur Lokalisation der Pathologie erfolgt nach Roadmapping die Implantation des Stentgrafts (◘ Abb. 25.4) [1,2].

Bezüglich der exakten Positionierung kann simultan zur Behandlung thorakaler Aortenaneurysmen in Abhängigkeit vom Allgemeinzustand des Patienten zwischen einer Hypotonie (med. Blutdrucksenkung: systolisch <80 mm Hg), einem sog »rapid-pacing« (schrittmachergesteuerte Frequenz: >180 Schläge/min) und einem selbstlimitierenden adenosininduzierten Herzstillstand gewählt werden [1,2].

Vorraussetzung zur Durchführung endovaskulärer Notfallprozeduren stellt selbstverständlich eine ausreichende Expertise bei der Versorgung elektiver thorakaler Aneurysmen der behandelnden Institution dar. Ein eingespieltes endovaskuläres Team (Operateur/Anästhesist/OP-Personal)

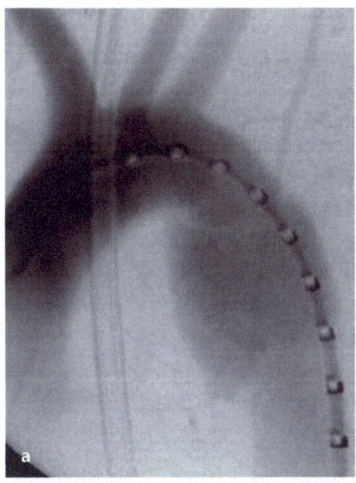
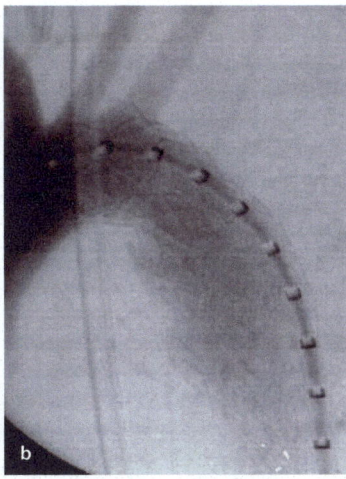

Abb. 25.4 Intraoperativ: **a** Übersichtsangiographie vor Stentgraftimplantation, **b** Stentkontrolle

sowie das Vorhalten von zur Implantation geeigneten Prothesensystemen stellt einen wesentlichen prognostischen Faktor zur erfolgreichen Behandlung dar [1,2,6].

Technische Besonderheiten der endovaskulären Therapie

Patienten mit traumatischer Aortentranssektion sind in der Mehrzahl der Fälle junge, »gefäßgesunde« Patienten, deren thorakaler Aortendurchmesser deutlich geringer ist als der von Patienten mit thorakalen Aortenaneurysmen. Die von der Industrie zur Verfügung gestellten Prothesengrößen führen daher häufig zu unverhältnismäßig großen Überdimensionierungen der eingebrachten Stentgrafts (>10 %). Die Zugangsgefäße der Patienten sind darüber hinaus im Verhältnis zu den einzubringenden Trägersystemen (Außendurchmesser ca. 18–24 F) häufig zu eng, was die Anlage eines alternativen Zuganges (z. B. iliakales Conduit) beispielsweise über einen retroperitonealen Zugang nötig macht [1,2]. Darüber hinaus zeichnen sich Patienten mit Aortentranssektion häufig durch relativ steile Aortenbögen aus, die eine sichere proximale Fixierung der einzubringenden Endoprothese erschweren. In Übereinstimmung mit der Versorgung thorakaler Aortenaneurysmen muss jedoch auch bei der Therapie traumatischer Transsektionen eine ausreichende proximale und distale Verankerungszone von mindestens 2 cm zur sicheren Fixierung des Stentgrafts gefordert werden (Vermeidung von Typ-I-Endoleckagen). Im Falle einer zu kurzen proximalen Landungszone ist die Möglichkeit der Überstentung der linken A. subclavia und ggf. deren Revaskularisation (Subklaviatranspostion oder Karotis-Subklavia-Bypass) zu erwägen (Abb. 25.5) [1,2,7,16].

Bezüglich des zeitlichen Ablaufs empfiehlt sich bei hämodynamischer Instabilität des Patienten zunächst die primäre Endoprothesenimplantation zur sicheren Ausschaltung der Aortenläsion. Im weiteren Verlauf kann eine supraaortale Revaskularisation entweder direkt im Anschluss an die endovaskuläre Prozedur oder zweitzeitig im Laufe der nächsten Tage erfolgen.

Da es sich bei den Patienten meist um junge, aktive Patienten handelt, scheint eine Revaskularisation der A. subclavia prinzipiell sinnvoll. Beim älteren Patienten hingegen ist – bei kompensierter Durchblutungssituation der linken oberen Extremität – eine Versorgung nicht zwingend erforderlich [16].

Bei der Entscheidung pro/contra Revaskularisation der linken A. subclavia spielt darüber hinaus die Strecke der zu überstentenden thorakalen Aorta eine wesentliche Rolle, da sie dem Risiko einer spinalen Ischämie direkt proportional ist. Die Wiederherstellung einer antegraden Perfusion der A. vertebralis spielt bei der Protektion einer drohenden spinalen Ischämie nach Überstenten

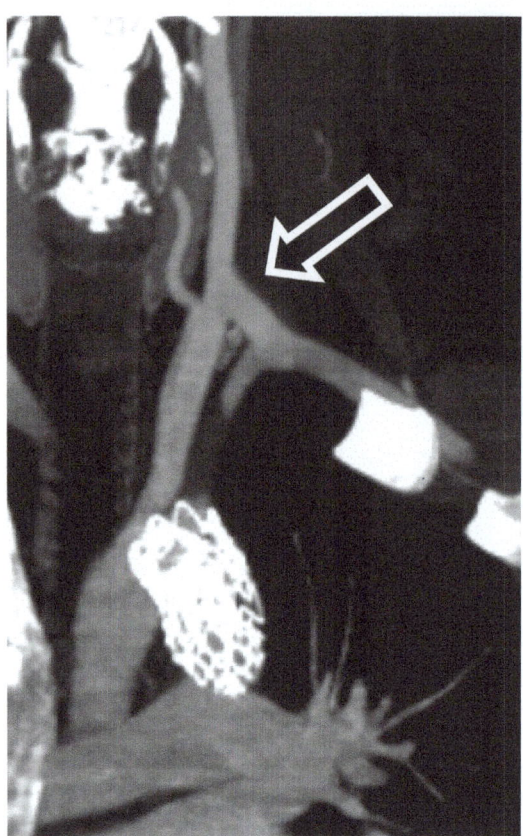

Abb. 25.5 CTA-Rekonstruktion (koronar) nach TEVAR und Revaskularisation der linken A. subclavia mittels Karotis-Subklavia-Bypass (*Pfeil*)

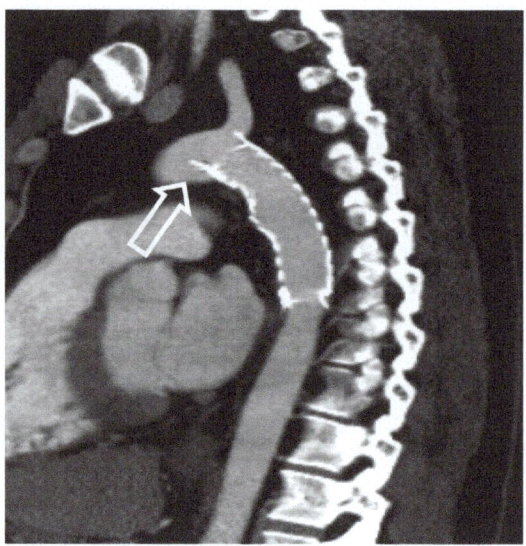

Abb. 25.6 Fehlendes Alignement des proximalen Stentendes nach TEVAR (*Pfeil*)

der A. subclavia eine nicht zu unterschätzende Rolle [16]. Wird die A. subclavia im Rahmen der Versorgung nicht kompromittiert, ist die Gefahr einer spinalen Ischämie relativ gering, da die zu überbrückenden aortalen Areale im Rahmen traumatischer Transsektionen in der Regel relativ kurz sind und die Implantation einer 10–15 cm langen Stentprothese zumeist ausreicht [1,2].

Stentgraftkonfiguration

Mittlerweile stellt die Industrie eine Vielzahl thorakaler Endoprothesensysteme zur Verfügung, die jedoch primär für die Versorgung atherosklerotischer Aneurysmen konfektioniert und zugelassen sind [2]. Die Verwendung von Stentprothesen im Rahmen der Versorgung thorakaler Aortenabrisse stellt somit eine sogenannte Off-Label-Anwendung dar [6]. Prinzipiell sind thorakale Stentprothesen ab einem Durchmesser von 22 mm kommerziell erhältlich [2]. Wesentlich bei der Auswahl der zu implantierenden Stentprothese ist neben dem Durchmesser die Fähigkeit der Prothese, auch bei steilen Aortenbögen an der Innenkurve suffizient abzudichten (sog. »alignment«) [1,2,7]. Bei Prothesentypen, die sich am Aortenbogen steil aufstellen, besteht neben der Gefahr der Entwicklung einer Typ-I-Endoleckage zusätzlich die Gefahr des Kollapses der Endoprothese mit resultierendem Komplettverschluss der thorakalen Aorta (Abb. 25.6) [17]. Auf die Anwendung von Stentprothesen mit sogenannten Bare-springs, also freier Stentreihen zur Vergrößerung der proximalen Landezone, sollte – aufgrund der Gefahr der Migration der Streben in die Aortenwand mit anschließender Aortenbogenperforation – verzichtet werden [1,2].

Aufgrund der lebenslang zu fordernden bildgebenden Nachuntersuchungen der häufig jungen Patienten muss prinzipiell erwogen werden, ob nicht MR-fähige Prothesensysteme zur Reduktion der Strahlenbelastung zu bevorzugen sind.

Bridging oder definitive Versorgung

Neben guten perioperativen und Frühergebnissen zur endovaskulären Ausschaltung thorakaler Aortenrupturen liegen Langzeituntersuchungen mit Erfassung potenzieller später Komplikationen noch nicht vor. Langfristige Risiken nach TEVAR beim traumatischen Aortenabriss sind:
- Materialermüdung (Stentbruch/undichtes Prothesenmaterial)
- Endoleckage,
- Stentdislokation,
- Stentgraftkollaps (»birds beak«),
- aortobronchiale Fistelbildung.

Aus diesem Grund sind regelmäßige Nachuntersuchungen inkl. bildgebender Diagnostik unverzichtbar (CTA/MRA). Bezüglich der Zeitintervalle der Nachsorge gibt es derzeit keine eindeutigen Empfehlungen oder Richtlinien. Bei unauffälliger postoperativer-CTA und Halbjahreskontroll-CTA scheinen 2-Jahres-Intervalle ausreichend zu sein [2,6,15,17].

Treten im Rahmen der Nachuntersuchungen behandlungsbedürftige Komplikationen (z. B. Typ-I-Endoleckagen) auf, muss in Abhängigkeit von der vorliegenden Pathologie und des Alters/Allgemeinzustandes des Patienten über eine mögliche Konversionsoperation (konventionell-offener Aortenersatz mit Entfernung des Stentgrafts) entschieden werden. Betagte Patienten oder Patienten mit relevanten Komorbiditäten sollten, falls technisch möglich, primär einer zusätzlichen endovaskulären Prozedur unterzogen werden (Endorepair). Bei jungen/gesunden Patienten sollte eher eine definitive Versorgung (konventionell-offener Ersatz) gegenüber einer zeitlich limitierten endovaskulären Folgeprozedur bevorzugt werden.

Traumatischer Aortenabriss im Kindesalter

Die Versorgung von Kindern im Alter unter 12 Jahren bei der traumatischen Aortenruptur stellt eine besondere Herausforderung dar. Ursachen sind in der Regel Verkehrsunfälle als Fußgänger, Fahrradfahrer oder als unangeschnallter Insasse eines PKWs. Primär sollte im Kindesalter ein offen chirurgischer Aortenersatz als Therapie bevorzugt angewendet werden. Sollte eine offene Versorgung aufgrund der Begleitverletzungen temporär nicht möglich sein (Lungenkontusion mit problematischer Einlungenbeatmung), ist bei instabiler Situation (persistente aortale Blutung; drohende Aortenruptur) eine endovaskuläre Behandlung indiziert. Durch das altersbedingt schmale Kaliber der Aorta von maximal 10–12 mm ist eine Versorgung mit kommerziell erhältlichen thorakalen Prothesensystemen nicht möglich. Alternativ besteht die Möglichkeit der temporären Implantation eines Iliakalschenkels (iliakale Stentprothesenverlängerung), welche auch in Kalibern ab 8 mm kommerziell erhältlich sind. Alternativ wäre zur temporären Blutungskontrolle die Implantation gecoverter Nitinol/Stahl-Stents möglich (Kaliber >5 mm).

Problematisch bei Kindern ist die Art des endovaskulären Zuganges. Aufgrund des Kalibermissmatches (Gefäß-/Implantationsdevice) sind die üblichen Zugangswege transfemoral oder über ein Iliakalconduit in der Regel ungeeignet. Um ein ausreichendes Kaliber zur Prothesenimplantation zu erhalten, benötigt man beispielsweise die Anlage eines Conduits über die infrarenale Aorta. Nach Stentgraftimplantation kann die aortale Inzision im Anschluss je nach Kaliber direkt oder mittels Patch verschlossen werden [18].

Stabilisiert sich der junge Patient bezüglich seiner Begleitverletzungen, erfolgt die definitive Versorgung per Konversions-OP (Stentexplantation und konventionell-offener Aortenersatz) im Verlauf [18].

Fazit und Empfehlung für die Praxis

Die endovaskuläre Therapie des traumatischen Aortenabrisses stellt eine schonende Behandlungsalternative zur offen chirurgischen Therapie bei polytraumatisierten Patienten dar. Bezüglich des zeitlichen Ablaufs empfiehlt sich zunächst die Versorgung relevanter Begleitverletzungen zur Stabilisierung der Patienten, um anschließend mit aufgeschobener Dringlichkeit die aortale Läsion zu behandeln. Langfristige Ergebnisse bezüglich des biologischen Verhaltens der implantierten Endoprothesen bei den meist jungen aktiven Patienten liegen derzeit nicht vor und müssen zur endgültigen Beurteilung des Verfahrens abgewartet werden. Unumstritten stellt die endovaskuläre Therapie ein akut lebensrettendes Therapieverfahren im Sinne eines Bridging-Manövers bei Patienten mit traumatischen Aortenverletzungen dar.

Literatur

1. Schumacher H, Böckler D, von Tengg-Kobligk, Allenberg JR (2006) Acute traumatic aortic tear: Open versus Stent-graft repair. Sem Vasc Surg 19: 48–59
2. Böckler D, Schumacher H, Lesczynski M, Kotelis D, von Tengg-Kobligk H, Ockert S, Allenberg JR (2007) Endovaskuläre Therapie des traumatischen Aortenabrisses. Gefäßchirurgie 12: 139–150
3. Frattori R, Russo V, Lovato L, di Bartlomeo R (2009) Optimal management of traumatic aortic injury. Eur J Endovasc Surg 37: 8–14
4. Pamley LF, Mattingly TW, Mansion WC Jahnke Jr EJ (1958) Nonpenetrating traumatic injury of the aorta. Circulation 17: 1086–1101
5. Mohan IV, Hitos K, White GH, Harris JP, Stephen MS, May J, Swinnen J, Fletcher JP (2008) Improved outcomes with endovascular stent grafts for thoracic aortic transsections. Eur J Endovasc Surg 36: 152–157
6. Xenos ES, Abedi NN, Davenport DL, Minion DJ, Hamdallah O, Sorial EE, Endean ED (2008) Meta analysis of endovascular vs open repair for traumatic descending thoracic aortic rupture. J Vasc Surg 48: 1343–1351
7. Nicolaou G (2009) Endovascular treatment of blunt thoracic aortic injury. Sem Cardthorac Vasc Anae 13: 106–112
8. Pate JW, Fabian TC, Walker W (1995) Traumatic rupture of the isthmus: an emergency? World J Surg 19: 119–126
9. Hunt JP, Baker CC Lentz CW, Rutledge RR, Oller DW, Flowe KM, Nayduch DA, Smith C, Clancy TV, Thomason MH, Meredith JW (1996) Thoracic aortic injuries: management and outcome of 144 patients. J Trauma 40: 547–556
10. Tang GL, Hassan YT, Usman A, Katariya K, Otero C, Perez E, Eskandari MK (2008) Reduced mortality, paraplegia, and stroke with stent graft repair of blunt aortic transsections: a modern meta-analysis. J Vasc Surg 47: 671–675
11. Akowuah E, Angelini G, Bryan AJ (2009) Open versus endovascular repair of traumatic aortic rupture: A systematic review. J Thorac Cardvasc Surg 138: 768–769
12. Verdant A (2010) Contemporary results of standard open repair of acute traumatic rupture of the thoracic aorta. J Vasc Surg 51: 294–298
13. Dake MD, Miller C, Semba C (1994) Transluminal placement of endovascular stentsgrafts for the treatment of descending thoracic aneurysms. N Engl J Med 331: 1729–1734
14. Semba CP, Kato N, Kee ST, Lee GK, Mitchell RS, Miller DC, Dake MD (1997) Acute rupture of the descending aorta: repair with use of endovascular stent-gratfs. J Vasc Interv Rad 8: 337–342
15. Svensson LG, Kouchoukos NT, Miller C (2008) Expert Consensus Dokument on the Treatment of descending thoracic aortic disease using endovascular stent-grafts. Ann Thorac Surg 85: S1–41
16. Ridzvi AZ, Murad MH, Fairman RM, Erwin PJ, Montori VM (2009) The effect of left subclavian artery coverage on morbidity and mortality in patients undergoing endovascular thoracic aortic interventions: A systematic review and meta-analysis. J Vasc Surg 50: 1159–1169
17. Go M, Barbato J, Dillavou E, Gupta N, Rhee R, Makaroun M, Cho JS (2007) Thoracic Endovascular Aortic Repair for Traumatic Aortic Transsection. J Vasc Surg 46: 928–933
18. Martin MA, Barnatan M, Cole F, Long W, Hill J, Karmey-Jones R (2009) A case report of traumatic aortic rupture in a pediatric patient: a possible role for endovascular management as a bridge to defintive repair. J Trauma Inj Infect Crit Care 67: 136–139
19. Andrassy J, Weidenhagen R, Meimarakis G, Lauterjung L, Jauch KW, Kopp R (2006) Stent versus open surgery for acute and chronic traumatic injury of the thoracic aorta: a single center experience. J Trauma 60: 675–671
20. Broux C, Thony F, Chavanon O, Bach V, Hacini R, Sengel C (2006) Emergency endovascular stent graft repair for acute blunt thoracic aortic injury: a retrospective case control study. Intensive Care Med 32: 770–774
21. Cook J, Salerno C, Krishnadasan B, Nicholls S, Meissner M, Karmy-Jones R (2006) the effect of changing presentation and management on the outcome of blunt rupture of the thoracic aorta. J Thorac Cardiovasc Surg 131: 594–600
22. Buz S, Zipfel B, Mulahasanovic S, Pasic M, Weng Y, Hetzer R (2008) Conventional surgical repair and endovascular treatment of acute traumatic rupture. Eur J Cardiothorac Surg 33: 143–149
23. Riesenmann PJ, Faber MA, Rich PB, Sheridan BC, Mendes RR, Marston WA (2007) Outcome of surgical and endovascular treatment of acute traumatic aortic injury. J Vasc Surg 46: 934–940
24. Kokotsakis J, Kaskarelis I, Misthos P, Athanasiou T, Kanakakis K, Athanasiou C (2007) Endovascular versus open repair for blunt thoracic aortic injury: short term results. Ann Thorac Surg 84: 1965–1970

Endovaskuläre Therapie der akuten und chronischen Stanford-Typ-B-Dissektion

Single Center Ergebnisse bei 54 Patienten

U. Burger, A. Hyhlik-Dürr, P. Geisbüsch, D. Böckler

Endovascular Therapy of Acute and Chronic Stanford Type B Dissection

Single center results of 54 patients

Zusammenfassung

Trotz minimal-invasiver Technik ist die Komplikations- und Mortalitätsrate nach endovaskulärer Therapie der akuten und chronischen Stanford-Typ-B-Dissektion immer noch hoch. Unsere eigenen Ergebnisse bei 54 Patienten wie auch vorausgegangene Studien anderer Institutionen legen nahe, dass die konservative medikamentöse Therapie weiterhin die Domäne der unkomplizierten Typ-B-Dissektion bleiben sollte. Endovaskuläre Verfahren sind auf akute symptomatische und chronisch expandierende Dissektionen mit einem Aortendurchmesser von >55 mm zu beschränken.

Summary

Despite the minimally invasive technique, the complication and mortality rates for endovascular therapy of acute and chronic Stanford type B dissections are still very high. Our own data of 54 patients as well as previous studies of other institutions suggest that conservative medical treatment should continue to be the domain of uncomplicated type B dissections. Endovascular procedures are limited to acute symptomatic and chronic expanding dissections > 55 mm in diameter.

Einführung

Das klinische Spektrum der akuten Stanford-Typ-B-Dissektionen erstreckt sich von asymptomatischen, nichtkomplexen Dissektionen bis hin zu lebensbedrohlicher Organischämie und Ruptur. Eine bevölkerungsbasierte Studie von Meszaros et al. berichtete über Mortalitätsraten der akuten unbehandelten Aortendissektion von 22,7 %, 50 % und 68 % innerhalb von jeweils 6 h, 24 h bzw. einer Woche [29]. Die IRAD-Studie (International Registry of Acute Aortic Dissection), die eine Gesamtmortalität von 27,4 % aufweist, bestätigt die Bedrohlichkeit dieser Erkrankung. Offen chirurgische Operationsverfahren gehen mit einer hohen Morbidität und Mortalität einher [16, 36]. Durch die Verfügbarkeit thorakaler Endoprothesen zur Behandlung von Läsionen in der Aorta descendens besteht ein alternativer Therapieansatz bei Patienten mit schweren Komorbiditäten, die für ein offen chirurgisches Verfahren nicht geeignet sind [10, 30]. Die heterogene Ätiologie, Pathologie und Patientenpopulation erfordern jedoch eine differenzierte Vorgehensweise. Im Gegensatz zu den Stanford-A-Dissektionen, deren notfallmäßige Operation die Therapie der Wahl darstellt, wird die Handhabung der akuten und chronisch expandierenden Stanford-B-Dissektion kontrovers diskutiert. In der Akutphase der unkomplizierten Dissektion ist die medizinisch konservative Behandlung mit einer Mortalität von ca. 10 % allgemein anerkannt. Die Operation stellt aufgrund ihrer hohen Morbidität und Mortalität keine Alternative für diese Untergruppe von Patienten dar. In der Vergangenheit wurde eine Operationsindikation nur bei Größenzunahme des Aortendurchmessers während der chronischen Phase gestellt. Die Entwicklung neuer endoluminaler Aortenprothesen hat das Therapiespektrum für Dissektionen erweitert. Die von mehreren Zentren enthusiastisch berichtete einfache Durchführbarkeit und Sicherheit des endovaskulären Verfahrens haben eine Verbreitung und mitunter eine potentiell bedenkenlose Anwendung und Bevorzugung von Stentgrafts ausgelöst. Zwischenergebnisse zeigen eine Überlebensrate von 80 % verglichen mit der klassischen offenen Operation. Dennoch gibt es bis heute keine veröffentlichte randomisierte Studie für die Behandlung der akuten Typ-B-Dissektion, die einen beständigen Behandlungsvorteil der operativen Therapie bestätigen könnte.

Neuere Publikationen stellen das konservative Verfahren als Therapie der Wahl in Frage und schlagen eine »aggressivere« chirurgische Vorgehensweise vor. In einer von Eggebrecht et al. publizierten Metaanalyse wird die endovaskuläre Behandlungsweise aufgrund ihrer geringen Komplikationsrate und guter klinischer Ergebnisse als primäre Therapie empfohlen [17]. Im nachfolgenden Kapitel werden wir unsere eigenen Ergebnisse analysieren und diskutieren, ob die Verfügbarkeit endovaskulärer Prothesen zu einer Veränderung der Indikationsstellung für die Therapie der akuten und chronischen Stanford-Typ-B-Dissektion geführt hat [33].

Material und Methoden

Zwischen Januar 1997 und Oktober 2008 wurden an unserer Klinik insgesamt 225 Patienten mit thorakalen Stentprothesen behandelt. In diesem Zeitraum wurden konsekutiv 172 Patienten mit akuter und chronischer Typ-B-Dissektion aufgenommen. In allen Fällen konnte die Diagnose mit Computertomographie (CT) oder Magnetresonanzangiographie (MRA) bestätigt werden. Von diesen 172 Patienten wurden 118 (68,6 %) konservativ behandelt und jährlich mit einer CT-Untersuchung nachgesorgt. 45 Patienten (40 Männer; mittleres Alter 57 Jahre, Altersspanne 30–82 Jahre) wurden bei akuter oder chronischer Typ-B-Dissektion mit Stentgafts versorgt (Patienten mit retrograder Einbeziehung des Aortenbogens und der aszendierenden Aorta wurden von der Analyse ausgeschlossen).

Mehr als ein Drittel aller Fälle (n=23; 43 %) waren notfallmäßige Eingriffe bei akuten Patienten, die Thoraxschmerzen unterschiedlichen Ausmaßes als erstes Symptom aufwiesen. 23 Patienten entwickelten eine viszerale, renale oder Extremitätenischämie mit »True-Lumen-Kollaps«; 4 Patienten erlitten eine Ruptur des Falschkanals (1 Patient entwickelte eine aortobronchiale Fistel 2 Jahre nach initial unkomplizierter Dissektion). Alle chirurgischen Eingriffe wurden in einem OP-Saal durchgeführt, der mit fluoroskopischen und angiographischen Geräten (Series 9800; OEC Medical Systems) und einem Carbon-OP-Tisch ausgestattet war. Das genaue Behandlungsprotokoll ist bereits veröffentlicht worden [3]. 8 Patienten erhielten 2 Stentgrafts, und weitere 7 Patienten erhielten 3, was eine Gesamtzahl von 76 implantierten Stentgrafts ergab:

63 Excluder Thoracic Endoprostheses (TAG; W.L. Gore), 11 endoluminale Talent Stentgrafts (Medtronic Vascular), und 2 EndoFit Thoracic Endoprostheses (LeMaitre Vascular) in Längen von 100–220 mm und Durchmessern zwischen 28 und 44 mm. Die mittlere Länge des mit einem Stentgraft ausgekleideten Aortenabschnitts betrug 169 mm (Spannbreite 100–220 mm).

Technischer und klinischer Erfolg wurden in Übereinstimmung mit den vorherrschenden Standards der endovaskulären Aortenaneurysmaversorgung definiert [7]. Die Nachsorge beinhaltete eine postoperative CT-Angiographie (CTA) vor Entlassung; eine klinische Untersuchung, Röntgenkontrolle des Thorax in 2 Ebenen und CTA/MRA erfolgten jeweils 6 und 12 Monate postoperativ sowie danach in jährlichen Abständen.

Ergebnisse

Ein technischer Erfolg wurde bei 50 (93 %) der Patienten erzielt. Die Stentgrafts wurden mit einer Ausnahme erfolgreich freigesetzt, wobei sich in diesem einen Fall die Einführung des Stentgrafts in das wahre Lumen schwierig gestaltete. Der Patient konnte in einer zweiten Operation 4 Tage später erfolgreich behandelt werden. Die linke A. subclavia wurde bei 30 (55,5 %) Patienten überstentet, um eine adäquate proximale Verankerung zu erzielen. Zwei dieser Patienten brauchten nach versehentlicher partieller Abdeckung der linken A. carotis communis einen sofortigen karotido-subklavialen Bypass. Ein weiterer Patient litt postoperativ an einem relevanten »Subclavian-steal-Syndrom« und erhielt daher zwei Tage später einen Bypass. Es war keine primäre Konversion oder andere simultane Intervention erforderlich.

Über einen perioperativen Zeitraum von 30 Tagen betrug die Komplikationsrate 19 % (2 kardial, 3 pulmonal, 2 retrograde Dissektionen, 1 akutes Nierenversagen,1 Subclavian-steal-Syndrom und 1 infrarenale Aortenruptur am 5. postoperativen Tag). Es traten keine Paraplegie und kein Schlaganfall auf. Zusätzliche Reinterventionen erfolgten in 7 Fällen (13,0 %): 6 (26,1 %) akute und 1 (3,1 %) chronischer Patient. 5 von 6 Patienten mit True-Lumen-Kollaps und Mesenterialischämie wiesen 12 Stunden nach Entry-Verschluss einen Abfall des Laktatwertes und der Leberenzymspiegel auf; die Werte erreichten jedoch im Durchschnitt innerhalb von 4,5 Tagen wieder den Normbereich.

6 (11,1 %) Patienten starben postoperativ innerhalb von 30 Tagen; bei allen handelte es sich um akute Fälle. Multiorganversagen, die führende Todesursache (n=4), wurde vor allem bei Patienten mit fortbestehender viszeraler Ischämie beobachtet. Ein 50-jähriger Mann mit True-Lumen-Kollaps und seit 2 Tagen bestehenden ab-

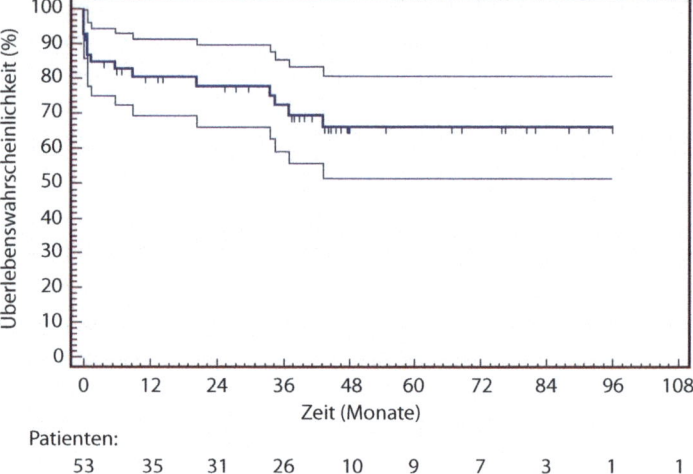

Abb. 26.1 Kaplan-Meier-Schätzung der statistischen Überlebensrate von 53 Patienten (1 Patient in der Nachsorge verloren), die bei akuter und chronischer Typ-B-Aortendissektion mit TEVAR (»thoracic endovascular aortic repair«) behandelt wurden. Die schwarzen Linien stellen das 95-%-Konfidenzintervall dar

dominellen Schmerzen wurde erfolgreich durch sofortige Reexpansion des wahren Lumens unter angiographischer Kontrolle mittels TEVAR (»thoracic endovascular aortic repair«) behandelt; er entwickelte jedoch eine Kolonischämie und Multiorganversagen und starb 2 Tage nach subtotaler Kolektomie. Ein 48-jähriger Mann mit klinisch asymptomatischem Abdomen, jedoch Okklusion des Truncus coeliacus und der A. mesenterica superior, entwickelte eine schwere Kolonischämie und starb trotz frühem Entry-Verschluss innerhalb von 48 Stunden.

Innerhalb einer mittleren Nachbeobachtungsdauer von 32,1±25 Monaten (Spannbreite 1–95 Monate) ging ein Patient (akut) für die Nachbeobachtung verloren. Mit 4 weiteren Todesfällen nach 30 postoperativen Tagen betrug die gesamte Mortalitätsrate 18,5 % (n=10). Die Überlebensrate in der Kaplan-Meier-Analyse (**Abb. 26.1**) nach 1, 3 und 5 Jahren nach Endograftimplantation betrug jeweils 80,4 %±5,6 %, 72,3 %±6,7 % und 66,1 %±7,5 %. Es gab keinen signifikanten Unterschied (p=0,247) hinsichtlich der Überlebensraten zwischen akuten und chronischen Typ-B-Dissektionen (**Abb. 26.2**).

Einer der 4 späten Todesfälle war eine Frau, die an einer Ruptur des infrarenalen Falschkanals starb, während sie für eine sekundäre Konversion geplant war. Im postoperativen CT waren eine Typ-II-Endoleckage und eine späte Typ-I-Endoleckage aufgefallen, aber die Patientin verweigerte anfänglich die Behandlung.

Obwohl sie schließlich mit einem proximalen Extensionsgraft behandelt wurde, bestand die proximale Endoleckage – bedingt durch eine Kaliberdifferenz zwischen Endograft und Aortenbogen – fort.

Ein 78-jähriger Hochrisikopatient mit aortobronchialer Fistel wurde mittels transfemoraler Coil-Embolisation (Drahtspiralenembolisation) des Falschkanals behandelt, um eine Konversion zu vermeiden; er starb 2 Wochen später an einer Massenblutung. Ein Patient erlitt eine Ruptur des Falschkanals bei aortobronchialer Fistel nach 18 Monaten; eine Coil-Embolisation des Falschkanals konnte die wiederholten Hämoptysen nach Endograftbehandlung nicht zu einem Stillstand bringen. Ein weiterer Patient erlitt eine infrarenale Aortenruptur. Die Rupturfreiheit betrug 97 %, 90 % und 80 % nach jeweils 1, 3 und 5 Jahren.

Eine Thrombose des thorakalen Falschkanals wurde bei 32 (59,3 %) Patienten beobachtet, wobei ein komplett offener Falschkanal nur bei 3 Patienten vorlag. Eine inkomplette Falschkanalthrombose wurde bei weiteren 7 (13 %) Patienten erreicht, wobei die retrograde Perfusion durch distale Reentries aufrechterhalten wurde. Die gesamte Expansionsrate betrug 31,5 % (17/54). 5 Patienten (3 chronische, 2 akute) entwickelten eine Aortenexpansion von >50 mm innerhalb eines Zeitraums

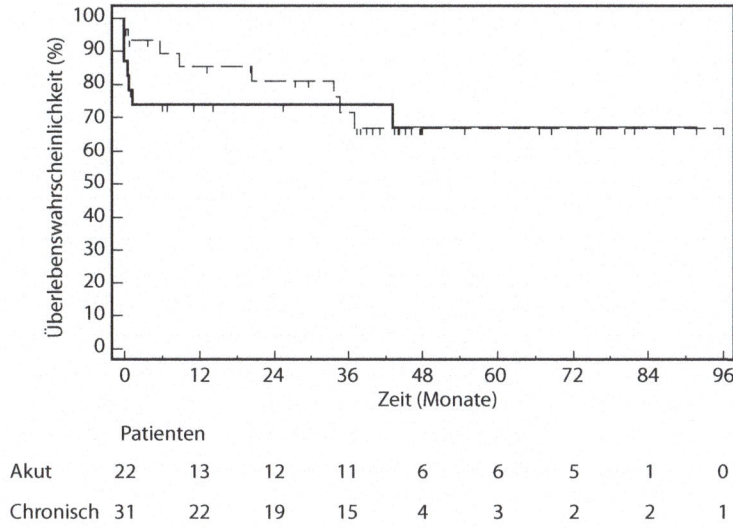

Abb. 26.2 Kaplan-Meier-Schätzung der statistischen Überlebensrate von Patienten, die bei akuter (n=22; 1 Patient in der Nachsorge verloren; durchgezogene Linie) und chronischer (n=31; gestrichelte Linie) Typ-B-Aortendissektion mit TEVAR behandelt wurden (p=0,248 im Log-rank-Test)

von 2 Jahren; 4 erhielten einen abdominellen aortalen Bifurkationsbypass. Eine Frau mit Marfan-Syndrom entwickelte eine fortschreitende Erweiterung der abdominellen Aorta nach Klappenersatz und TEVAR des distalen Aortenbogens. In einem zweizeitigen Hybridverfahren wurde bei ihr eine extraanatomische Revaskularisierung der Mesenterial- und Nierenarterien sowie anschließend eine endovaskuläre Versorgung der thorakoabdominellen Aorta durchgeführt. Zwei weitere Patienten erhielten einen aortobiiliakalen Bypass 3 Jahre nach TEVAR.

Diskussion

Unsere eigenen Erfahrungen mit dem Einsatz von TEVAR bei Typ-B-Aortendissektionen bestätigen die internationale Erfahrung vieler anderer Zentren. Eine 11 %ige 30-Tage-Mortalitätsrate und eine 19 %ige Morbiditätsraterate sind für eine sogenannte minimal-invasive Methode bemerkenswert, besonders bei akuten komplizierten Dissektionen. Es gab keinen Unterschied bezüglich des Langzeitüberlebens zwischen akuten und chronischen Aortendissektionspatienten.

Viele Jahre lang war das konservative Verfahren die Behandlungsmethode der Wahl bei akuten, unkomplizierten Stanford-Typ-B-Aortendissektionen [14, 27], wobei gute Ergebnisse erzielt wurden, wenn eine strikte antihypertensive Medikation, intensive medizinische Überwachung und regelmäßige CTA- oder MRA-Kontrollen zum Einsatz kamen [6, 18, 25, 41]. Besonders auf die Wirksamkeit von ß-Blockern war schon vor Jahren hingewiesen worden [19]. Frühdiagnose, engmaschige Überwachung auf Intensivstation und eine aggressive pharmakologische Therapie halfen die Mortalitätsrate sowohl in der konservativ als auch in der operativ interventionell behandelten Patientengruppe signifikant zu senken.

Unabhängig von der Behandlungsmethode treten im Laufe der Zeit bei 30–40 % der Fälle Komplikationen auf. Die Langzeitergebnisse deuten darauf hin, dass bis zu 40 % der asymptomatischen Patienten einem aortalen Ereignis erliegen werden oder innerhalb eines Zeitraums von 7 Jahren eine aortale Reintervention brauchen. Es sind mehrere retrospektive Studien mit univarianter und multivarianter Analyse durchgeführt worden, um eben die initialen Faktoren der Akutphase zu ermitteln, die den klinischen Verlauf und die Langzeitprognose bestimmen [15, 22, 39]. Patientenalter, fortbestehende Schmerzen und viszerale Minderdurchblutung wurden als signifikante unabhängige Prädiktoren für eine frühzeitige chirurgische Intervention identifiziert. Paraplegie, Ischämie der unteren Extremitäten, Pleuraerguss und ein Aortendurchmesser von >45 mm waren prognostisch ungünstige Faktoren.

Umana et al. [39] behandelten 189 Typ-B-Dissektionen innerhalb eines Zeitraums von 36 Jahren und operierten 67 Patienten konventionell in der Akutphase; sie fanden heraus, dass Schock (Hazard ratio [HR]=14,4) und Ischämie der viszeralen Organe (HR=10,9) ausschlaggebende Faktoren für die Prognose ihrer Patienten waren. Medizinische und chirurgische Behandlungsstrategien wiesen ähnliche Ergebnisse auf, wohingegen die postoperative Mortalitätsrate im Laufe der Jahre von 57 % (1963–1969) auf 27 % (1990–1999) abnahm [39].

In einer Multicenterstudie mit 465 Patienten, die offen operiert wurden, berichteten Hagan et al. [16] von einer 3fach höheren Mortalitätsrate (31,4 %) nach offener Chirurgie verglichen mit der konservativ behandelten Patientengruppe (10,7 %). Lansmann und Kollegen [26] hatten jedoch eine Mortalitätsrate von 0 % mit einer recht hohen assoziierten Komplikationsrate von 47 % bei 34 Patienten mit symptomatischer Typ-B-Dissektion, die in der Akutphase operiert worden waren.

Mit der Entwicklung der endovaskulären Stentgrafttherapie von TAAs (»thoracic aortic aneurysms«), die zuerst von Dake et al. 1994 publiziert wurde [10], entstanden neue aortale Behandlungsparadigmen. Die gleichen Autoren publizierten eine der ersten Studien, die Zwischenergebnisse (4,5 Jahre) dieses Therapieansatzes für thorakale Aortenaneurysmen zeigten [11]. Seit diesem Zeitpunkt haben viele Autoren ihre Ergebnisse zu TEVAR für die Behandlung von Dissektionen im Bereich der Aorta descendens veröffentlicht [1, 2, 9, 10, 28, 30-32, 37, 44]. Dake et al. [10] berichteten anfänglich über eine Serie von 19 akuten symptomatischen Dissektionen mit einer frühen Mortalität von 16 %, die mit den 11 % in unserem eigenen Patientengut im Einklang steht. In einer Studie von Palma et al. [32] betrug die frühe Mortalität 6 % bei 58 Patienten; davon waren 35 Patienten akute aber asymptomatische Fälle. Die exzellenten Ergebnisse, die Rehders und Nienaber [34] bei 82 Patienten erzielten, sind wie auch andere Serien schwer zu interpretieren, da nicht zwischen akuter und chronischer Dissektion, Ruptur und Mesenterialischämie differenziert wurde. Außerdem wurde in den meisten Studien nicht zwischen den Ergebnissen bei asymptomatischen und denen bei symptomatischen Patienten unterschieden.

Die potenziellen Vorteile der endovaskulären Chirurgie bei Dissektionen sind ein geringes Zugangstrauma, minimaler Blutverlust, keine Notwendigkeit einer aortalen Klemmung, baldige Genesung von perioperativem Stress, kurzer Intensivstations- und Krankenhausaufenthalt, geringere Morbidität und Mortalität und (irgendwann einmal) Kosteneffizienz. Zu den endovaskulären Techniken gehören der Verschluss des Entry mittels Endograft oder die perkutane Fenestration der Dissektionsmembran mit Stentimplantation in verschlossene aortale Abzweigungen im Falle eines True-Lumen-Kollaps und einer Organischämie.

Obwohl es keine Langzeitergebnisse gibt, um eine endgültige Aussage zu machen, schlagen jetzt einige Autoren TEVAR als eine Alternative zur offen chirurgischen Therapie bei der Behandlung von Typ-B-Dissektionen vor. 1999 veröffentlichten Nienaber et al. [30] eine kleine Studie, die den ersten prospektiven Vergleich von transluminaler und offener Chirurgie darstellte; sie schlossen daraus, dass die Versorgung mittels Stentgraft eine entwicklungsfähige therapeutische Option bei der Behandlung von Dissektionen darstelle. Dennoch muss nach unserer Meinung die Wirksamkeit von Stentgrafts bei der Prävention einer Aortenruptur, einer chronischen aortalen Expansion oder einer Endorganischämie weiterhin überprüft werden. Viele retrospektive Studien mit univarianter und multivarianter Datenanalyse wurden durchgeführt, um die initialen Faktoren zu bestimmen, die den klinischen Verlauf und die Langzeitprognose der akuten Typ-B-Dissektionen beeinflussen [23, 25]. Asymptomatische Patienten mit einem offenen falschen Lumen, einem initial weiten Aortendurchmesser >40 mm und einem fortbestehenden »offenen Entry« haben eine ungünstige Prognose. Die 1- und 5-Jahresüberlebensrate von asymptomatischen Patienten unter konservativer medikamentöser Therapie beträgt jeweils 94 % und 86 %. Ein Vergleich dieser Patienten mit chirurgisch behandelten Patienten ist jedoch aufgrund der Verzerrung durch negative Selektion bei operativ behandelten Patienten nicht möglich. Eine frühere prospektive Studie konservativ behandelter Patienten mit akuter Typ-B-Dissektion bestätigte eine geringe Inzidenz von Aneurysmabildung und Ruptur während einer Nachbeobachtungszeit von 6,6 Jahren [43]. Gute Lebensqualität, die sich kaum von der der normalen Bevölkerung unterscheidet, spricht für konservative Behandlung bei asymptomatischen Patienten [42]. Vorausgegangene Arbeiten weisen darauf hin, dass der Behandlungszeitpunkt eine wichtige Rolle für den Erfolg der endovaskulären Versorgung spielt [21]. Bortone et al. [4] folgerten aus einer kleinen retrospektiven Studie mit 21 Patienten, dass die sofortige endovaskuläre Behandlung wichtige Vorteile wie z.B. die Vermeidung hochriskanter operativer Prozeduren und postoperativer Komplikationen und einen kürzeren Krankenhausaufenthalt bietet. Auf der anderen Seite ist aber auch bekannt, wie fragil und verletzlich die akut dissezierte Aortenwand ist. Daher warten auch die meisten Gefäßchirurgen, sofern möglich, die subakute Phase (>14 Tage nach Eintreten der Dissektion) ab, bis sie eine endovaskuläre Behandlung durchführen.

Morphologische Indikationen und Kontraindikationen

Im Bereich der thorakalen Aorta ist eine ausreichende proximale Landungszone von mindestens 2 cm verbindlich, um eine Typ-I-Endoleckage zu verhindern [40]. Dabei ist es wichtig, die 2 cm Landungszone an der Innenkurve der Aorta zu messen. Um dies zu erreichen, ist es oft erforderlich, die linke A. subclavia zu überstenten oder ein Hybridverfahren mit Umsetzen der supraaortischen Äste durchzuführen. In unserem Patientengut wurde bei 30 (56%) von 54 Patienten die linke A. subclavia überstentet. Ein Patient entwickelte klinisch diskreten Schwindel und wurde ohne weitere Reintervention nachbeobachtet. Trotz Erweiterung der Landungszone entwickelten 2 Patienten dennoch eine Typ-I-Endoleckage, und zwar aufgrund einer inkorrekten Endograftgröße und aufgrund mangelnder Flexibilität der Endoprothese, sodass die proximale Verankerungszone nicht richtig abgedichtet wurde. Eine proximal dichte Fixierung der Endoprothese im distalen Aortenbogen ist daher obligatorisch. Der Aortenbogen sollte gesund sein, weniger als 44 mm im Durchmesser aufweisen sowie frei von wandständigen Thromben und Plaques sein, um eine gute Abdichtung zu erzielen. Das Vorhandensein von wandständigen Thromben in der proximalen Landungszone und einer Dissektionsmembran im Aortenbogensegment proximal der linken A. subclavia stellen Kontraindikationen für ein endovaskuläres Verfahren dar. Bei diesen Patienten kann eine retrograde Dissektion als lebensbedrohliche Komplikation durch die Radialkraft einer zu groß gewählten Endoprothese in einer disseziierten Aortenwand ausgelöst werden.

Ungelöste Probleme und offene Fragen

Die hauptsächlichen Ziele bei der Behandlung von Dissektionen sind die Erreichung einer kompletten Thrombosierung des Falschkanals und die Verhinderung einer Größenzunahme des Aortendurchmessers. Wir beobachteten eine komplette oder partielle Thrombose des Falschkanals bei nur 60% der Patienten und eine ernst zu nehmende Expansion des Aortendurchmessers im Viszeralsegment auf mehr als 50 mm bei 5 Patienten. In der Studie vom Kato et al. [24] wiesen nur 38% der chronischen Dissektionen eine komplette Obliteration des Falschkanals nach 6 Monaten Nachbeobachtungszeit auf. Die Thrombosierung des Falschkanals, die oft als ein Endpunkt für den Behandlungserfolg gesehen wird, ist immer noch ein fortbestehender Schwachpunkt. Die Verwendung kurzer Stentgrafts, die nur das »Haupt-Entry« überdecken, aber weitere Entries in der thorakalen Aorta zurücklasssen, tragen zu diesem Problem bei.

In einer Multicenterstudie in Schweden mit 129 Patienten zeigte sich eine Expansion des Stentgraft-versorgten Aortensegmentes in nur 5% der Fälle im Gegensatz zu 16%, die eine Expansion des nicht mit Stentgraft versorgten Anteils der deszendierenden Aorta aufwiesen [35]. Gaxotte et al. [12] beschrieben ebenfalls, dass eine komplette Falschkanalthrombose mit einer Abnahme des Aortendurchmessers einhergehe, während die chronische Expansion der disseziierten nicht mit Stentgraft-versorgten Aorta fortschreite. Diese Ergebnisse korrelieren mit der 16,6%igen Expansionsrate der abdominellen Aorta in unserem eigenen Patientengut.

Weitere unbeantwortete Fragen betreffen den Spontanverlauf des meist asymptomatischen True-Lumen-Kollaps. Dieser Begriff ist schwer zu interpretieren, da Dissektionen dynamische Vorgänge mit pulsatilen Bewegungen der Dissektionsmembran sind, die mittels Cine-MRI beobachtet werden können.

In experimentellen Arbeiten von Chung et al. [8] wurde die Wirksamkeit des Überstentens der intimalen Einrisse im Bereich der Aorta (Entry) zur Behandlung des True-Lumen-Kollaps bewiesen. Da Langzeitergebnisse jedoch noch fehlen, bleibt abzuwarten, ob dieser Umstand als Kriterium für Erfolg oder als Therapieziel gewertet werden kann. Nach 2 Jahren betrug ihre Falschkanalthromboserate nur 44 %. Eine fortbestehende Perfusion des Falschkanals korrelierte mit Spätkomplikationen, chronisch expandierender Aortendissektion und ruturbedingtem Tod.

Die chronische Aortenexpansion ist die Folge einer versäumten Druckentlastung. Inzidenz, Pathophysiologie, klinische Auswirkungen der chronischen Aortenexpansion und die Faktoren, die sie beeinflussen, sind alle untersucht worden [23]. Ein initialer Aortendurchmesser von >4 cm und ein persistierendes Entry in den Falschkanal wurden als bestimmende Faktoren für das Entstehen einer chronisch expandierenden Aortendissektion identifiziert. Die gesamte Expansionsrate von 31,5 % (17/54) in unserem eigenen Patientengut unterstreicht diese signifikante Spätkomplikation. Sueyoshi et al. [38] fanden ebenfalls heraus, dass ein initialer Aortendurchmesser von >40 mm und eine Dicke der Aortenwand von >10 mm Risikofaktoren für eine Ruptur darstellen. Obwohl Aneurysmen dazu neigen, bei expandierenden Dissektionen selbst bei kleineren Durchmessern zu rupturieren [20], existieren keine eindeutigen Anhaltspunkte, ab welchem Durchmesser eine Intervention erfolgen sollte. Nichtsdestoweniger ist ein Aortendurchmesser von >55 mm eine breit akzeptierte Indikation zur Behandlung einer chronisch expandierenden Aortendissektion.

Die mesenteriale Ischämie hat einen bedeutenden Einfluss auf den Verlauf der Erkrankung. Zwei unserer Patienten starben aufgrund einer postoperativ persistierenden viszeralen Ischämie an Multiorganversagen. Sobald das Vorliegen einer mesenterialen Ischämie vermutet wird, ist eine aggressive Haltung gegenüber einer Laparotomie oder Laparoskopie des Patienten angesagt, selbst wenn vorher eine endovaskuläre Revaskularisierung erreicht worden ist. Laborkontrollen potenzieller Marker einer mesenterialen Infarzierung können ausschlaggebend sein. 4 unserer Patienten starben, da das Krankheitsbild zu spät erkannt wurde. Die chirurgische Behandlung der dissektionsbedingen renalen und mesenterialen Ischämie geht mit einer Mortalität von jeweils 50 % bzw. 80 % einher [5].

In der Literatur [3] variiert das Auftreten einer Rückenmarksischämie nach endovaskulärer Therapie einer Aortendissektion zwischen 3 % und 10 %, betrug jedoch 0 % bei unseren eigenen Patienten. Als mögliche Faktoren für die geringere Inzidenz einer Rückenmarksischämie nach TEVAR kommen ein adäquater Umgehungskreislauf, die fehlende Aortenklemmung, die kurzstreckige innere Auskleidung der Aorta durch die Endoprothese und das Freisetzen des Stentgrafts ausreichend weit vom Abgangsbereich der A. Adamkiewicz aus der Aorta in Frage. Die Langzeitergebnisse nach endovaskulärer Versorgung von Patienten mit Bindegewebserkrankungen wie z. B. Marfan- oder Ehlers-Danlos-Syndrom sind ebenfalls unbekannt. Die fortschreitende Gefäßaufweitung, besonders bei diesen Patienten, kann eine Migration des Stentgrafts, eine Endoleckage sowie einen erneuten Druckaufbau in der Aorta bewirken. Basierend auf den potenziell schlechten Zwischenergebnissen sind Marfan-Patienten aus unserer Erfahrung fragwürdige Kandidaten für eine endovaskuläre Behandlung. In diesem Patientengut muss die Indikation zur TEVAR sehr individuell gestellt werden [13]. Die Compliance und Ausrichtung der Stentgrafts in dem oft konisch zulaufenden und abgewinkelten Aortenbogen sind Faktoren unbekannter Prognose. Die steifen und kalzifizierten Membranen bei chronischen Dissektionen verursachen häufig eine Fehlanpassung und eine Kompression im distalen Endograftabschnitt (◘ Abb. 26.3).

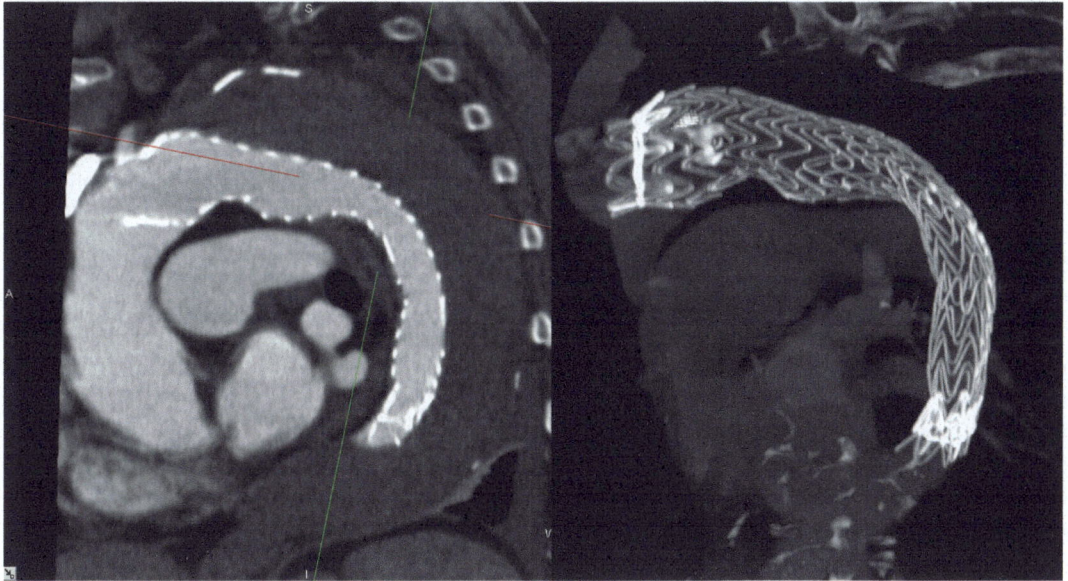

Abb. 26.3 Die Bildnachbearbeitung eines Multislice-CTA zeigt das Stentgraftverhalten bei anspruchsvoller Anatomie im Aortenbogen mit partieller Kompression des Materials

Aktuelle Indikationen für TEVAR bei Typ-B-Dissektionen

Unser eigenes Therapiekonzept besteht in einer endovaskulären Behandlung im symptomatischen akuten Stadium oder während des chronischen Verlaufs bei einer aneurysmatischen Aufweitung auf mehr als 55 mm. Daher wurden nur 31 % von 172 Patienten, die sich mit einer Stanford-B-Dissektion an unserer Klinik vorstellten, für ein chirurgisch endovaskuläres Verfahren ausgewählt. Auch nach einer operativen Versorgung einer Typ-A-Dissektion der Aorta stellen Patienten mit residualen Typ-B-Dissektionen potenzielle Kandidaten für eine distale »Hybrid-Stentversorgung« dar. Die 57 %ige 30-Tage-Mortalität mit diesem Verfahren in unserem eigenen Patientengut hängt stark mit den Komplikationen nach operativer Typ-A-Versorgung und der geringen Patientenanzahl von nur 5 schwerkranken Patienten zusammen. Die Strategie der sofortigen Hybridversorgung der aszendierenden und deszendierenden Aorta mittels antegrader oder retrograder Stentgraftfreisetzung bedarf noch weiterer Evaluierung.

Der sogenannte Hochrisikopatient ist nicht länger das entscheidende Argument für ein endovaskuläres Verfahren. Selbst in Zentren, die mit offenen und endovaskulären Techniken Erfahrung haben, hat sich das endovaskuläre Verfahren als die bevorzugte Behandlungsoption herauskristallisiert. Basierend auf unseren eigenen Ergebnissen mit konservativer Behandlung und der relativ hohen Komplikationsrate nach TEVAR bei akuten und chronischen Typ-B-Dissektionen sind die aktuell akzeptierten Indikationen für eine chirurgische Intervention:

- *Notfallindikation*: Ruptur des Falschkanals und Minderperfusion (Niere, Viszeralorgane, Rückenmark, untere Extremitäten) aufgrund eines symptomatischen True-Lumen-Kollaps oder einer retrograden Dissektion; Therapie der ersten Wahl ist TEVAR, jedoch sind Fenestrierung, offene Operation oder Hybridverfahren auch geeignet,
- *dringliche Indikation*: anhaltende Schmerzen, therapierefraktäre Hypertonie, rasche Expansion der Aorta,
- *elektive Indikation*: späte chronische Phase mit Expansion des Aortendurchmessers auf >6 cm

(>5 cm bei Marfan- oder Ehlers-Danlos-Patienten) oder falsche Aneurysmen.

Ohne Zweifel ist die Aortenmorphologie eines der wichtigsten Kriterien für die Indikationstellung zur TEVAR.

Schlussfolgerungen

Trotz der Vorteile eines minimal-invasiven Verfahrens weist die TEVAR noch eine hohe Komplikationsrate (bis zu 20 %) bei Aortendissektionen auf. Daher ist das endovaskuläre Verfahren auf akute symptomatische Patienten und solche mit expandierender Dissektion auf mehr als 55 mm im Durchmesser limitiert. Hybridverfahren, die bei Patienten mit chronischer Expansion der Aorta descendens nach offener Operation einer Typ-A-Dissektion zum Einsatz kommen, sollten weiter untersucht werden. Für Patienten mit symptomatischer oder komplizierter Typ-B-Dissektion wird es in Zukunft weiterhin eine Verzerrung der Selektion geben, da viele Patienten sterben, bevor sie das Krankenhaus erreichen, und andere, die keine Kandidaten für offene Chirurgie sind, keinen Zugang zu einer Einrichtung haben, die auf TEVAR spezialisiert ist.

Die bisher einzig randomisierte Studie, die »Investigation of Stent-Grafts in Patients with Type B Aortic Dissection (INSTEAD) trial«, zeigte, dass eine sorgfältige konservative medizinische Patientenführung eine gangbare Option und primäre Strategie für unkomplizierte Typ-B-Dissektionen darstellt, deren endovaskuläre Versorgung zurückgestellt ist. Die Rolle der Stentgrafts bei der Behandlung der unkomplizierten akuten Typ-B-Dissektionen ist begrenzt. Asymptomatische Patienten werden einer konservativen Behandlung zugeführt, bis zukünftige Studien einen Vorteil der aggressiveren endovaskulären Therapie hinsichtlich des Kurz- und Langzeitüberlebens zeigen können. Die Verfügbarkeit von Endografts und die guten Ersterergebnisse der Stentgrafttherapie rechtfertigen keine unkritische Einstellung.

Optimale Behandlungsergebnisse können erreicht werden, wenn die primäre Therapie wie auch die Nachsorge der Patienten in einer für dieses Krankheitsbild spezialisierten Klinik erfolgen.

Literatur

1. Bell RE, Taylor PR, Aukett M, et al. (2003) Results of urgent and emergency thoracic procedures treated by endolumonal repair. Eur J Vasc Endovasc Surg 25: 527–531
2. Beregi JP, Haulon S, Otal P, et al. (2003) Endovascular treatment of acute complications associated with aortic dissection: midterm results from a multi-center study. J Endovasc Ther 10: 486–493
3. Böckler D, Schumacher H, Ganten M, et al. (2006) Complications after endovascular repair of acute and chronic Stanford type B aortic dissections. J Thorac Cardiovasc Surg 132: 361–368
4. Bortone AS, Schena S, D'Agostino D, et al. (2002) Immediate versus delayed endovascular treatment of post-traumatic aortic pseudoaneurysms and type B dissections: retrospective analysis and premises to the upcoming European trial. Circulation 106 (Suppl I): 234–240
5. Cambria RP, Brewster DC, Gertler J, et al. (1988) Vascular complications associated with spontaneous aortic dissection. J Vasc Surg 7: 199–209
6. Carrel T, Nguyen T, Gysi J (1997) Acute type B aortic dissection: prognosis after initial conservative treatment and predictive factors for a complicated course [in German]. Schweiz Med Wochenschr 127: 1467–1473
7. Chaikof EL, Blankensteijn JD, Harris PL, et al. (2002) Reporting standards for endovascular aortic aneurysm repair. J Vasc Surg 35: 1048–1060
8. Chung JW, Elkins C, Sakai T (2000) True-lumen collapse in aortic dissection: part I, II. Evaluation of causative factors in phantoms with pulsatile flow. Radiology 214: 87–94
9. Criado FJ, Clark NS, Barnatan MF (2002) Stent graft repair in the aortic arch and descending thoracic aorta: a 4-year experience. J Vasc Surg 36: 1121–1128
10. Dake MD, Kato N, Mitchell RS, Semba CP, Razavi MK, Shimono T, et al. (1999) Endovascular stent-graft placement fort he treatment of. acute aortic dissection. N Engl J Med 340: 1546–1552
11. Demers P, Miller DC, Mitchell RS, et al. (2004) Mid-term results of endovascular repair of descending thoracic aortic aneurysm with first-generation stent grafts. J Thorac Cardiovasc Surg 127: 664–673
12. Gaxotte V, Thony F, Rousseau H, et al. (2006) Midterm results of aortic diameter outcomes after thoracic stent-graft implantation for aortic dissection: a multicenter study. J Endovasc. Ther 13: 127–138
13. Geisbüsch P, Kotelis D, von Tengg-Kobligk H, et al. (2008) Thoracic aortic endografting in patients with connective tissue diseases. J Endovasc Ther 15: 144–149
14. Genoni M, Paul M, Jenni R, et al. (2001) Chronic beta-blocker therapy improves outcome and reduces treatment costs in chronic type B aortic dissection. Eur J Cardiothorac Surg 19: 606–610
15. Genoni M, Paul M, Tavakoli R (2002) Predictors of complications in acute type B dissection. Eur J Cardiothorac Surg 22: 59–63

16. Hagan PG, Nienaber CA, Isselbacher EM, Bruckman D, Karavite DJ, Russmann PL, et al. (2000) The International Registry of acute Aortic Dissection (IRAD): new insights into an old disease. JAMA 283: 897–903
17. Hansen CJ, Bui H, Donayre CE, Abiz I, Kim B, Kopchok G, et al. (2004) Complications after endovascular repair of high– risk and emergent descending thoracic aortic aneurysms and idssections. J Vasc Surg 40: 228–234
18. Iguchi A, Tabayashi K (1998) Outcome of medically treated Stanford B aortic dissection. Jpn Circ J 62: 102–105
19. Jacobs M, Elenbaas T, Schurink GW, et al. (2003) Acute type B aortic dissection: surgical indications and stategy. In: Branchereau A, Jacobs M (eds) Vascular Emergencies. Futura Publishing Company, Armonk, NY, pp 87–97
20. Juvonen T, Ergin MA, Galla JD (1999) Risk factors for rupture of chronic type B- dissections. J Thorac Cardiovasc Surg 117: 776–786
21. Kahn SL, Dake MD (2007) Stent graft management of stable uncomplicated type B- dissections. Perspect Vasc Surg Endovasc Ther 19: 162–169
22. Kato N, Hirano T, Takeda K, et al. (1994) Treatment of aortic dissections with a percutaneous intravascular endoprosthesis: comparison of covered and bare stents. J Vasc Interv Radiol 5: 805–812
23. Kato M, Bai H, Sato K (1995) Determining surgical indicatons for acute type B dissection based on enlargement of aortic diameter during the chronic phase. Circulation 92: 107–112
24. Kato M, Matsuda T, Kaneko M, et al. (1998) Outcomes of stent-graft treatment of false lumen in aortic dissection. Circulation 98 (Suppl II): 305–312
25. Kozai Y, Watanabe S, Yonezawa M, et al. (2001) Long-term prognosis of acute aortic dissection with medical treatment: a survey of 263 unoperated patients. Jpn Circ J 65: 359–363
26. Lansmann SL, Hagl C, Fink D, et al. (2002) Acute type B dissection: surgical therapy. Ann Thorac Surg 74: 1833–1835
27. Marui A, Mochizuki T, Mitsui N (1999) Towards the best treatment for uncomplicated patients with type B acute aortic dissection: a consideration for sound surgical indication. Circulation 100 (Suppl II): 275–280
28. Matravers P, Morgan R, Belli A (2003) The use of stent grafts for the treatment of aneurysms and dissections of the thoracic aorta: a single centre experience. Eur J Vasc Endovasc Surg 26: 587–595
29. Mezaros I, Morocz J, Szlavi J, Schmidt J, Tomoci L, Nagy L, et al. (2000) Epidemioöogy and clinicopathology of aortic dissection. Chest 117: 1271–1278
30. Nienhaber CA, Fattori R, Lund G, Dieckmann C, Wolf W, von Kodolitsch Y, et al. (1999) Non-surgical reconstruction of thoracic aortic dissection by stent-graft placement. N Engl J Med 340: 1539–1545
31. Orend KH, Scharrer-Pamler R, Kapfer X, et al. (2003) Endovascular treatment in diseases of the descending thoracic aorta: 6-year results of a single center. J Vasc Surg 37: 91–99
32. Palma JH, de Souza JA, Rodriguez CM, et al. (2002) Self-expandable aortic stent-grafts for the treatment of descending aortic dissections. Ann Thorac Surg 73: 1138–1142
33. Pamler RS, Kotsis T, Görich J, Kapfer X, Orend KH, Sunder-Plassmann L (2002) Complications after endovascular repair of type B aortic dissection. J Endovasc Ther 9: 822–828
34. Rehders TC, Nienaber CA (2001) Complications of stent graft placement in the thoracic aorta. In: Branchereau A, Jacobs M (eds) Vascular Emergencies. Futura Publishing Company, Armonk, NY, pp 85–92
35. Resch TA, Delle M, Falkenberg M, et al. (2006) Remodeling of the thoracic aorta afterstent grafting type B dissection: a Swedish multicenter study: J Cardiovasc Surg (Torino) 47: 503–508
36. Safi HJ, Miller CC 3rd, Subramaniam MH, Campbell MP, Iliopoulos DC, O'Donnell JJ, et al. (1998) Thoracic and thoracoabdominal aneuysm repair using cardiopulmonary bypass, profound hypthermia and circulatory arrest via left side of the chest incision. J Vasc Surg 28: 591–598
37. Schor JS, Yerlioglu ME, Galla JD (1996) Selective management of descending aortic dissection. Ann Thorac Surg 67: 2002–2005
38. Sueyoshi E, Imada T, Sakamoto I, et al. (2002) Analysis of predictive factors for progression of type B aortic intramural hematoma with computed tomography. J Vasc Surg 35: 1179–1185
39. Umana JP, Lai DT, Mitchell RS, et al. (2002) Is medical therapy still the optimal treatment strategy for patients with acute type B aortic dissections? J Thorac Cardiovasc Surg 124: 897–910
40. von Tengg-Kobligk H, Weber TF, Rengier F, et al. (2008) Imaging modalities fort the thoracic aorta. J Cardiovasc Surg (Torino) 49: 429–447
41. Wheat MW (1980) Current status of medical therapy of acute dissecting aneurysms of the aorta. World J Surg 4:563–569
42. Winnerkvist A, Brorsson B, Rådegran K (2006) Quality of life in patients with chronic type B dissection. Eur J Vasc Endovasc Surg 32: 34–37
43. Winnerkvist A, Lockowandt U, Rasmussen E, et al. (2006) A prospective study of medically treated acute type B aortic dissection. Eur J Vasc Endovasc Surg 32: 349–355
44. Xu SD, Huang FJ, Yang JF, et al. (2006) Endovascular repair of acute type B aortic dissection: early and mid-term results. J Vasc Surg 43: 1090–1095

Erfolgreiche endovaskuläre Therapie bei Aortendissektion und dissezierter Nierenarterie

T. Nowak, B. Luther, U. Kempf, H. Krasniqi

Successful endovascular therapy of aortic dissection with renal malperfusion

Zusammenfassung

Die akute Typ-B-Dissektion der Aorta ist ein gefürchtetes Krankheitsbild. Gegenüber früheren Therapieansätzen hat sich die endovaskuläre Stentgraftstabilisierung der Aortenwand durchgesetzt. Die orthograde Perfusion der linken A. subclavia sollte erhalten bzw. durch Transposition wiederhergestellt werden. Im aortalen Viszeralsegment werden bei entsprechender Notwendigkeit Stent-PTAs der Intestinal- und Nierenarterien empfohlen, um die Durchblutung und Funktion der Erfolgsorgane sicherzustellen.

Summary

Acute type B dissection is a common lethal aortic disease. Compared to former therapeutic strategies aortic wall stabilization by endovascular stent grafting became widely accepted. Antegrade perfusion of the left subclavian artery should be preserved or reconstructed by transposition. In case of malperfusion after aortic dissection stenting of visceral or renal branches is recommended to preserve perfusion and function of depending organs.

Einleitung

Die Aortendissektion wird nach der Stanford-Universität in die Typen A und B eingeteilt [4]. Während die Dissektion der Aorta ascendens und des Aortenbogens noch immer eine Domäne der Kardiochirurgie ist, obliegt die Behandlung der Dissektion des deszendierenden thorakoabdominalen Aortenabschnitts der Gefäßchirurgie.

Der Spontanverlauf der Aortendissektion ist desaströs. Nur ca. 20 % der Patienten erreichen lebend das Krankenhaus. Hier geht es im Wesentlichen um eine konservative Therapie mit Einstellung des arteriellen Hypertonus und Schmerzbekämpfung. Gefäßchirurgische Indikationen ergaben sich bisher nur bei Beteiligung der großen Aortenäste, so der Intestinal- und Nierenarterien oder der Beckenarterien [13, 18]. Auch bei diesem Konzept wurde insgesamt ein spontaner Heilungsverlauf der Aortenwand in Kauf genommen. Spätresultate waren neben der seltenen vollständigen *restitutio ad integrum* die Thrombosierung des Falschkanals, die persistierende Durchströmung beider Lumina oder – in 20 % – die aneurysmatische Deformation des Falschkanals [19]. Direkte interventionelle und offene Manöver an der dissezierten Aortenwand (Membranperforation, -resektion) sind selten von überzeugendem Erfolg gekrönt und werden deshalb kaum noch durchgeführt [6, 16].

Mit der Entwicklung der endovaskulären Stentgrafttherapie wurde eine Methode zur primären Ausschaltung des Aortendissekats geschaffen [5, 11]. Da sich das Entry der Typ-B-Dissektion meist im Bereich des Abgangs der linken A. subclavia befindet, genügt ein relativ kurzer Stentgraft zum Verschluss des orthotopen Einstroms in den Falschkanal. Retrograde Blutflüsse garantieren die Durchströmung der Spinalarterien, sodass die gefürchtete Paraplegie der unteren Körperhälfte selten vorkommt [2]. Bei chronischer Thrombosierung des Falschkanals ergibt sich Zeit für die Entwicklung eines spinalen Kollateralgeflechts. Nicht selten sind auch die Intestinal- und Nierenarterien stenosierend in die Dissektion mit einbezogen. Wie nachfolgende Kasuistik belegt, kann auch hier eine endovaskuläre Therapie hilfreich sein.

Kasuistik

Betrachtet werden soll der Fall einer 52-jährigen Patientin mit hypertensiver Krise und thorakaler Schmerzausstrahlung in den Rücken. Herzinfarkt und Lungenembolie konnten ausgeschlossen werden. Im Angio-CT fand sich eine thorakoabdominale Aortendissektion Typ B nach Stanford mit sporadischen Einblutungen in den ansonsten thrombosierten Falschkanal (◘ Abb. 27.1). Nebenbefundlich zeigten sich ein Pleuraerguss und eine Dissektion der linken Nierenarterie mit deutlicher Minderperfusion (◘ Abb. 27.2).

Aufgrund des o. g. Befundes wurde die Indikation zur endovaskulären Ausschaltung der Aortendissektion und Stent-PTA der linken Nierenarterie gestellt. Die Rekonstruktion der Aorta erfolgte durch zwei Stentgrafts (TAG 37 mm Durchmesser, 15 cm Länge, © W. L. Gore & Associates, Flagstaff, Arizona). Anschließend wurde die linke Nierenar-

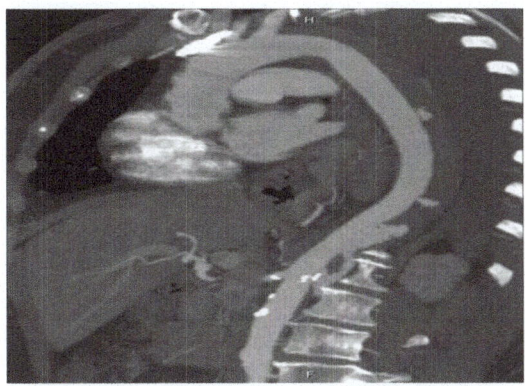

◘ **Abb. 27.1** Typische Typ-B-Dissektion der Aorta. Es zeigt sich ein fast vollständig thrombosiertes falsches Lumen. Einzelne Einblutungen zeigen eine spinale Restdurchblutung an

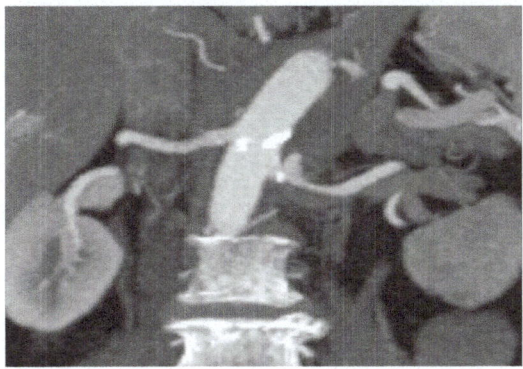

◘ **Abb. 27.2** Stenosierende Einbeziehung der linken Nierenarterie in die Dissektion mit mangeldurchblutetem Erfolgsorgan

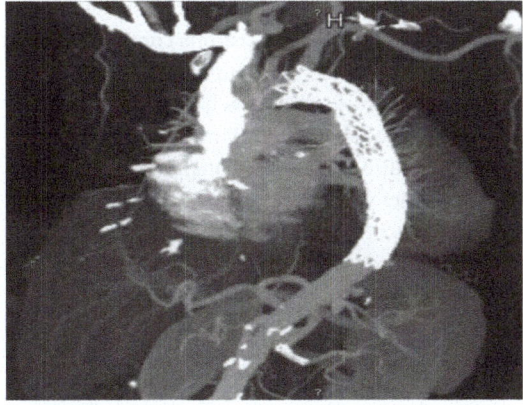

◘ **Abb. 27.3** Zustand nach transiliakaler Stentgraftstabilisierung des wahren Aortenlumens und Stent-PTA der linken Nierenarterie

terie mit einem Ballon-expandierbaren Stent (Cordis Palmaz Genesis, Dimension 6×20 mm, © Johnson & Johnson Medical) gesichert (◘ Abb. 27.3). Residuale Wanddissektionen im Bereich der viszeralen Aorta wurden belassen.

Es gelang, den orthograden Einstrom in die Aortendissektion auszuschalten, wobei bei viszeralem Reentry die spinale Perfusion erhalten blieb. Die linke Niere war wieder gut durchblutet. Die Patientin befand sich wohl und war neurologisch unauffällig. Im postoperativen Nachbeobachtungszeitraum ergaben sich keine Veränderungen der Aortenwand, die Retentionsparameter blieben normal (◘ Abb. 27.4).

Diskussion

Die endovaskuläre Ausschaltung thorakoabdominaler Aortendissektionen ist ein komplikationsarmes Verfahren [17]. Das transfemorale bzw. -iliakale Zugangstrauma ist äußerst gering und gestattet die Entlassung des Patienten innerhalb weniger Tage.

Der Stentgraft verhindert fast immer eine Progression der Dissektion und die Entwicklung aneurysmatischer Wandveränderungen der Aorta. Selten werden aszendierende Dissektionen oder Paraplegien beobachtet [8]. Das wahre Lumen der Aorta wird permanent stabilisiert und erweitert. Eine Wandverklebung im Sinne einer Ausheilung ist wahrscheinlich. Gegenüber der offenen thorakoabdominalen Aortenoperation und auch der konservativen internistischen Therapie sind die Letalität und Morbidität verschwindend gering. Damit ist die Stentgraftimplantation bei Aortendissektionen zum Therapieverfahren der ersten Wahl geworden [3, 10].

Bei der endovaskulären Rekonstruktionsplanung stehen die Landungszonen des Stentgrafts im Zentrum der Aufmerksamkeit. Zentral beginnt die Typ-B-Dissektion im Abgangsbereich der linken A. subclavia. Gegebenenfalls muss dieses Gefäß überstentet werden. Über mögliche ischämische Komplikationen und ihre Vermeidung wird seit Jahren diskutiert [12]. Während die Durchblutungsminderung des linken Armes klinisch kaum relevant wird und gegebenenfalls extraanatomisch

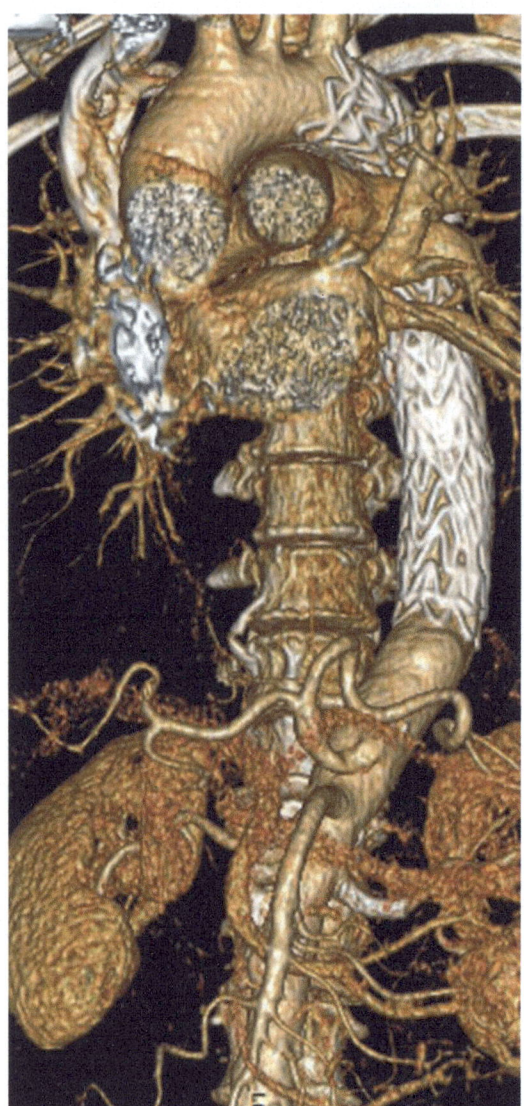

◘ **Abb. 27.4** Verhältnisse nach 18 Monaten: In der rekonstruierten CT-Angiographie zeigen sich regelrechte Durchströmungsverhältnisse. Die Aortendissektion hat sich wieder verschlossen, die linke Nierenarterie ist bei unauffälligem Stent gut durchblutet. Der Befund gilt als ausgeheilt

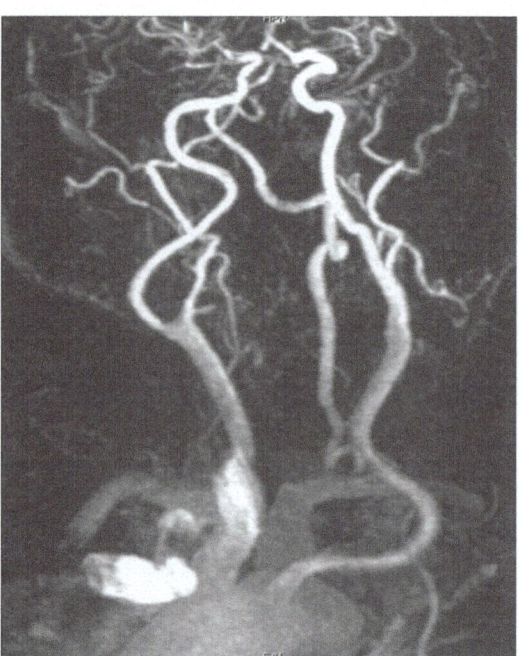

◘ **Abb. 27.5** Stark gewundene extrakranielle Hirnarterien. Gegenüber der hypoplastischen A. vertebralis rechts ist die linke A. vertebralis kaliberkräftig

wiederhergestellt werden kann, spielt die Durchblutung des hinteren Hirnkreislaufs eine entscheidende Rolle. So kann bei Verschluss der rechten A. vertebralis oder deutlicher Dominanz der linken A. vertebralis der instrumentelle Verschluss der linken Strombahn durch den Stentgraft einen massiven Kleinhirninfarkt mit hoher Letalität auslösen (◘ Abb. 27.5).

Die Autoren empfehlen nach eigener Erfahrung die Erhaltung der linken A. subclavia auch unter dem Aspekt, dass von hier aus eine spinale Kollateralzirkulation ihren Ausgang nehmen kann. Zurzeit wird die vorgeschaltete Transposition der A. subclavia in die linke A. carotis communis empfohlen. Diese Form des supraaortalen Debranchings ist chirurgisch einfach und in versierten Händen keinesfalls mit empfindlichen Komplikationen verbunden, wie es manchmal beschrieben wird [15]. Bei vollständig endovaskulärer Therapie sind gebranchte oder fenestrierte Stentprothesen erforderlich, deren breite klinische Einführung noch bevorsteht.

Im viszeralen Aortensegment ist eine Überstentung der Intestinalarterien nicht mit dem Leben vereinbar. Deshalb sollte der Stentgraft proximal des Truncus coeliacus enden und das nur noch retrograd durchströmte Falschlumen belassen werden. Auf diesem Wege werden auch abgehende

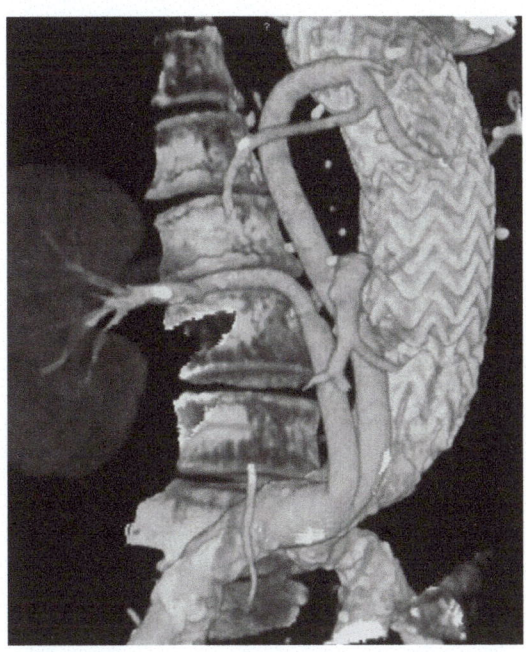

Abb. 27.6 Viszerale Hybridoperation mit Debranching der Viszeralarterien und thorakoabdominaler Stentgraftimplantation

Spinalarterien versorgt, wodurch eine Ischämie des Rückenmarks unwahrscheinlich wird. Durch die Dissektion betroffene (stenosierte) Viszeralarterien können gezielt mittels Stent-PTA rekanalisiert werden [1, 7, 9]. Anders ist die Situation, wenn bereits aneurysmatische Aortenwandverhältnisse bestehen. Hier ist eine viszerale Debranchingoperation voranzustellen, um das Aortenrohr langstreckig durch einen Stentgraft stabilisieren zu können (Abb. 27.6). Diese Operation hat eine hohe Morbidität, so dass sie in die primären Therapieplanungen einer akuten Aortendissektion keinen Eingang gefunden hat [14].

Schlussfolgerung

Die akute Typ-B-Dissektion der Aorta ist ein lebensbedrohendes Krankheitsbild, welches notfallmäßig behandelt werden muss. Gegenüber den konservativen und chirurgischen Operationsverfahren hat sich die endovaskuläre Stentgraftstabilisierung der Aortenwand als beste Therapie durchsetzen können. Vorteile sind minimale Invasivität sowie geringe Morbidität und Letalität. Durch die Stentgraftimplantation wird das wahre Aortenlumen geschient und das falsche Lumen perfusionsgemindert. Die nachfolgend häufige Spontanthrombosierung mindert die Inzidenz aneurysmatischer Wanddegenerationen.

Bei Einbeziehung der linken A. subclavia in die Dissektion ist eine vorgeschaltete Transposition des Gefäßes in die linke A. carotis communis zu empfehlen. Im Viszeralsegment der Aorta sollte primär möglichst nicht gestentet werden. Dadurch bleibt eine retrograde Blutversorgung des Rückenmarks gewährleistet. Gezielte Stent-PTAs betroffener Intestinal- oder Nierenarterien sichern die Durchblutung und Funktion der abdominalen Organe. Ob die Einführung fenstrierter oder gebranchter Stentprothesen im dissezierten Viszeralsegment der Aorta von Vorteil sein kann, ist noch ungeklärt.

Literatur

1. Barnes DM, Williams DM, Dasika NL, Patel HJ, Weder AB, Stanley JC, Deeb GM, Upchurch GR Jr (2008) A single-center experience treating renal malperfusion after aortic dissection with central aortic fenestration and renal artery stenting. J Vasc Surg 47: 903–910
2. Böckler D, Schumacher H, Ganten M, von Tengg-Kobligk H, Schwarzbach M, Fink C, Kauczor HU, Bardenheuer H, Allenberg JR (2006) Complications after endovascular repair of acute and chronic Stanford type B aortic dissections. J Thorac Cardiovasc Surg 132: 361–368
3. Böckler D, Hyhlik-Dürr A, Hakimi M, Weber TF, Geisbüsch P (2009) Type B aortic dissections: treating the many to benefit the few? J Endovasc Ther 16 (Suppl 1): 80–90
4. Daily PO, Trueblood HW, Stinson EB, Wuerflein RD, Shumway NE (1970) Management of acute aortic dissection. Ann Thorac Surg 10: 237–247
5. Dake MD, Miller DC, Semba CP, Mitchell RS, Walker PJ, Liddell RP (1994) Transluminal placement of endovascular stent-grafts for the treatment of descending thoracic aortic aneurysms. N Engl J Med 331: 1729–1734
6. DeBakey ME, McCollum CH, Crawford ES, Morris GC Jr, Howell J, Noon GP, Lawrie G (1982) Dissection and dissecting aneurysms of the aorta: twenty-year follow-up of five hundred twentyseven patients treated surgically. Surgery 92: 1118–1134
7. De Latour B, Delaunay R, Rivalan J, Heautot JF, Verhoye JP (2007) Stent-graft repair for aortic type B dissections with insidious renal malperfusion. J Thorac Cardiovasc Surg 134: 1342–1343

8. Eggebrecht H, Thompson M, Rousseau H, Czerny M, Lönn L, Mehta RH, Erbel R, European Registry on Endovascular Aortic Repair Complications (2009) Retrograde ascending aortic dissection during or after thoracic aortic stent graft placement: insight from the European registry on endovascular aortic repair complications. Circulation 120 (Suppl 11): S276–281
9. Fattori R, Botta L, Lovato L, Biagini E, Russo V, Casadei A, Buttazzi K (2008) Malperfusion Syndrome in Type B Aortic Dissection: Role of the Endovascular Procedures. Acta Chir Belg 108: 192–197
10. Feezor RJ, Martin TD, Hess PJ Jr, Beaver TM, Klodell CT, Lee WA (2009) Early outcomes after endovascular management of acute, complicated type B aortic dissection. J Vasc Surg 49: 561–566
11. Greenberg R, Khwaja J, Haulon S, Fulton G (2003) Aortic dissections: new perspectives and treatment paradigms. Eur J Vasc Endovasc Surg 26: 579–586
12. Neuhauser B, Greiner A, Jaschke W, Chemelli A, Fraedrich G (2008) Serious complications following endovascular thoracic aortic stent-graft repair for type B dissection. Eur J Cardiothorac Surg 33: 58–63
13. Oderich GS, Panneton JM (2002). Acute aortic dissection with side branch vessel occlusion: open surgical options. Semin Vasc Surg 15: 89–96
14. Quinones-Baldrich W, Jimenez JC, DeRubertis B, Moore WS (2009) Combined endovascular and surgical approach (CESA) to thoracoabdominal aortic pathology: A 10-year experience. J Vasc Surg 49: 1125–1134
15. Rehders TC, Petzsch M, Ince H, Kische S, Körber T, Koschyk DH, Chatterjee T, Weber F, Nienaber CA (2004) Intentional occlusion of the left subclavian artery during stent-graft implantation in the thoracic aorta: Risk and relevance. J Endovasc Ther 11: 659–666
16. Safi HJ, Miller CC III, Readon MJ, Iliopoulos DC, Letsou GV, Espada R, Baldwin JC (1998) Operation of acute and chronic aortic dissection: Recent outcome with regard to neurologic deficit and early death. Ann Thorac Surg 66: 402–411
17. Szeto WY, McGarvey M, Pochettino A, Moser GW, Hoboken A, Cornelius K, Woo EY, Carpenter JP, Fairman RM, Bavaria JE (2008) Results of a new surgical paradigm: endovascular repair for acute complicated type B aortic dissection. Ann Thorac Surg 86: 87–89
18. Uchida N, Shibamura H, Katayama A, Aishin K, Sutoh M, Kuraoka M (2009) Surgical strategies for organ malperfusions in acute type B aortic dissection. Interact Cardiovasc Thorac Surg 8: 75–78
19. Winnerkvist A, Lockowandt U, Rasmussen E, Rådegran K (2006) A prospective study of medically treated acute type B aortic dissection. Eur J Vasc Endovasc Surg 32: 349–355

Kostenanalyse der konventionellen chirurgischen Therapie vs. endovaskulärer Stentgraftimplantation bei Aneurysmen der Aorta descendens

M. Dorfmeister, R Gottardi, M. Funovics, M. Schoder, J. Holfeld, D. Zimpfer, J. Lammer, M. Grimm,

Cost analysis of conventional open repair of descending thoracic aortic aneurysms versus endovascular stent-graft placement

Zusammenfassung

Ziel dieser Studie war es, die Kosten der konventionellen offenen chirurgischen Therapie und jene der endovaskulären Stentgraftimplanatation bei Aneurysmen der Aorta descendens miteinander zu vergleichen und eine potenzielle Kosteneffizienz aufzuzeigen.

Material und Methoden: Anhand des MEL-Codes (Medizinische Einzelleistungen) wurden gemeinsam mit der ärztlichen Direktion unseres Hauses die Gesamtkosten beider Eingriffe erhoben, bestehend aus Personalkosten, Kosten für medizinisches Verbrauchsmaterial, Anlagenkosten, Raumkosten und Zuschlägen sowie Pflegetagen. Grundlage hierfür waren die letzten 40 durchgeführten konventionell offenen Operationen sowie die letzten 40 durchgeführten endovaskulären Verfahren.

Ergebnisse: Die durchschnittliche Dauer des stationären Aufenthalts nach konventioneller Operation beträgt 12 Tage inklusive 5 Tage Liegedauer auf der Intensivstation. Die durchschnittliche Dauer des stationären Aufenthalts nach Stentgraftimplantation beträgt 5 Tage. Der Tagessatz auf der herzchirurgischen Normalstation beträgt *1180,00 €*, der Tagessatz auf der herzchirurgischen Intensivstation beträgt *3014,00 €*. Durchschnittlich wurden 1,7 Stentgrafts pro Patient implantiert. Trotz substanziell höherer prozeduraler Kosten der Stentgraftimplantation (32.320,98 € versus 19.534,12 €) sind die Gesamtkosten bei Stentgraftimplantation geringer (38.220,98 € versus 50.764,12 €); es ergibt sich ein Kostenvorteil der endovaskulären Stentgraftimplantation von 12.543,14 € gegenüber der konventionellen Therapie.

Fazit: Trotz substanziell höherer prozeduraler Kosten bei endovaskulärer Stentgraftimplantation im Vergleich zur konventionellen offenen Therapie bei Aneurysmen der Aorta descendens besteht ein klarer Kostenvorteil der Stentgraftimplantation. Der Hauptgrund dafür liegt im wesentlich kürzeren Krankenhausaufenthalt und den fehlenden Intensivstationspflegetagen.

Summary

To compare the costs of conventional open repair of descending thoracic aortic aneurysms to endovascular stent-graft placement and to show a potential cost efficiency.

Material and methods: We analyzed the total costs of both procedures consisting of labor costs, costs of medical incidentals, costs of equipment, occupancy costs and surcharges as well as days of care on the basis of the last 40 open as well as 40 endovascular procedures.

Results: Median length of stay was 12 days in conventional open repair encomprising 5 days on the intensive care unit. Median length of stay in stent-graft placement was 5 days. The day rate on the normal ward is estimated at 1.180.00€ and the day rate on the intensive care unit is estimated at 3.014.00€. Median number of stent-grafts used was 1.7. Despite substantial higher procedural costs of stent-graft placement (32.320.98€ versus 19.534.12€), total cost performance was lower (38.220.98€ versus 50.764.12€) resulting in a cost difference of 12.543.14€. As a consequence, the cost advantage of stent-graft placement turned out to be 24.7 %.

Conclusion: Despite substantially higher procedural costs as compared to conventional open repair of descending thoracic aortic aneurysms, endovascular stent-graft placement is cost efficient mainly due to the preventable intensive care stay and the shorter in-hospital stay.

Einleitung

Über viele Jahre hindurch war die konventionelle offene chirurgische Therapie die einzige Behandlungsform, die zur Verfügung gestanden hatte, um eine drohende Ruptur bei Aneurysmen der Aorta descendens zu verhindern. Hierbei handelt es sich um ein invasives Verfahren, das ohne Herz-Lungen-Maschine nicht durchführbar ist und eine hohe Mortalität und Morbidität bei älteren Patienten aufweist [1, 7, 12, 13].

Seit den 90er Jahren besteht jedoch die Möglichkeit der endovaskulären Stentgraftimplantation. Anfänglich nur zur Therapie von abdominellen Aortenaneurysmen eingesetzt, fand diese neue Therapiemethode zusehends auch Einsatz in der Behandlung von Aneurysmen der thorakalen Aorta und konnte sich dabei an Effektivität mit der konventionellen Therapie erfolgreich messen [2, 4, 9, 11]. Dieses Verfahren zeichnet sich durch minimale Invasivität aus, der Einsatz einer Herz-Lungen-Maschine ist nicht erforderlich, und die Mortalität und Morbidität bei älteren Patienten ist gering [3–5, 8].

Ein weiterer Unterschied zwischen der konventionellen offenen chirurgischen Therapie und der endovaskulären Stentgraftimplantation liegt in den Kosten der Gefäßprothesen. Eine Gefäßprothese, welche bei der konventionellen Operation verwendet wird, kostet durchschnittlich 1000 €. Bei der endovaskulären Stentgraftimplantation hingegen betragen die Kosten der Gefäßprothese im Durchschnitt 10.000 €. Hinzu kommt noch, dass hier in vielen Fällen mehrere Prothesen pro Eingriff notwendig sind.

Doch nicht nur die Kosten der Gefäßprothesen sind für die Gesamtkosten dieser beiden Verfahren ausschlaggebend. Auch andere Faktoren, wie zum Beispiel der Krankenhaus- oder Intensivstationsaufenthalt sowie die medikamentöse Behandlung und deren Auswirkungen auf die Gesamtkosten sind zu berücksichtigen.

Medizinische Leistungen sollen sich nicht nur durch ihre qualitative Hochwertigkeit auszeichnen, sondern zunehmend ebenso durch ihre Kosteneffizienz.

Aus diesem Grund haben sich die Autoren mit dieser Studie das Ziel gesetzt, die Kosten der konventionellen offenen chirurgischen Therapie und die der endovaskulären Stentgraftimplantation bei Aneurysmen der Aorta descendens zu evaluieren und einander gegenüberzustellen, um herauszufinden, welche von beiden die kosteneffizientere Therapiemethode darstellt [10].

Patienten und Methoden

Um die Nettokosten der beiden Therapiemethoden zu erheben, wurde eine Kostenanalyse anhand des MEL-Kataloges (MEL = medizinische Einzelleistungen) durch die ärztliche Direktion gemeinsam mit der Finanzabteilung unserer Einrichtung durchgeführt [10].

Diese Kosten setzen sich wie folgt zusammen:
- Personalkosten:
  Diese beinhalten die Kosten, welche durch die an den Eingriffen beteiligten Berufsgruppen entstehen (Chirurgen, Radiologen, Anästhesisten, Diplomschwestern der Anästhesie und der Chirurgie, Medizinisch-technisches Personal, OP- und Stationsgehilfen) [12]. Berechnet wurden die Zahl der Angehörigen der jeweiligen Berufsgruppe sowie deren durchschnittlicher Minutenaufwand beim jeweiligen Eingriff [12].
- Kosten des medizinischen Verbrauchsmaterials:
  Sie setzen sich zusammen aus den Kosten für die Gefäßprothese sowie für sämtliches medizinisches Verbrauchsmaterial wie Nadeln, Spritzen, OP-Handschuhe, OP-Mäntel und vieles mehr [12].
- Anlagekosten:
  Anlagekosten bestehen aus den Kosten, die aus der Benutzung der installierten und vorhandenen Geräte resultieren [12]. Dazu zählt der Anschaffungswert der Geräte, deren Nutzdauer in Jahren, die Blockadezeit pro Jahr und Eingriff, die Kosten der Geräte pro Jahr sowie die Gesamtkosten pro Eingriff [12].
- Zuschläge und Raumkosten:
  Bei operativen Leistungen wird ein sogenannter OP-Gemeinkostenzuschlag berechnet, welcher unabhängig von der Art der Operation 52,58 % der Gesamtkosten beträgt [10]. Allfällige Raumkosten sind in diesem Betrag bereits inkludiert [12].
  Bei nichtoperativen Leistungen (darunter fallen die präoperative Herzkatheteruntersuchung vor und die intraoperative transösophageale Echokardiographie während jeder konventionellen Operation) werden fixe Prozentsätze berechnet, wie der Verwaltungsgemeinkostenzuschlag von 24,76 %, der Beschaffungs- bzw. Lagergemeinkostenzuschlag von 13,34 % und der Vorsteuerkostenzuschlag von 11,10 % [10]. Zusätzlich werden Raumkosten von 0,005 € pro Minute pro Quadratmeter berechnet [10].

— Pflegetage:
Die Anzahl der Pflegetage wurde anhand der letzten 15 Patienten der jeweiligen Therapiegruppe evaluiert, um den durchschnittlichen Krankenhausaufenthalt und dessen Kosten zu ermitteln [12]. In der Gruppe der konventionell operierten Patienten wurde zusätzlich der durchschnittliche Aufenthalt auf der Intensivstation und dessen Kosten berechnet [12]. Ein Intensivstationsaufenthalt nach Stentgraftimplantation ist oft nicht notwendig, in unserem Patientenkollektiv war er bei keinem der Patienten erforderlich.

Da alle Patienten – unabhängig von der gewählten Therapieform – eine Nachsorge durch Computertomographie noch während des stationären Aufenthaltes und im Anschluss einmal jährlich erhalten, wurde dieser Faktor bei der Analyse nicht berücksichtigt, da sich daraus kein Unterschied ergibt [10].

Tab. 28.1 Kostenvergleich Stentgraft-Implantation versus konventioneller Operation

	Stentgraft-Implantation	Konventionelle Operation
Personalkosten	1.757,60 €	3.172,20 €
Med. Verbrauchsmaterial	11.131,40 €	7.767,99 €
Anlagekosten	1.074,27 €	272,76 €
Zuschläge u. Raumkosten	7.341,89 €	6.053,51 €
Präoperativer diagnostischer Herzkatheter		1.486,50 €
Intraoperative Echokardiographie		681,16 €
Summe	21.305,16 €	19.534,12 €
Zusätzlicher Stentgraft	15.736,89 €	

Ergebnisse

Eine Übersicht über die Ergebnisse zeigt ◘ Tab. 28.1. Die Personalkosten sind in der konventionellen Gruppe höher. Dies wird verständlich, wenn man bedenkt, dass die Stentgraftimplantation durchschnittlich zwei Stunden, der konventionelle Ersatz hingegen durchschnittlich sechs Stunden dauert und das Personal bei der konventionellen Therapie (bei gleichem Minutensatz wie bei der interventionellen Therapie) somit länger beschäftigt ist und bezahlt werden muss [12].

Beim medizinischen Verbrauchsmaterial überwiegen die Kosten in der interventionellen Gruppe [12]. Dies liegt in erster Linie an den hohen Kosten der Gefäßprothese, welche beim konventionellen Ersatz merklich günstiger ist [12]. Würde man die Kosten der Gefäßprothesen außer Acht lassen, so wären die Kosten für das medizinische Verbrauchsmaterial in der konventionellen Gruppe höher, wobei hier Blut und Blutprodukte am teuersten sind [12]. Da für die konventionelle Operation der Einsatz einer Herz-Lungen-Maschine erforderlich ist, muss in Folge die plasmatische und zelluläre Gerinnung in hohem Ausmaß substituiert werden, was einen nicht unerheblichen Einfluss auf die Kosten zur Folge hat [12].

Die Anlagekosten sind in der interventiollen Gruppe deutlich höher [12]. Zwar besteht bei beiden Therapieformen ein hoher apparativer Aufwand, die Anschaffungskosten für die technischen Geräte, welche bei der Stentgraftimplantation benötigt werden, sind jedoch um ein Vielfaches höher [12]. Daraus resultieren höhere Gesamtkosten pro Eingriff bezüglich der Blockadezeit pro Leistung [12].

Raumkosten und Zuschläge sind in der interventionellen Gruppe nur gering höher als in der konventionellen Gruppe [12].

Die Kosten für den präoperativen diagnostischen Herzkatheter sowie für die transösophageale Echokardiographie während der Operation fallen bei der Stentgraftimplantation weg, da sie für den Organismus nicht so belastend ist wie die konventionelle Operation und daher diese Untersuchungen hier nicht routinemäßig durchgeführt werden [12].

Wenn man die Summe aller bisher aufgezählten Kosten betrachtet, ist die Stentgraftimplantation etwas teurer als die konventionelle Operation. Wird mehr als nur ein Stentgraft implantiert, so muss pro zusätzlich implantiertem Stentgraft ein Betrag von 15.736,89 € addiert werden. Hierbei handelt es sich nicht nur um die Kosten einer weiteren Gefäßprothese, sondern auch um die damit verbundenen zusätzlichen Personalkosten, da der Eingriff dadurch natürlich länger dauert als bei der Implantation von nur einer Prothese.

Von entscheidender Bedeutung ist die Kostenaufstellung in Bezug auf die Pflegetage auf der Normal- und Intensivstation [12]. Der Tagessatz auf der herzchirurgischen Normalstation beträgt 1.180,00 €, der auf der herzchirurgischen Intensivstation 3.014,00 € [10]. Jene Patienten, die konventionell behandelt worden sind, liegen durchschnittlich 5 Tage auf der Intensivstation und 12 Tage auf der Normalstation, wohingegen jene Patienten, welche interventionell therapiert worden sind, eine durchschnittliche Liegedauer auf der Normalstation von 5 Tagen aufweisen und keinen einzigen Tag auf der Intensivstation verbracht haben [12]. Daraus ergeben sich Gesamtkosten in Hinblick auf die Pflegetage von 5.900,00 € pro Patient bei der Stentgraftimplantation und von 31.230,00 € pro Patient bei der konventionellen Operation [10].

Wenn man nun die Summe der Kosten der Teilkomponenten in der interventionellen Gruppe aus ◘ Tab. 28.1 (21.305,16 €) und die Gesamtkosten in Hinblick auf die Pflegetage (5.900,00 €) addiert und berücksichtigt, dass durchschnittlich 1,7 Gefäßprothesen pro Patient implantiert wurden und somit noch einen Betrag von 11.015,82 € hinzufügt, so erhält man bei der endovaskulären Stentgraftimplantation Gesamtkosten von 38.220,98 € [12].

Addiert man die Summe der Kosten der Teilkomponenten in der konventionellen Gruppe aus ◘ Tab. 28.1 (19.534,12 €) und die Gesamtkosten in Hinblick auf die Pflegetage (31.230 €), so erhält man bei der konventionellen Operation Gesamtkosten von 50.764,12 € [12].

Der Unterschied in den Gesamtkosten der beiden Therapiemethoden beträgt somit 12.543,14 €, was einem Kostenvorteil der endovaskulären Stentgraftimplantation gegenüber der konventionellen Therapie von 24,7 % entspricht [10].

Schlussfolgerung

Die hier betrachtete Kostenanalyse konnte trotz der hohen Prothesenkosten einen klaren Kostenvorteil für die Stentgraftimplantation zeigen. Somit handelt es sich hierbei um eine kosteneffiziente Therapieform. Der Hauptgrund hierfür liegt in den fehlenden Intensiv- und den geringeren Normalstationspflegetagen und damit einem geringerem Kostenaufwand im Vergleich zu der konventionellen Methode.

Trotz dieser Erkenntnis ist zu bedenken, dass nach der endovaskulären Therapie eventuell ein weiterer interventioneller Eingriff oder auch eine spätere offene Operation notwendig sein könnten, vor allem aufgrund entstandener Endoleaks [6, 10]. Dadurch könnte der Kostenvorteil dieser Methode wiederum ausgeglichen werden [10].

Darüber hinaus könnten sich im Rahmen der Nachsorge höhere Kosten bei der Stentgraftimplantation ergeben, da diese Patienten unter Umständen einer höheren Anzahl an Kontroll-CTs bedürfen als Patienten, welche einen konventionellen Ersatz der thorakalen Aorta erhalten haben, insbesondere, wenn klinisch stumme Endoleaks diagnostiziert und laufend kontrolliert werden müssen [12].

Abschließend wäre festzuhalten, dass die unterschiedlichen Kosten für die endovaskuläre Stentgraftimplantation und die konventionelle chirurgische Therapie bei Aneurysmen der Aorta descendens nicht ausschlaggebend sein dürfen für die Wahl der Therapiemethode [12]. Hier sind ausschließlich das Alter und die Komorbiditäten der Patienten sowie die technische Durchführbarkeit zu berücksichtigen [10].

Literatur

1. Bachet J, Guilmet D, Goudot B, et al. (1999) Antegrade cerebral perfusion with cold blood: a 13-year experience. Ann Thorac Surg 67: 1874–1878
2. Bavaria JE, Appoo JJ, Makaroun MS, Verter J, Yu ZF, Mitchell RS (2007) Endovascular stent grafting versus open surgical repair of descending thoracic aortic aneurysms in low-risk patients: a multicenter comparative trial. J Thorac Cardiovasc Surg 133: 369–377
3. Czerny M, Cejna M, Hutschala D, et al. (2004) Stent-graft placement in atherosclerotic descending thoracic aortic aneurysms: midterm results. J Endovasc Ther 11: 26–32
4. Czerny M, Grimm M, Zimpfer D, et al. (2007) Results after endovascular stent-graft placement in atherosclerotic aneurysms involving the descending aorta. Ann Thorac Surg 83: 450–455

5. Dake MD, Miller DC, Semba CP, Mitchell RS, Walker PJ, Liddell RP (1994) Transluminal placement of endovascular stent-grafts for the treatment of descending thoracic aortic aneurysms. N Engl J Med 331: 1729–1734
6. Grabenwoger M, Fleck T, Ehrlich M, et al. (2004) Secondary surgical interventions after endovascular stent-grafting of the thoracic aorta. Eur J Cardiothoracic Surg 26: 608–613
7. Harrington DK, Walker AS, Kaukuntla H, Bracewell RM, Clutton-Brock TH, Faroqui M, Pagano D, Bonser RS (2004) Selective antegrade cerebral perfusion attenuates brain metabolic deficit in aortic arch surgery: a prospective randomized trial. Circulation 110 (Suppl 1): II231–236
8. Nienaber CA, Fattori R, Lund G, et al. (1999) Nonsurgical reconstruction of thoracic aortic dissection by stent-graft placement. N Engl J Med 340: 1539–1545
9. Rousseau H, Bolduc JP, Dambrin C, Marcheix B, Canevet G, Otal P (2005) Stent-graft repair of thoracic aortic aneurysms. Tech Vasc Interv Radiol 8: 61–72
10. Schuster I, Dorfmeister M, Scheuter-Mlaker S, et al. (2009) Endovascular and conventional treatment of thoracic aortic aneurysms: a comparison of costs. Ann Thorac Surg 87: 1801–1805
11. Svensson LG, Kouchoukos NT, Miller DC, et al. (2008) Expert consensus document on the treatment of descending thoracic aortic disease using endovascular stent-grafts. Ann Thorac Surg 85 (Suppl): S1–41
12. Westaby S, Katsumata T (1998) Proximal aortic perfusion for complex arch and descending aortic disease. J Thorac Cardiovasc Surg 115: 162–167
13. Westaby S, Katsumata T, Vaccari G (1999) Arch and descending aortic aneurysms: influence of perfusion technique on neurological outcome. Eur J Cardiothorac Surg 15: 180–185

Akute aortoösophageale Fistel – endovaskuläre Notfalltherapie

W. Hanna, A. Lutterer, P. Reimer, M. Storck

Acute aortoesophageal fistula – emergency endovascular treatment

Zusammenfassung

Die aortoösophageale Fistel nimmt einen Anteil unter 10 % an allen aortoenterischen Fisteln ein. Sie stellt eine seltene, jedoch häufig letal verlaufende Ursache einer oberen gastrointestinalen Blutung dar. Die aortoösophageale Fistel ist durch eine abnorme Verbindung zwischen der Aorta und dem Ösophagus charakterisiert. Die Erkrankung wird in eine primäre und eine sekundäre Form unterteilt. Von einer sekundären Fistel wird nach vorausgegangener Intervention oder Operation gesprochen. Seit der 1969 erstmals beschriebenen erfolgreichen chirurgischen Therapie des Krankheitsbildes sind in den letzten zwei Jahrzehnten vermehrt endovaskuläre Fallberichte über erfolgreiche Interventionen in der Literatur erschienen. Als erste Option nach einer möglichen endoskopischen Blutstillung im Ösophagus mittels Sengstaken-Blakemore-Sonde, Dilatationsballon oder Ösophagusstent ist das anschließende zeitnahe Stenting der Aorta als Bridging-Verfahren indiziert. Nach dem Stenting der Aorta ist eine Langzeitantibiose anzusetzen und die chirurgische Versorgung des Ösophagus im Intervall anzustreben.

Summary

Aorto-Esophageal fistulas constitute less than 10 % of all aorto-enteric communications. They are rare but life-threatening causes of upper gastrointestinal bleeding. Aorto-Esophageal fistulas are characterized by an abnormal communication between the aorta and the esophagus. The disease is classified as being either primary or secondary. A secondary Aorto-Esophageal fistula is defined as incidence after operation or intervention. Since the first successful operation 1969 several case reports described in the past two decades the endovascular treatment of this disorder. First option after possible endoscopic hemostasis of the esophageal bleeding is prompt placement of an endovascular aortic stent graft as bridging solution. Afterwards a long-term therapy with antibiotics has to be administered and surgical treatment for the esophageal damage should follow.

Einleitung

Die aortoösophageale Fistel (AÖF) nimmt einen Anteil unter 10 % an allen aortoenterischen Fisteln ein [1]. Sie stellt eine seltene, jedoch häufig letal verlaufende Ursache einer oberen gastrointestinalen Blutung (OGIB) dar. Die AÖF ist durch eine abnorme Verbindung zwischen der Aorta und dem Ösophagus charakterisiert. Die Erkrankung wird in eine primäre und eine sekundäre Form unterteilt. Von einer sekundären Fistel wird nach vorausgegangener Intervention oder Operation an Aorta oder Ösophagus gesprochen.

Die Erstbeschreibung einer aortoösophagealen Fistel erfolgte 1818 durch den französischen Schiffsarzt Dubrueil [2]. Er beobachtete bei einem Matrosen nach Fremdkörperingestion das Auftreten von thorakalen Schmerzen mit Hämatemesis. Fünf Tage nach dem Ereignis kam es zu einer tödlich endenden erneuten massiven OGIB. Die Autopsie ergab den Nachweis einer AÖF. Chiari [3] fasste 1914 die klinischen Beobachtungen als »aortoösophageales Syndrom« zusammen. Charakteristisch ist die bis heute gültige Trias von initialem thorakalen Schmerz, Hämatemesis und nach symptomfreiem Intervall häufig letal verlaufender OGIB.

Ätiologie

Entsprechend der Einteilung in primäre und sekundäre Formen sind verschiedene Ursachen für das Auftreten einer aortoösophagealen Fistel zu unterscheiden.
- *Primäre aortoösophageale Fistel:* Ruptur eines thorakalen Aortenaneurysmas in den Ösophagus [4, 5], Ösophaguskarzinom mit Chemotherapie [6, 7], Fremdkörperingestion [8, 9], Bronchialkarzinom, Aortitis, Ösophagusulzera, Ösophagitis [10, 11].
- *Sekundäre aortoösophageale Fistel:* Eingriffe an Aorta oder Ösophagus, z. B. Z. n. Implantation einer Aortenprothese oder Aortenstentgraft [12-17] bzw. Z. n. Ösophagusstentimplantation [18-20].

Pathophysiologisch ursächlich ist bei allen Prädispositionen eine Druckschädigung entweder

der Aortenwand oder der Ösophaguswand. In den Übersichtsarbeiten zeigt sich die Mehrzahl der klinisch oder autoptisch diagnostizierten AÖF bedingt durch eine Ruptur eines thorakalen Aortenaneurysmas, Fremdkörperingestion oder das Vorhandensein eines Ösophaguskarzinoms [5, 8, 15, 21, 22, 23].

Diagnostik

Im klinischen Alltag ist es wichtig, bei thorakalen Schmerzen und Hämatemesis – unter Umständen mit gleichzeitigem Vorliegen einer Prädisposition für eine primäre oder sekundäre AÖF (▶ Ätiologie) – differentialdiagnostisch eine AÖF in Betracht zu ziehen. Neben der obligatorischen laborchemischen Bestimmung des Hb-Wertes bei einer vorliegenden oberen gastrointestinalen Blutung sind in den letzten Jahrzehnten verschiedene bildgebende diagnostische Methoden zur Diagnosesicherung einer AÖF beschrieben worden. Röntgen-Thorax, Aortographie, Computertomographie, Ösophagoskopie und Gastrographinschluck haben ihre Wertigkeit bewiesen.

Therapie

Therapeutisch bestehen zur definitiven Versorgung einer AÖF prinzipiell zwei Optionen: die endovaskuläre Versorgung der Aorta mittels Stentgraft und die konventionelle chirurgische Therapie der Aorta durch homologen Aortenersatz. Bei primären aortoösophagealen Fisteln muss nach Versorgung der Aorta auch eine chirurgische Versorgung des Ösophagus, prinzipiell mittels Ösophagektomie [24], stattfinden.

Wichtigste Maßnahme bis zur Durchführung der Intervention oder Operation ist die suffiziente Beherrschung der OGIB. Die Sengstaken-Blakemore-Sonde hat sich zu diesem Zweck seit 1966 [7] als äußerst effektive Therapieoption erwiesen. Alternativ kann, abhängig vom Schweregrad der OGIB, ein endoskopisch eingebrachter Ösophagusstent eingesetzt werden [6].

Kasuistik

Bei einem 58-jährigen alkoholkranken Patienten mit manifester Leberzirrhose war eine hochgradige Refluxösophagitis bekannt. Bei zunehmender Schwere der Ösophagitis kam es 2002 erstmals zu einer oberen gastrointestinalen Blutung (OGIB). Im weiteren Verlauf entwickelte sich eine peptische Ösophagusstenose. Von Februar 2003 bis Oktober 2003 wurden mehrfache endoskopische Bougierungen der Stenose vorgenommen. Im November 2003 trat erneut eine OGIB auf, in deren Folge es zu einer Ösophagusperforation kam. Nach chirurgischer Übernähung wurde bei progredienter peptischer Ösophagusstenose im Dezember 2003 die Implantation eines Ösophagusstents (Ultraflex, Fa. Boston Scientific) vorgenommen.

Im Februar 2004 kam es in Folge einer Schleimhauteinrisses am proximalen Stentende zur erneuten OGIB. Nach endoskopischer Unterspritzung sistierte die Blutung, es entwickelte sich jedoch im Verlauf an dieser Stelle eine narbige Stenose, die in der Folge endoskopisch mit einem Dilatationsballon aufgedehnt wurde. In den nächsten vier Jahren stellte sich der Patient rezidivierend mit Dysphagie vor. Bei endoskopisch nicht passierbarer persistierender Stenose am proximalen Ende des einliegenden Ösophagusstents waren mehrfache endoskopische Ballondilatationen notwendig.

Im April 2008 wurde der Patient mit Hämatemesis und thorakalen Schmerzen erneut stationär aufgenommen. Bei anfänglich noch stabilen Kreislaufverhältnissen kam es am Folgetag zu einem hämorrhagischen Schock mit Blutdruckabfall auf RR 60/20 und Abfall des HB von 10,3 g/dl auf 8,3 g/dl. Bei der folgenden Gastroskopie fand sich keine aktive Blutung (◘ Abb. 29.1 oben). Ein Blutkoagel im Bereich der narbigen Stenose wurde entfernt und anschließend das Areal ohne sicher lokalisierbare Blutungsquelle unterspritzt. Am Folgetag musste der Patient bei massiver Hämatemesis schutzintubiert werden. Endoskopisch fand sich jetzt eine massive arterielle Blutung im Ösophagus (◘ Abb. 29.1, Mitte). Es erfolgte die notfallmäßige Kompression der Blutungsstelle durch einen Dilatationsballon mit Füllung auf 20 mm Durchmesser (◘ Abb. 29.1 unten). Durch Sistieren der Blutung

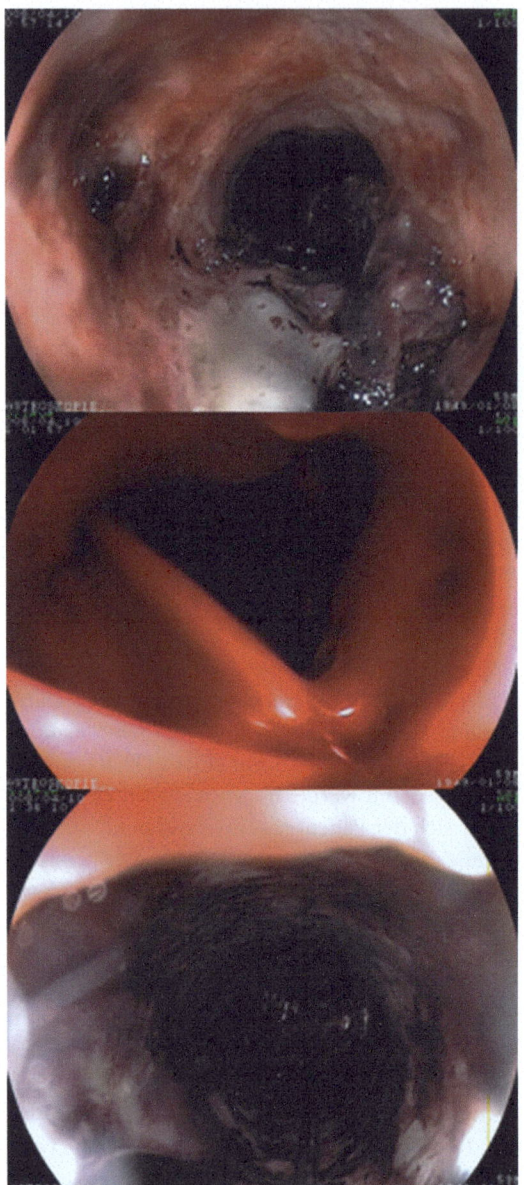

◘ Abb. 29.1 Endoskopische Aufnahmen. *Oben:* Blutkoagel im Ösophagus, *Mitte:* akute Blutung bei aortoösophagealer Fistel, *unten:* Blutstillung mittels Ballondilatation

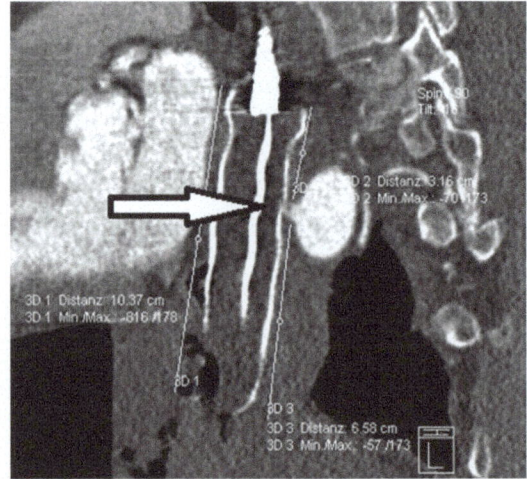

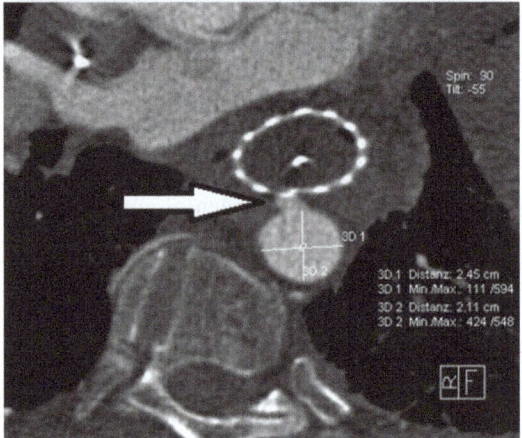

◘ Abb. 29.2 Präinterventionelle CT-Thorax-Diagnostik vor Implantation des Aortenstentgrafts: aortoösophageale Fistel mit Pfeil markiert

konnten stabile Kreislaufverhältnisse erreicht werden. Die im Anschluss notfallmäßig durchgeführte Computertomographie des Thorax wies als Grund für die akute Blutung eine aortoösophageale Fistel nach (◘ Abb. 29.2).

Die vollständige Beherrschung der Blutung erfolgte zeitnah durch die transfemorale Implantation eines thorakalen Aortenstentgrafts (Valiant, Fa. Medtronic) (◘ Abb. 29.3).

Postinterventionell konnte in der 3D-Rekonstruktion der Computertomographie die enge Lagebeziehung der beiden einliegenden Stents beobachtet werden (◘ Abb. 29.4). Einen Monat später wurde der Patient beschwerdefrei aus der stationären Behandlung entlassen. Zur Prophylaxe einer Mediastinitis wurde aufgrund der eng aneinander anliegenden Stents eine Langzeitantibiose initiiert.

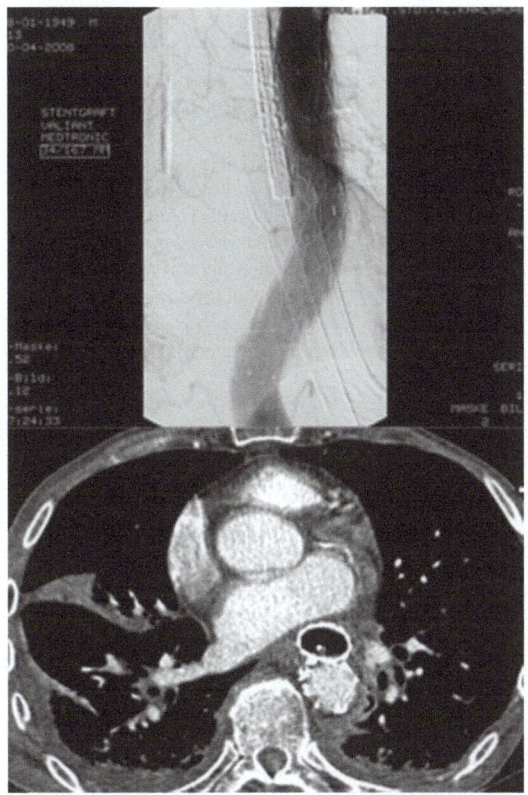

◘ Abb. 29.3 Postinterventionelles Ergebnis der Implantation des Aortenstentgrafts. *Oben:* Durchleuchtung in der Angiosuite: Darstellung des Aortenstentgrafts; *unten:* postinterventionelle CT-Kontrolle nach Implantation des Aortenstentgrafts

Im 6-Monate-Follow-up stellte sich bei dem beschwerdefreien Patienten das einliegende Fremdmaterial in den Kontrolluntersuchungen mittels CT-Thorax und Endoskopie regelrecht einliegend dar (◘ Abb. 29.5). Intraluminal zeigte sich der Ösophagusstent jedoch in einem destruierten Zustand. Eine empfohlene Ösophagektomie wurde vom Patienten abgelehnt.

Diskussion

Zum Krankheitsbild der primären und sekundären aortoösophagealen Fistel existieren einige Übersichtarbeiten [5, 8, 15, 21, 22, 23]. Seit der 1969 erstmals beschriebenen erfolgreichen chirurgischen Therapie dieses Krankheitsbildes durch Yonago [25] sind in den letzten zwei Jahrzehnten vermehrt endovaskuläre Fallberichte über erfolgreiche Interventionen in der Literatur erschienen [4, 6, 8, 14, 18, 23, 26-32]. Eine sekundäre AÖF nach Stenting des Ösophagus ist ein seltenes Ereignis. In der Literatur sind im Wesentlichen einige Fallbeispiele beschrieben [18-20, 26].

Die Akuttherapie einer aortoösophagealen Fistel stellt hohe Anforderungen an die interdisziplinäre Zusammenarbeit zwischen Gastroenterologen, Gefäßchirurgen und Radiologen. Schnelles und gezieltes Handeln ist die Grundvoraussetzung

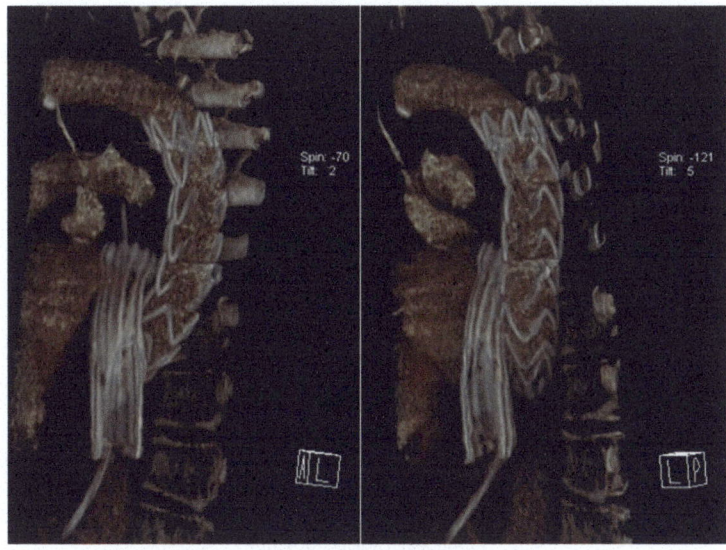

◘ Abb. 29.4 Postinterventionelle 3D-CT-Rekonstruktion nach Implantation des Aortenstentgrafts mit Darstellung der engen Lagebeziehung zwischen Aortenstentgraft und Ösophagusstent

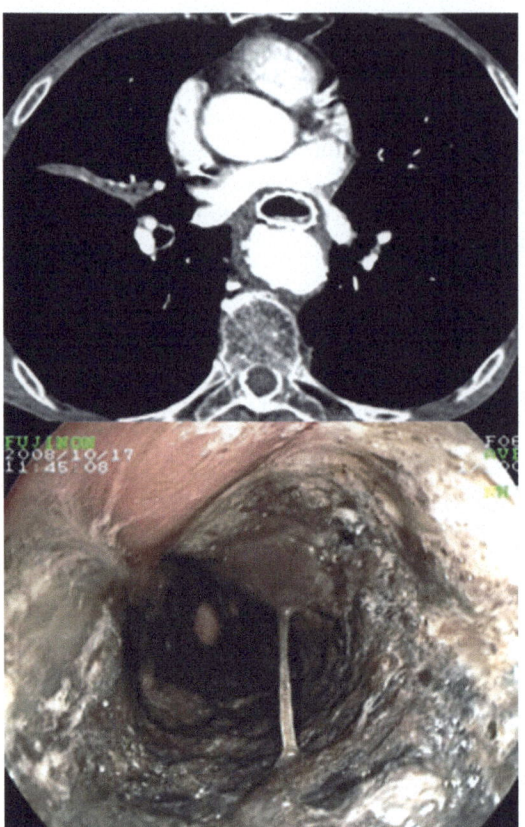

☐ **Abb. 29.5** 6-Monate-Follow-up. *Oben:* CT-Thorax-Kontrolle, *unten:* endoskopische Kontrolle des Ösophagus

für eine erfolgreiche Therapie dieser vital bedrohten Patienten. An Zentren mit Erfahrungen in der endovaskulären Therapie ist als erste Option nach einer möglichen endoskopischen Blutstillung im Ösophagus mittels Sengstaken-Blakemore-Sonde, Dilatationsballon oder Ösophagusstent das anschließende zeitnahe Stenting der Aorta als Bridging-Verfahren indiziert [4, 8, 14, 26, 27, 30, 33]. Die Versorgung mit einem Aortenstentgraft ist die einzige Möglichkeit, den Patienten schnell und definitiv zu versorgen. Als Infektionsschutz des einliegenden Aortenstentgrafts ist postinterventionell eine Langzeitantibiotikatherapie anzusetzen. Bei aortoduodenalen Fisteln wurde diesbezüglich im Langzeitverlauf ein gutes Outcome erzielt [27, 34]. Im Intervall ist die chirurgische Versorgung des Ösophagus [24] anzustreben.

Literatur

1. Heckstall RL, Hollander JE (1998) Aortoesophageal fistula: recognition and diagnosis in the emergency department. Ann Emerg Med 32: 502–505
2. Dubrueil (1818) Observation sur la perforation de l'oesophage et de l'aorte thoracique par une potion d'os avale: avec des reflexions. J Univ Sci Med 9: 357
3. Chiari H (1914) Über Fremdkörperverletzung des Ösophagus mit Aortenperforation. Ber Klin Wochenschr 51: 7
4. Nishibe T, et al. (2004) Successful endovascular stent-graft treatment for an aortoesophageal fistula caused by a descending thoracic aortic aneurysm: report of a case. Surg Today 34: 529–531
5. Hollander JE, Quick G (1991) Aortoesophageal fistula: a comprehensive review of the literature. Am J Med 91: 279–287
6. Chen WL, et al. (2008) Aorto-oesophageal fistula: save time to save life. Dig Liver Dis 40: 303
7. Valtonen EJ, Koivuniemi A (1967) Aortoesophageal fistula complicating carcinoma of the esophagus. Report of observations in two cases. J Thorac Cardiovasc Surg 53: 448–452
8. Kelly SL, et al. (2009) Successful management of an aortoesophageal fistula caused by a fish bone--case report and review of literature. J Cardiothorac Surg 4: 21
9. Cheng LC, Chiu CS (2006) Foreign body-induced aorto-oesophageal fistula: a review of five cases and their management. Hong Kong Med J 12: 219–221
10. Podbielski FJ, et al. (2007) Aortoesophageal fistula secondary to reflux esophagitis. Dig Surg 24: 66–67
11. Cronen P, Snow N, Nightingale D (1982) Aortoesophageal fistula secondary to reflux esophagitis. Ann Thorac Surg 33: 78–80
12. Torrado H, Ventura JL, Farrero E (2009) Aortoesophageal fistula, a catastrophic complication soon after successful repair of an aortic dissection type A. Eur Heart J 30: 32
13. Eggebrecht H, et al. (2004) Aortoesophageal fistula secondary to stent-graft repair of the thoracic aorta. J Endovasc Ther 11: 161–167
14. Bond SE, et al. (2001) Repair of secondary aortoesophageal fistula by endoluminal stent-grafting. J Endovasc Ther 8: 597–601
15. LeMaire SA (1998) Regarding »Secondary aortoesophageal fistula«. J Vasc Surg 27: 387–388
16. Kirchgatterer A, et al. (1997) A rare case of gastrointestinal hemorrhage: aortoesophageal fistula following repair of aortic dissection. Endoscopy 29: 137–138
17. Seymour EQ (1978) Aortoesophageal fistula as a complication of aortic prosthetic graft. AJR Am J Roentgenol 131: 160–161
18. Unosawa S, et al. (2008) Surgical treatment of an aortoesophageal fistula caused by stent implantation for esophageal stenosis: report of a case. Surg Today 38: 62–64
19. Siersema PD, et al. (1997) Massive hemorrhage caused by a perforating Gianturco-Z stent resulting in an aortoesophageal fistula. Endoscopy 29: 416–420

20. Grundy A, Glees JP (1997) Aorto-oesophageal fistula: a complication of oesophageal stenting. Br J Radiol 70(836): 846–849
21. Khawaja FI, Varindani MK (1987) Aortoesophageal fistula. Review of clinical, radiographic, and endoscopic features. J Clin Gastroenterol 9: 342–344
22. Lui RC, et al. (1987) Aortoesophageal fistula: case report and literature review. J Vasc Surg, 6: 379–382
23. Bogey WM Jr., Thomas JH, Hermreck AS (1992) Aortoesophageal fistula: report of a successfully managed case and review of the literature. J Vasc Surg 16: 90–95
24. Kotsis L (2001) Types of esophageal repair after primary aortoesophageal fistula resection. Ann Thorac Surg 71: 759
25. Yonago RH, Iben AB, Mark JB (1969) Aortic bypass in the management of aortoesophageal fistula. Ann Thorac Surg 7: 235–237
26. Marone EM, et al. (2006) Surgical and endovascular treatment of secondary aortoesophageal fistula. J Thorac Cardiovasc Surg 131: 1409–1410
27. Danneels MI, et al. (2006) Endovascular repair for aortoenteric fistula: a bridge too far or a bridge to surgery? Eur J Vasc Endovasc Surg 32: 27–33
28. Yasuda F, et al. (2002) Successful repair of an aortoesophageal fistula with aneurysm from esophageal diverticulum. Ann Thorac Surg 73: 637–639
29. Iguchi A, et al. (2001) Successful management of secondary aortoesophageal fistula with graft infection. Thorac Cardiovasc Surg 49: 126–128
30. Allen RC, Sebastian MG (2001) The role of endovascular techniques in aortoesophageal fistula repair. J Endovasc Ther 8: 602–603
31. Debras B, et al. (1996) Successful management of an aortoesophageal fistula using a cryopreserved arterial allograft. Ann Vasc Surg 10: 292–296
32. McFaddin DM, Dang C (1985) Management of aortoesophageal fistula. A case report. Am Surg 51: 548–550
33. Kato N, et al. (2000) Aortoesophageal fistula-relief of massive hematemesis with an endovascular stent-graft. Eur J Radiol 34: 63–66
34. Chiesa R, et al. (2002) Vascular prosthetic graft infection: epidemiology, bacteriology, pathogenesis treatment. Acta Chir Belg 102: 238–247

Stichwortverzeichnis

A

A. Adamkiewicz 143
abdominal aortic aneurysm (AAA) 18, 46, 47, 50, 70, 71
– open surgical repair 71
– pathogenesis 46, 47, 50
abdominales Aortenaneurysma (AAA) 71, 86, 87, 89, 90, 91
– Behandlung 86
– Expansionsrate 91
– Größenreduktion 90
– medikamentöse Risikoreduktion 89
– medikamentöse Therapie 87
– medikamentöse Therapiemethoden 86
– nichtoperative Therapie 87
– perioperatives Management 89
– perioperative Therapie 89
– Prognose 89
– Prophylaxe 87
– Prophylaxe der Ruptur 86
– Reduktion des kardiovaskulären Risikos 89
– Risikofaktor 89
– Stabilisierung 87
abdominale Zugänge 106

ACE-Hemmer 89, 90
Adenosin-induzierter Herzstillstand 146
Advanta-V12-Stent 171
A. iliaca externa 193
akute Typ-B-Dissektion 221, 224
– Langzeitprognose 224
alternativer Zugang 215
anatomical zones 123
Aneurysma 55
– Aneurysmahals 66
– Aorta descendens 239
– der thorakoabdominalen Aorta 198
– Durchmesser 5
– Morphologie 55
– Ruptur 5, 79
Aneurysmaausschaltung 60
Anlagekosten 239
antegraden Applikation der Prothese 144
anterolaterale Thorakotomie 105
AÖF 245
– endovaskuläre Versorgung der Aorta mittels Stentgraft 245
– konventionelle chirurgische Therapie 245
Aorta 16, 27, 145
– abdominal aorta 16
– Aorta ascendens 28

– Aorta descendens thoracalis 105
– Aortenwand 16
– aortic wall 16
– infektbedingte Läsionen 145
– infizierter Prozess 145
– Knickbildungen 144
– mykotischer Prozess 145
– thorakale 28
– thorakoabdominelle 27
Aorta descendens 113, 224
Aortenabriss
– Endovaskuläre Therapie 213
– Konventionell-offener Aortenersatz 213
– Prognose 211
Aortenaneurysmen (AAA) 4, 87, 88
– AAA-Ruptur 4, 6, 7
– AAA-spezifische Mortalität 7
– Aneurysmawachstum 7
– Aortenaneurysmawand 46
– asymptomatischen abdominellen Aortenaneurysmen (AAA) 4
– Durchmesser 6
– etiologic mechanism 16
– Gentherapie 87
– Letalität 4
– mechanical properties 17

- Mortalität 11
- nichtoperative Therapie 88
- Rückbildung 87
- Ruptur 9
- stress-strain characteristic 18
- stress-strain curve 18
- stress-strain relationship 18, 19
Aortenbogenpathologie 143
Aortendissektion Typ B nach Stanford 232
Aortenersatz 116
Aortenisthmus 106, 210
Aortenmorphologie 228
Aortenperfusionsdruck 116
Aortenruptur
- Unfallsmechanismus 210
Aortenruptur/traumatische Aortentranssektion 210
Aortenverletzungen 99
- laparoskopische Chirurgie 99
- orthopädische Chirurgie 99
- Thermische Schäden 99
aortic aneurysm 20
- abdominal aortic aneurysm 20
- mechanical properties 20
Aortic Arch 123
aortic arch aneurysm 188
aortic debranching 123
aortic remodeling 87
aortobronchiale Fistelbildung 217
aortoenterische Fistel 244
aortoösophageale Fistel (AÖF) 196, 206, 244
- Primäre aortoösophageale Fistel 244
- Sekundäre aortoösophageale Fistel 244
Apoplex 194
A. radicularis magna 201
arch vessel 185
- alloplastic replacement 185
- arterial transposition 185
Arrosion 196
Arrosion benachbarter Strukturen 147
- Ösophagus 147

- Trachea 147
arteriosklerotische Aorta-descendens-Aneurysmen 137
arteriosklerotisches Aneurysma der Aorta descendens 137
ascending aorta 186
A. subclavia 194
- Überstenten 194
A. subclavia sinistra 139
- Überstenten 139
atherosclerosis 46
atherosclerotic debris 189
axillärer Zugang 169

B

BAA 54, 58
- offene Operation 60
- perioperative Komplikationsrate 58
- Prävalenz 54
- Ruptur 58
Ballon-expandierbarer Stent 233
Banding 198
Bauchaortenaneurysma (BAA) 54
- Behandlung 54
- endovaskuläre Behandlung 54
- operative Behandlung 54
Behandlung von Dissektionen 225
- Ziele 225
Beschaffungs- bzw. Lagergemeinkostenzuschlag 239
Birds beak 145
Blockadekatheter 193
BMS Stent 171
Bogen-Debranching 143
Brachiocephalic Trunk 185, 186
branched endograft technology 133
Branches 165
branch vessel preservation 125
Bridging 217
Buddy-wire 193, 194

C

cardiopulmonary bypass (CPB) 184
carotid-axillary bypass 125
celiac zone 129
cerebral embolization 189
cerebral injury 189
cerebral ischemic tolerance 189
chimney 126, 128, 132
Chimney stent 127
Chimney-Technik 146
chimney technique 128
Chlamydia pneumoniae 90
Chlamydophila pneumoniae (Chlamydia pneumoniae) 46
- ELISA 47
- immunofluorescence technique (IFT) 47
- PCR technique 47
chronische Aortenexpansion 226
chronische Expansion der dissezierten Aorta 226
chronische Typ-B-Dissektion 221
chronisch expandierende Aortendissektion 226
Cine-MRI 226
CMD(Custom-Made-Device-) Prothesen 165
collagen fibres 18
Combined Approach 184
- Indication 184
- Patient Selection 184
- Preoperative Evaluation 184
Compliance 226
compression 189
Conduit 144
conduit graft 158
conventional surgical repair 188
coral reef aorta 40
Covering der A. subclavia 143
Cox Proportional Hazard Model 138
Crawford-Klassifikation 114
Cuff 194

D

Darmischämie 206
debranching 119, 123, 125, 128, 129, 130
– autologous procedure 184
– completely extra-thoracic 129
– der Viszeralarterien 198
– extra-anatomical 129, 130
– extra-thoracic 128
– extra-thoracic partial-arch 128
– left carotid artery 125
– procedure 154, 158
– strategies 122
– technique 158
– total 129
– Visceral Aorta 129
deep hypothermic circulatory arrest (DHCA) 184
detachment of soft plaques or parietal thrombi 189
Dezeleration 210
Dezelerationstrauma 98
– Aortenrupturen 98
– Stumpfe Aortenverletzungen 98
Dislokation 142
Dislokation der Prothese 146
– Freisetzung nach distal 146
– Freisetzung nach proximal 146
Dissektion 148, 224
– der linken Nierenarterie 232
– im Aortenbogen 113
– Spezielle Komplikationen 148
distale Aortenperfusion 118, 179
distal landing zone 158
Doppeltransposition 205
double transposition 187
Doxycyklin 90

E

Ehlers-Danlos-Syndrom 226
elastin and collagen fibres 20
elastin fibres 18

elektive antegrade zerebrale Perfusion 116
Elongation der Aorta 144
Embolisation 193
Embolisierung 60
embolization 189
Endofit device 187
Endofit graft 152
EndoFit system 152
– TEVAR experience 152
EndoFit Thoracic Endoprostheses 221
EndoFit thoracic stent-graft 153
endografting to the thoracic aortic lesions 157
– midterm results 157
Endoleak 78, 137, 138, 155
– des Typ-II-Endoleaks 78
– Typ I 137, 138, 199, 206
– Typ II 137
– Typ III 137, 138
Endoleckage 194, 217
Endoleckagen 60, 63
– Typ-I-Endoleckagen 63
– Typ-II-Endoleckagen 65
– Typ-III-Endoleckagen 66
– Typ-IV-Endoleckagen 66
– Typ-V-Endoleckage 66
Endotension 65, 80
endovascular abdominal aortic aneurysm repair (EVAR) 70, 71
endovascular aneurysm repair 184
endovascular stent-graft placement 184, 186
endovascular treatment 71, 123
endovaskuläre Behandlung 60
– des infrarenalen abdominellen Aortenaneurysmas (EVAR) 60
– Komplikationen 60
endovaskuläre Chirurgie bei Dissektionen 224
– Vorteile 224
endovaskulärer Ausschaltung eines infrarenalen Aortenaneurysmas (EVAR) 78

– Aneurysmaruptur nach EVAR 78
endovaskuläre Stentgraftimplantation 137, 206, 239
– Mortalität 206
endovaskuläre Stentgrafttherapie von TAAs 224
endovaskuläre Therapie 214, 215
– Technische Besonderheiten 215
– Technisches Vorgehen 214
endovaskuläre Verfahren 167
– Limitation 167
endovaskuläre Versorgung thorakaler bzw. thorakoabdomineller Aortenaneurysmen 142
– Komplikationen 142
EVAR 60, 71
– Aortenaneurysmaruptur nach EVAR 82
– Follow-up 71
– Frühkomplikationen 60
– Komplikationen 60
– outcomes 71
– Rupturen nach EVAR 80
– Ruptur nach EVAR 83
– Spätkomplikationen 60
Evita 205
EXCLUDER 205
Excluder stent-graft 187
Excluder Thoracic Endoprostheses 221
Expansionsrate 226
extrakorporale Zirkulation 115, 181

F

Falschkanalthrombose 222
femorofemoraler Crossoverbypass 67
fenestrierte/gebranchte Prothesen 165, 169
– 30-Tage-Mortalität 170
– CE-zertifiziert 165
– CT-Diagnostik 166

- Darmischämie 170
- Endoleak 170
- Gesamtmortalität 170
- intraprozedural 169
- Komplikationsmöglichkeiten 169
- Nierenfunktion 170
- Paraparese 170
- Planung 166
- postprozedural 169
- Verlust von Zielgefäßen 170
Fenestrierung 165
- large fenestrations 165
- small fenestration 165
Fremdkörperingestion 245

G

Ganzkörper-CT-Angiographie 212
gebranchte Prothesen 165
gecoverter Stent 171
Gefäßverletzungen 96
- Arterielle Gefäßverletzungen 96
- Grundsätze 97
- Venenverletzungen 97
- Verletzungen bei Kindern 97
- Verletzungen durch Gewalt 98
- Versorgung 97
general anesthesia 187
Gesamtkosten 239
graft limb thrombosis 72

H

Haltbarkeit 138
Hämatemesis 245
hohe anterolaterale Thorakotomie 105
homologer Aortenersatz 245
Hybrid 130
Hybridverfahren 198, 225
hypotensive Hämostase 89

I

Implantationstechnik 168
indwelling wires 166
inframesocolic approach 130
in-hospital 156
initialer Aortendurchmesser 226
innominate artery 125
Interkostalarterien 117
Interventionelle Fenestrierung 146
intrathekaler Katheter 114
intravascular ultrasound 187
Investigation of Stent-Grafts in Patients with Type B Aortic Dissection (INSTEAD) trial 228
IRAD-Studie 220
Ischämie der unteren Extremitäten 223
Ischämie des Rückenmarks 235
ischämische Rückenmarkschädigung 198

K

Kalibrieren 193
Karotis-Subklavia-Bypass 143, 215
Kindesalter 217
kinking 189
- der Aorta descendens 193
Klassifikation der thorakalen Aortenläsion nach Pamley 211
Knickbildungen der Aorta 144
Kolonischämie 62
Komplikation 37, 192
- Frühkomplikation 37
- Management 192
- Spätkomplikation 37
Komplikation nach EVAR 67
- Knickbildung in den Prothesenschenkeln 67
- Prothesenschenkelverschluss 67

kontrastmittelinduzierte Nephropathie 63
Kontrastmittel (KM) 62
konventionelle offene chirurgische Therapie 239
Konversion 65, 83, 175, 176, 181, 195
- Chirurgisches Protokoll 178
- Indikation 176, 180
- Präoperative Diagnostik 178
Konversion nach TEVAR
- Elektiveingiff 176
- Notfalleingriff 176
- Perioperative Resultate 179
- Postoperativer Verlauf 180
Konversionseingriff 179
Konversionsprotokoll 179
Korallenriffaorta 40
- Pathogenese 42
Kostenanalyse 239
Kosten des medizinischen Verbrauchsmaterials 239
Kosteneffizienz 239
Kostenvergleich 240
- Stentgraft-Implantation 240
Kostenvorteil für die Stentgraftimplantation 241
Kreislaufstillstand mit Adenosin 194

L

Landezone 139
- distale 139
- proximale 139
Langzeithaltbarkeit von Stentgrafts 137
laparoskopische Aortenchirurgie 32, 33, 38
laparoskopische Endoleckagebehandlung 65
laparoskopische Operationsverfahren 43
laparoskopische Technik 33
Laparotomie 25, 106
- mediane Laparotomie 25

- quere Laparotomie 25
Lebensqualität 5
left common carotid artery 186, 189
- maximum diameter 189
left subclavian artery (LSA) 124, 186, 189
lesser curvature of the aortic arch 189
Liquordrainage (CSF) 118, 143, 179
Liquordruck 114
loco-regional anesthesia 187
logistische EuroScore 206
long-term durability 188
LSA 124
- endograft coverage 124
- management 124
- overstenting 124
- revascularization 124
LSA revascularization 124
- indications 124
Lumbaler Zugang 107

M

Mapping 123
- arch map 123
Marfan 115, 119
- endovaskuläre Therapie 119
- Komorbidität 115
Marfan-Syndrom 113, 114, 226
- Aneurysmabildung 113
- Ausdehnung der Aneurysmen 114
- Ergebnisse 117
- kardiale und vaskuläre Komplikationen 113
- Majorkomplikationen 117
- Minorkomplikationen 117
Materialermüdung 217
mediale viszerale Rotation 106
mediane Sternotomie 105, 106
mesenteriale Ischämie 226
mesenteric zone 129
Metalloproteinasen (MMP) 90

Migration 195
migration of prosthesis 72
Migrationsbedingte Stentdislokation 145
Minutensatz 240
MMP-Aktivität 90
- selektive Hemmung 90
Monitoring der motorisch evozierten Potentiale 114
Morbidität 60
- perioperative 60
Mortalität 60
motorisch evozierte Potentiale 116, 117, 179
Multiorganversagen 206
multiplanare transösophagiale Echokardiographie 212

N

Nervus laryngeus recurrens 105
Nettokosten 239
Neurological complications 156, 159
neurologische Komplikationen 142
- Paraplegie 142
- Schlaganfall 142
Neuromonitoring 118, 181
nichtoperative Leistungen 239
Nierenarterienkomplikationen 62
Niereninsuffizienz 62
Nierenversagen 62
non-touch technique 189

O

obere gastrointestinale Blutung (OGIB) 245
Occluder 61
Octopus operation 130

offene thorakoabdominale Aortenoperation 233
Organischämie 224
Ösophaguskarzinom 245
Ösophagusperforation 245
Ösophagusstent 245
overpacing 146, 194
oversizing 63, 195
overstenting 131
- celiac artery 131

P

paragraft 125
Paraparese 61, 198
paraplegia 156
Paraplegie 61, 114, 142, 198, 223
- der unteren Extremitäten 200
partielle vertikale Sternotomie 107
penetrierende atherosklerotische Ulzera (PAU) 204, 205, 206
- endovaskuläre Stentgraftimplantation 204, 205
- Lokalisation 205
- Morphologie 206
- Progression 206
- Symptome des Patienten 206
- thorakale Aorta 204
Perforation 193
periaortale Hämorrhagie 211
periscopes 131
perkutane Fenestration 224
perkutane Zugang 193
persistierendes Entry in den Falschkanal 226
Personalkosten 239
Pflegetage 240
Platzierung der Prothese 193
Pneumoperitoneum 34
posterolaterale Thorakotomie 104, 105
- Doppelthorakotomie 104
- Höhe der Thorakotomie 104
- Rethorakotomien 105
post-implantation syndrome 72

post-TEVAR rupture 157
Preclose-Technik 193
Prostar-System 193
Prothesenmigration 66
Prothesen-spezifische
 Komplikation 181
Prothesenverschlüsse 60
proximal endograft fixation site
 123
proximal endograft landing
 124
proximale Prothesenkollaps
 195
proximal landing zone 158
proximal neck length 189
proximal type I 128, 155

R

Raumkosten 239
Reimplantation von Interkostal-
 und Lumbalarterien 114
– protektiven wie auch chirurgischen Maßnahmen zur
 Verhinderung 114
Reinterventionsrate 137
Relay 205
renal zone 129
Retrograde Dissektion 194
retrograde distale Aortenperfusion
 179
retrograde Typ-A-Dissektion 148,
 175, 176, 179, 181
Retroperitoneum 25
reversed aortobifemoral prosthesis
 185
reversed chimney 131
right-to-left visceral rotation 130
Risikofaktoren 63
Risikofaktoren für die Mortalität,
 unabhängige 206
Rückenmarkischämie 200, 226
Ruptur 194, 196
– der Beckengefäße 193
– eines thorakalen Aortenaneurysmas 245

S

Scheuerpenetration der Aortenwand 145
Schlaganfall 143
Screening 4, 6, 11, 86
sekundär kardiovaskuläre
 Ereignisse 137
Seldinger-Technik 26
selektive Organperfusion 118
Sengstaken-Blakemore-Sonde
 245
shear-stress 188
simultane Aortenbogen-
 rekonstruktion 115
small aneurysm 86, 87
snorkel 132
snorkel stent 128
Sonographie 4
spinale Ischaemie 142
– Risikofaktoren 142
spinale Ischämie 194
spinale Kollateralzirkulation 234
Stanford-A-Dissektion 220
Stanford-Typ-B-Aortendissektion
 223
Stanford-Typ-B-Dissektion 220
– endovaskuläres Verfahren 220
– konservative Behandlung 220
– Operation 220
Statine 89, 90
stent 126, 132
Stentbruch 142
Stentdislokation 217
Stentfraktur 170
Stentgraft 138, 159, 189, 215,
 226, 233
– deployment 159
– proximal fixation 189
– Reinterventionen 138
Stentgraft deployment 187
Stentgraft implantation 72
– early complications 72
– late complications 73
Stentgraftimplantation 138
– onkologische Eingriffe 138
– sekundäre kardiovaskuläre 138

Stentgraftinfektion 181
Stentgraftkollaps 217
Stentgraftkonfiguration 216
Stent-graft Placement 187
Stentgraftsysteme 61
– gebranchte 61
Stentkollaps 145
Stentkomplikation 181
stent migration 72
Stentmigration 142, 145
Stentprothese 60, 67
– Prothesenmigrationen 67
– Technische Verbesserungen
 67
Stentprothesenimplantation
 (EVAR) 86
Stentprothesensystem 79
Stent-PTA 235
Stentversagen 180
– Risikofaktor 180
steuerbarer Katheter 169
stroke 156
Subclavia-Carotis-Transposition
 205
Subklaviatranspostion 215
supraaortales Debranching
 234
supraaortale Transposition 206
supraaortic branche 188
– mobilization 188
supraaortic reconstruction 186,
 187
– alloplastic 187
– autologous 187
– morbidity 187

T

TAG 205
Tagessatz 241
Talent 205
Talent Stentgraft 221
Talent stent-graft system 186
Tapered stent-grafts 155
TEVAR 157, 158, 175, 181, 223,
 224

- aneurysm-related anatomic indication 157
- Follow-up 154
- Frühpostoperative Komplikation 194
- indication 158
- Indikation 175
- Intraoperative Komplikation 192
- Komplikation 175
- Konversion 175
- Pre-operative Imaging 152
- sekundäre Intervention 175
- Spätkomplikation 195
- Technical Procedures 153
- technical success rate 155
- Typ-B-Aortendissektion 223
TEVAR bei Typ-B-Dissektion 227
- dringliche Indikation 227
- elektive Indikation 227
- Indikation 227
- Notfallindikation 227
TEVAR der Typ-B-Dissektion
- Komplikationsrate 221
- technischer Erfolg 221
TEVAR device 157
thoracic endovascular aortic aneurysm repair (TEVAR) 122, 152
- Techniques 122
thoracoabdominal 130
thorakale Aortenstentgraft 246
thorakale Konversion 175
thorakale Stenting (TEVAR) 175
thorakoabdominale Aorta 113
thorakoabdominale Aortenaneurysmen 198
- endovaskuläre Ausschaltung 198
thorakoabdominale Aortendissektion 233
- endovaskuläre Ausschaltung 233
Thorakoabdominale Zugänge 107
Thorakolaparatomie 43, 115
Thorakophrenolaparotomie 109
Thrombose des thorakalen Falschkanals 222

thrombosierter Falschkanal 232
Thrombosierung des Falschkanals 225
Thrombozytenaggregationshemmer 89
total arch rerouting 187
totaler Bogenumbau 205
total-visceral debranching 130
Transesophageal echocardiography 187
Transposition der A. subclavia 234
traumatischer Aortenabriss 210, 211
- Biomechanische Ursachen 211
- Diagnostik 212
- Notfallversorgung 212
- Ursachen 210
Traumatischer Aortenabriss 217
True-Lumen-Kollaps 224, 226
Typ-A 114
Typ-A-Dissektion 113
Typ-B-Aortendissektion 114
- Komplikationen 223
- konservative Behandlungsmethode 223
- Langzeitprognose 223
Type-I endoleak 188
type II endoleak 156
Typ-Ia-Endoleak 175
Typ-I-Endoleak 181
Typ-I-Endoleck proximal und distal 195
Typ-II-Endoleak 78, 79, 80, 81, 83, 195
- Indikation zur Therapie 80
- Management 83
- Persistenz 81
- sekundäre Typ-II-Endoleak 83
- selektive Therapie 78
- signifikante Prognoseparameter 81
Typ-II-Endoleak nach EVAR
- Management 82
Typ-II-Endoleaks nach EVAR 82
Typ-III-Endoleak 195

U

Überdimensionierung 215
Überlappungszone 194
Unfälle und iatrogene Verletzungen 98
unkontrollierte Freisetzung des Stents 144

V

V-0 129
V-1 129
V-2 129
V-3 129
vascular transposition 188
Venenverletzungen 97
Verschluss des Entry 224
vessel wall inflammation 189
visceral aortic map 129
viszerale Debranchingoperation 235
viszerale Minderdurchblutung 223
viszerales Aortensegment 234
Viszeral- und Nierenarterien 42
vulnerable zone 129

Y

Young's modulus 18

Z

Zentrifugalpumpe 115
Zielgefäße 168
- anatomische Voraussetzung 168
Zone 0 (Z-0) 124
Zone 1 (Z-1) 124
Zone 2 (Z-2) 124

Zone 3 (Z-3)   124
Zone 4 (Z-4)   124
Zugang   24, 25, 27, 104
– Anteriore Zugänge zur Aorta descendens   105
– endovaskulärer Eingriff   24
– extraperitonealer   27
– proximale Anteile der Aorta abdominalis   106
– retroperitonealer   24
– thorakaler   104
– thorakoabdominaler   24, 104
– thorakophrenolumbaler   107
– transperitonealer   24, 27
– Zugangsgefäße   24
– zur abdominalen Aorta   106
– zur distalen Aorta descendens thoracalis   106
Zugangsgefäße   167, 192, 215
– anatomische Voraussetzung   167
Zugangskomplikationen   60
Zugangsprobleme   143
– Verwendung eines Conduits   143
Zugangstrauma   32
Zuschläge und Raumkosten   239

Printing: Ten Brink, Meppel, The Netherlands
Binding: Stürtz, Würzburg, Germany

The manufacturer's authorised representative in the EU is Springer Nature Customer Service Centre GmbH, Europaplatz 3, 69115 Heidelberg, Germany. If you have any concerns regarding our products, please contact ProductSafety@springernature.com

Printed and bound by CPI Group (UK) Ltd, Croydon, CR0 4YY
26/03/2026
02078942-0013